CLAVE DE RESPUESTAS

		100		**200**		**300**		**400**		**500**	
1 D	51 A	101 A	151 D	201 A	251 D	301 C	351 C	401 D	451 C	501 D	551 D
2 C	52 D	102 B	152 C	202 C	252 B	302 A	352 C	402 D	452 C	502 B	552 B
3 C	53 B	103 D	153 C	203 B	253 C	303 C	353 A	403 B	453 A	503 A	553 A
4 A	54 D	104 C	154 D	204 D	254 A	304 A	354 A	404 A	454 C	504 B	554 D
5 C	55 A	105 C	155 A	205 D	255 B	305 C	355 C	405 B	455 C	505 C	555 B
6 C	56 A	106 A	156 D	206 D	256 A	306 C	356 C	406 A	456 A	506 A	556 A
7 D	57 C	107 B	157 C	207 C	257 B	307 C	357 A	407 C	457 B	507 B	557 A
8 A	58 B	108 C	158 D	208 D	258 A	308 B	358 A	408 A	458 C	508 B	558 C
9 B	59 E	109 A	159 C	209 C	259 C	309 B	359 C	409 B	459 C	509 C	559 D
10 D	60 C	110 B	160 D	210 C	260 C	310 D	360 C	410 A	460 D	510 B	560 C
11 C	61 D	111 A	161 C	211 D	261 D	311 B	361 D	411 C	461 A	511 A	561 A
12 A	62 D	112 C	162 C	212 B	262 B	312 C	362 C	412 B	462 D	512 A	562 A
13 C	63 A	113 C	163 A	213 B	263 B	313 D	363 D	413 C	463 A	513 A	563 B
14 B	64 D	114 B	164 A	214 A	264 C	314 C	364 C	414 B	464 D	514 A	564 A
15 B	65 C	115 C	165 C	215 A	265 A	315 D	365 C	415 B	465 A	515 C	565 A
16 C	66 C	116 D	166 C	216 B	266 B	316 D	366 D	416 C	466 D	516 C	566 A
17 B	67 B	117 B	167 C	217 B	267 B	317 D	367 B	417 B	467 C	517 A	567 D
18 D	68 A	118 C	168 C	218 A	268 A	318 C	368 C	418 D	468 C	518 B	568 A
19 C	69 C	119 A	169 A	219 C	269 C	319 C	369 C	419 B	469 C	519 A	569 C
20 D	70 B	120 B	170 A	220 A	270 B	320 D	370 C	420 C	470 C	520 B	570 A
21 B	71 B	121 A	171 B	221 D	271 C	321 C	371 C	421 A	471 A	521 C	571 B
22 A	72 D	122 C	172 D	222 B	272 C	322 B	372 A	422 B	472 C	522 B	572 A
23 D	73 C	123 C	173 A	223 C	273 D	323 C	373 C	423 D	473 C	523 C	573 C
24 B	74 C	124 C	174 C	224 B	274 C	324 C	374 D	424 B	474 B	524 D	574 B
25 C	75 A	125 C	175 B	225 C	275 C	325 C	375 C	425 B	475 A	525 C	575 C
26 A	76 B	126 A	176 B	226 A	276 D	326 A	376 C	426 C	476 B	526 B	576 D
27 D	77 A	127 D	177 B	227 A	277 D	327 B	377 B	427 D	477 B	527 A	577 B
28 A	78 B	128 A	178 A	228 D	278 D	328 D	378 D	428 B	478 C	528 C	578 C
29 B	79 A	129 B	179 C	229 C	279 B	329 D	379 C	429 C	479 C	529 A	579 D
30 D	80 A	130 D	180 B	230 D	280 B	330 B	380 A	430 A	480 C	530 A	580 C
31 B	81 B	131 B	181 C	231 B	281 B	331 B	381 B	431 C	481 C	531 A	581 C
32 B	82 A	132 D	182 D	232 D	282 B	332 B	382 D	432 B	482 D	532 A	582 A
33 A	83 D	133 B	183 C	233 A	283 B	333 C	383 D	433 D	483 D	533 A	583 A
34 B	84 A	134 D	184 C	234 C	284 B	334 D	384 C	434 B	484 C	534 B	584 C
35 A	85 A	135 C	185 B	235 A	285 B	335 A	385 D	435 C	485 B	535 A	585 C
36 D	86 C	136 A	186 C	236 A	286 D	336 D	386 D	436 D	486 B	536 B	586 A
37 C	87 D	137 D	187 C	237 C	287 D	337 B	387 D	437 D	487 B	537 B	587 B
38 A	88 A	138 C	188 B	238 A	288 D	338 A	388 D	438 D	488 D	538 A	588 D
39 A	89 C	139 D	189 B	239 C	289 C	339 D	389 B	439 B	489 A	539 A	589 B
40 C	90 C	140 B	190 A	240 B	290 C	340 C	390 A	440 A	490 D	540 A	590 C
41 A	91 C	141 B	191 C	241 B	291 D	341 D	391 C	441 D	491 D	541 C	591 C
42 B	92 D	142 C	192 A	242 D	292 D	342 D	392 A	442 C	492 C	542 C	592 C
43 B	93 D	143 D	193 C	243 A	293 C	343 A	393 D	443 A	493 B	543 B	593 B
44 B	94 B	144 D	194 A	244 A	294 C	344 B	394 A	444 A	494 B	544 D	594 B
45 C	95 D	145 B	195 A	245 D	295 D	345 D	395 D	445 D	495 D	545 A	595 D
46 D	96 D	146 A	196 A	246 C	296 C	346 C	396 B	446 B	496 B	546 C	596 C
47 D	97 A	147 B	197 A	247 A	297 D	347 A	397 C	447 B	497 B	547 A	597 B
48 B	98 A	148 B	198 D	248 A	298 C	348 B	398 C	448 C	498 A	548 B	598 C
49 C	99 B	149 A	199 C	249 A	299 D	349 A	399 B	449 A	499 C	549 B	599 C
50 D	100 B	150 C	200 A	250 B	300 B	350 C	400 D	450 A	500 C	550 B	600 A

TOTAL FALLOS:	TOTAL FALLOS:	TOTAL FALLOS:	TOTAL FALLOS:	TOTAL FALLOS:	TOTAL FALLOS:
_ _ / 100	_ _ / 100	_ _ / 100	_ _ / 100	_ _ / 100	_ _ / 100

Las preguntas impugnadas han sido eliminadas del listado. Si consideras que alguna otra es también discutible, conlleva a error o está incorrectamente planteada puedes comunicárnoslo vía: agustinodriozolakent@gmail.com

600		700		800		900		1000	
601 B	651 D	701 C	751 B	801 C	851 B	901 A	951 B	1001 C	1051 B
602 B	652 C	702 A	752 C	802 C	852 B	902 A	952 D	1002 C	1052 B
603 D	653 C	703 A	753 A	803 A	853 B	903 C	953 D	1003 B	1053 D
604 C	654 D	704 A	754 B	804 A	854 D	904 C	954 C	1004 B	1054 C
605 C	655 D	705 D	755 C	805 A	855 C	905 B	955 C	1005 A	1055 B
606 C	656 A	706 D	756 B	806 D	856 B	906 D	956 D	1006 C	1056 B
607 C	657 B	707 B	757 D	807 D	857 C	907 C	957 A	1007 D	1057 A
608 D	658 C	708 B	758 A	808 A	858 A	908 B	958 A	1008 C	1058 D
609 A	659 B	709 D	759 B	809 B	859 A	909 C	959 D	1009 B	1059 C
610 D	660 D	710 A	760 D	810 A	860 D	910 B	960 A	1010 C	1060 D
611 B	661 C	711 D	761 D	811 A	861 A	911 A	961 B	1011 B	1061 B
612 A	662 B	712 B	762 D	812 C	862 B	912 A	962 D	1012 A	1062 B
613 A	663 A	713 C	763 A	813 C	863 D	913 C	963 C	1013 B	1063 D
614 A	664 A	714 C	764 B	814 D	864 D	914 C	964 A	1014 A	1064 C
615 A	665 D	715 D	765 A	815 A	865 D	915 C	965 B	1015 B	1065 A
616 A	666 C	716 D	766 D	816 D	866 C	916 A	966 B	1016 D	1066 B
617 A	667 C	717 A	767 B	817 B	867 C	917 B	967 D	1017 C	1067 A
618 D	668 B	718 A	768 C	818 D	868 A	918 C	968 B	1018 D	1068 B
619 B	669 D	719 B	769 C	819 A	869 C	919 A	969 B	1019 C	1069 C
620 D	670 D	720 D	770 D	820 A	870 A	920 D	970 D	1020 A	1070 B
621 B	671 B	721 C	771 D	821 D	871 D	921 C	971 D	1021 C	1071 B
622 D	672 B	722 C	772 D	822 B	872 D	922 B	972 A	1022 B	1072 D
623 B	673 B	723 D	773 D	823 C	873 B	923 E	973 C	1023 A	1073 B
624 C	674 B	724 A	774 D	824 D	874 D	924 A	974 A	1024 B	1074 D
625 D	675 B	725 D	775 C	825 B	875 A	925 C	975 B	1025 D	1075 D
626 D	676 C	726 B	776 D	826 D	876 A	926 D	976 D	1026 A	1076 C
627 A	677 B	727 A	777 C	827 A	877 B	927 D	977 B	1027 C	1077 B
628 C	678 D	728 C	778 C	828 D	878 B	928 A	978 D	1028 D	1078 B
629 D	679 A	729 D	779 D	829 D	879 B	929 C	979 A	1029 B	1079 D
630 E	680 D	730 B	780 C	830 C	880 D	930 D	980 D	1030 A	1080 A
631 C	681 B	731 B	781 B	831 C	881 B	931 A	981 D	1031 A	1081 C
632 A	682 C	732 B	782 B	832 A	882 C	932 C	982 D	1032 C	1082 A
633 B	683 D	733 D	783 C	833 C	883 B	933 B	983 C	1033 C	1083 A
634 C	684 D	734 C	784 A	834 B	884 C	934 D	984 A	1034 B	1084 C
635 A	685 A	735 C	785 C	835 B	885 D	935 D	985 B	1035 A	1085 C
636 D	686 D	736 B	786 E	836 A	886 B	936 D	986 D	1036 A	1086 C
637 D	687 D	737 C	787 A	837 C	887 D	937 D	987 C	1037 B	1087 B
638 B	688 D	738 A	788 A	838 D	888 D	938 D	988 A	1038 A	1088 B
639 C	689 B	739 A	789 C	839 C	889 C	939 C	989 A	1039 B	1089 C
640 D	690 A	740 D	790 B	840 B	890 B	940 C	990 A	1040 D	1090 D
641 A	691 A	741 C	791 C	841 C	891 C	941 A	991 A	1041 B	1091 A
642 D	692 D	742 D	792 C	842 C	892 C	942 C	992 D	1042 D	1092 D
643 B	693 C	743 B	793 D	843 C	893 A	943 D	993 A	1043 D	1093 A
644 C	694 B	744 A	794 B	844 A	894 B	944 D	994 C	1044 A	1094 D
645 C	695 B	745 B	795 C	845 A	895 B	945 A	995 C	1045 B	1095 A
646 B	696 D	746 C	796 B	846 A	896 C	946 C	996 C	1046 B	1096 A
647 C	697 B	747 C	797 D	847 B	897 B	947 C	997 D	1047 A	1097 D
648 C	698 D	748 B	798 B	848 B	898 B	948 C	998 A	1048 D	1098 D
649 B	699 B	749 C	799 B	849 B	899 C	949 C	999 C	1049 C	1099 A
650 B	700 D	750 C	800 A	850 B	900 B	950 D	1000 A	1050 C	1100 C

TOTAL FALLOS: _ _ / 100   TOTAL FALLOS: _ _ / 100   TOTAL FALLOS: _ _ / 100   TOTAL FALLOS: _ _ / 100   TOTAL FALLOS: _ _ / 100

Oposiciones a
Enfermería
2500
preguntas
de examen tipo test

Cuaderno de apoyo al estudio con pruebas reales. Preguntas resueltas

Recopilación de exámenes utilizados en los servicios
de salud del País Vasco, Extremadura, Andalucía,
Cantabria, Galicia, Castilla la Mancha , etc.
así como en la prueba anual de
Enfermero Interno Residente
del Ministerio de Sanidad

Fotografías:
Sasin Tipchai (Tailandia)

Foto de portada:
Ewa Urban (Polonia)

(Pixabay.com)

Triple Eñe Ediciones
ISBN: 978-1981248940

Última revisión: 14 de junio 2020

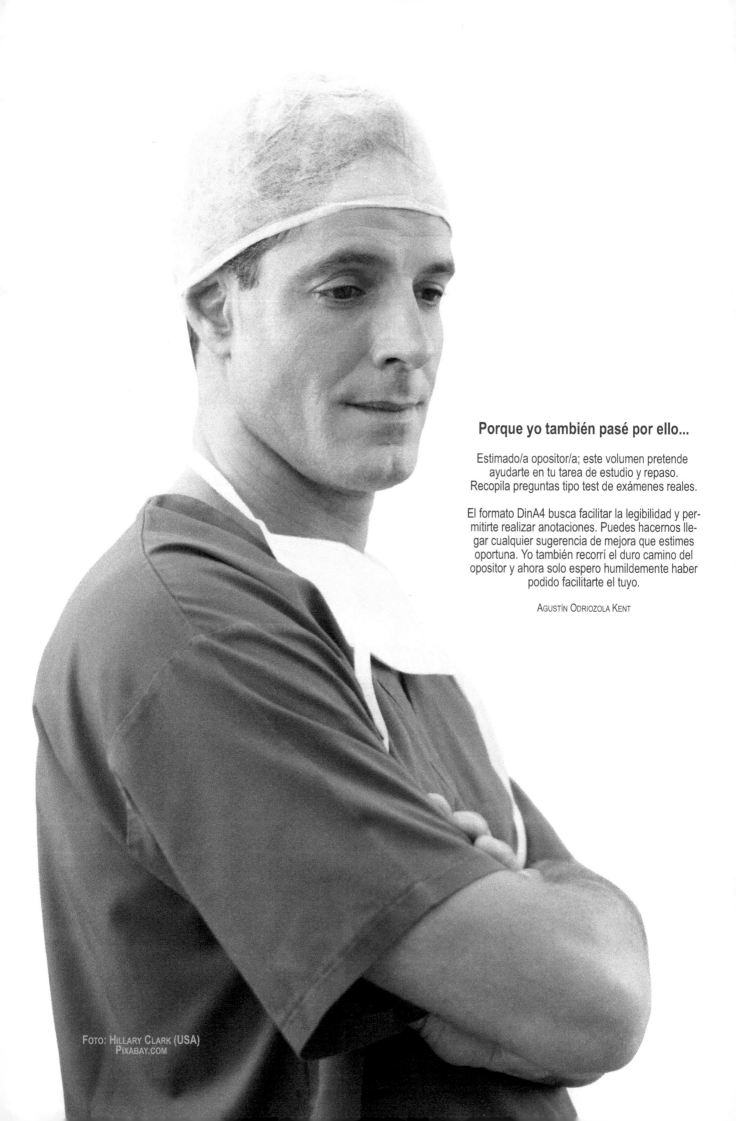

Porque yo también pasé por ello...

Estimado/a opositor/a; este volumen pretende ayudarte en tu tarea de estudio y repaso. Recopila preguntas tipo test de exámenes reales.

El formato DinA4 busca facilitar la legibilidad y permitirte realizar anotaciones. Puedes hacernos llegar cualquier sugerencia de mejora que estimes oportuna. Yo también recorrí el duro camino del opositor y ahora solo espero humildemente haber podido facilitarte el tuyo.

AGUSTÍN ODRIOZOLA KENT

1100

1101	C	1151	C
1102	B	1152	B
1103	B	1153	B
1104	B	1154	A
1105	D	1155	D
1106	A	1156	C
1107	B	1157	A
1108	C	1158	C
1109	C	1159	D
1110	C	1160	B
1111	C	1161	A
1112	D	1162	B
1113	A	1163	B
1114	C	1164	D
1115	C	1165	C
1116	B	1166	D
1117	A	1167	C
1118	A	1168	D
1119	C	1169	C
1120	D	1170	D
1121	A	1171	B
1122	B	1172	D
1123	D	1173	B
1124	A	1174	E
1125	C	1175	B
1126	C	1176	C
1127	D	1177	D
1128	D	1178	A
1129	C	1179	B
1130	A	1180	B
1131	B	1181	C
1132	C	1182	D
1133	A	1183	C
1134	C	1184	D
1135	B	1185	D
1136	C	1186	A
1137	A	1187	C
1138	A	1188	C
1139	D	1189	C
1140	B	1190	A
1141	D	1191	B
1142	D	1192	B
1143	B	1193	A
1144	A	1194	C
1145	C	1195	D
1146	A	1196	D
1147	B	1197	C
1148	D	1198	D
1149	B	1199	A
1150	C	1200	D

TOTAL FALLOS: _ _ / 100

1200

1201	C	1251	C
1202	C	1252	C
1203	C	1253	D
1204	C	1254	D
1205	C	1255	D
1206	A	1256	C
1207	B	1257	A
1208	D	1258	A
1209	C	1259	D
1210	A	1260	D
1211	D	1261	D
1212	D	1262	C
1213	C	1263	D
1214	D	1264	D
1215	C	1265	C
1216	C	1266	A
1217	D	1267	B
1218	D	1268	C
1219	C	1269	D
1220	B	1270	C
1221	A	1271	B
1222	C	1272	B
1223	B	1273	B
1224	C	1274	A
1225	C	1275	A
1226	C	1276	C
1227	A	1277	C
1228	B	1278	B
1229	A	1279	D
1230	A	1280	A
1231	B	1281	A
1232	D	1282	D
1233	B	1283	B
1234	C	1284	C
1235	D	1285	B
1236	D	1286	D
1237	B	1287	A
1238	B	1288	B
1239	C	1289	D
1240	C	1290	C
1241	A	1291	A
1242	A	1292	C
1243	B	1293	B
1244	B	1294	B
1245	C	1295	C
1246	B	1296	B
1247	D	1297	B
1248	C	1298	A
1249	A	1299	A
1250	A	1300	D

TOTAL FALLOS: _ _ / 100

1300

1301	A	1351	D
1302	C	1352	C
1303	C	1353	A
1304	D	1354	C
1305	C	1355	D
1306	B	1356	B
1307	A	1357	C
1308	C	1358	A
1309	A	1359	C
1310	C	1360	B
1311	B	1361	D
1312	B	1362	C
1313	C	1363	C
1314	A	1364	B
1315	D	1365	D
1316	A	1366	C
1317	D	1367	D
1318	D	1368	B
1319	B	1369	C
1320	D	1370	C
1321	A	1371	A
1322	B	1372	B
1323	C	1373	A
1324	A	1374	D
1325	C	1375	D
1326	B	1376	A
1327	B	1377	C
1328	B	1378	C
1329	C	1379	C
1330	A	1380	D
1331	A	1381	C
1332	C	1382	C
1333	C	1383	D
1334	C	1384	C
1335	C	1385	C
1336	C	1386	B
1337	D	1387	C
1338	C	1388	D
1339	A	1389	B
1340	A	1390	D
1341	B	1391	C
1342	B	1392	B
1343	B	1393	A
1344	C	1394	B
1345	B	1395	A
1346	C	1396	A
1347	D	1397	B
1348	C	1398	B
1349	D	1399	A
1350	B	1400	B

TOTAL FALLOS: _ _ / 100

1400

1401	D	1451	B
1402	C	1452	D
1403	C	1453	C
1404	D	1454	A
1405	D	1455	B
1406	D	1456	A
1407	A	1457	C
1408	B	1458	B
1409	D	1459	B
1410	B	1460	D
1411	A	1461	C
1412	D	1462	B
1413	C	1463	B
1414	A	1464	C
1415	C	1465	C
1416	B	1466	B
1417	C	1467	A
1418	C	1468	C
1419	B	1469	C
1420	D	1470	A
1421	D	1471	A
1422	B	1472	A
1423	C	1473	D
1424	C	1474	A
1425	B	1475	A
1426	D	1476	D
1427	C	1477	D
1428	B	1478	C
1429	D	1479	A
1430	B	1480	C
1431	A	1481	B
1432	C	1482	C
1433	C	1483	D
1434	D	1484	A
1435	D	1485	C
1436	D	1486	D
1437	C	1487	B
1438	D	1488	B
1439	C	1489	A
1440	A	1490	C
1441	B	1491	B
1442	C	1492	D
1443	D	1493	B
1444	C	1494	A
1445	C	1495	B
1446	C	1496	D
1447	D	1497	C
1448	C	1498	B
1449	C	1499	D
1450	C	1500	A

TOTAL FALLOS: _ _ / 100

1500

1501	D	1551	C
1502	A	1552	D
1503	B	1553	C
1504	D	1554	C
1505	A	1555	D
1506	C	1556	C
1507	C	1557	D
1508	B	1558	A
1509	B	1559	A
1510	B	1560	B
1511	B	1561	D
1512	D	1562	C
1513	A	1563	C
1514	C	1564	A
1515	B	1565	B
1516	C	1566	D
1517	A	1567	B
1518	B	1568	C
1519	A	1569	A
1520	C	1570	D
1521	A	1571	B
1522	D	1572	B
1523	A	1573	A
1524	A	1574	C
1525	C	1575	C
1526	C	1576	B
1527	C	1577	A
1528	B	1578	C
1529	C	1579	A
1530	C	1580	B
1531	C	1581	D
1532	C	1582	A
1533	C	1583	C
1534	A	1584	D
1535	C	1585	C
1536	C	1586	C
1537	D	1587	B
1538	D	1588	A
1539	A	1589	C
1540	C	1590	C
1541	D	1591	C
1542	C	1592	C
1543	B	1593	A
1544	C	1594	B
1545	D	1595	A
1546	C	1596	C
1547	B	1597	D
1548	A	1598	B
1549	C	1599	C
1550	A	1600	B

TOTAL FALLOS: _ _ / 100

1600

1601 B	1651 D	1626 D	1676 B
1602 A	1652 B	1627 A	1677 B
1603 A	1653 C	1628 A	1678 B
1604 B	1654 D	1629 B	1679 D
1605 D	1655 C	1630 D	1680 B
1606 A	1656 C	1631 B	1681 C
1607 C	1657 B	1632 B	1682 C
1608 A	1658 A	1633 B	1683 B
1609 D	1659 B	1634 B	1684 C
1610 A	1660 B	1635 B	1685 A
1611 A	1661 C	1636 A	1686 B
1612 A	1662 D	1637 C	1687 A
1613 D	1663 B	1638 A	1688 D
1614 C	1664 D	1639 A	1689 D
1615 A	1665 C	1640 B	1690 A
1616 D	1666 A	1641 D	1691 A
1617 A	1667 A	1642 B	1692 B
1618 A	1668 C	1643 C	1693 B
1619 C	1669 B	1644 D	1694 A
1620 B	1670 B	1645 B	1695 A
1621 A	1671 C	1646 C	1696 D
1622 A	1672 A	1647 A	1697 A
1623 C	1673 B	1648 A	1698 A
1624 B	1674 C	1649 C	1699 C
1625 A	1675 B	1650 B	1700 D

TOTAL FALLOS: _ _ / 100

1700

1701 C	1751 B	1726 D	1776 C
1702 D	1752 A	1727 C	1777 D
1703 B	1753 A	1728 D	1778 D
1704 D	1754 B	1729 B	1779 C
1705 A	1755 D	1730 C	1780 D
1706 A	1756 B	1731 C	1781 A
1707 B	1757 D	1732 A	1782 B
1708 C	1758 A	1733 D	1783 B
1709 A	1759 D	1734 C	1784 D
1710 A	1760 D	1735 B	1785 C
1711 B	1761 C	1736 C	1786 D
1712 C	1762 A	1737 C	1787 C
1713 B	1763 C	1738 D	1788 A
1714 A	1764 B	1739 A	1789 C
1715 C	1765 B	1740 C	1790 C
1716 C	1766 C	1741 B	1791 B
1717 C	1767 B	1742 C	1792 B
1718 B	1768 C	1743 A	1793 C
1719 C	1769 C	1744 A	1794 D
1720 A	1770 C	1745 C	1795 C
1721 B	1771 C	1746 C	1796 D
1722 C	1772 C	1747 C	1797 C
1723 B	1773 A	1748 D	1798 A
1724 B	1774 C	1749 B	1799 C
1725 D	1775 D	1750 B	1800 D

TOTAL FALLOS: _ _ / 100

1800

1801 B	1851 C	1826 C	1876 D
1802 B	1852 A	1827 B	1877 D
1803 C	1853 B	1828 C	1878 A
1804 D	1854 A	1829 A	1879 D
1805 D	1855 D	1830 D	1880 D
1806 D	1856 D	1831 D	1881 A
1807 D	1857 C	1832 D	1882 C
1808 A	1858 D	1833 B	1883 C
1809 B	1859 B	1834 A	1884 C
1810 A	1860 C	1835 C	1885 D
1811 D	1861 A	1836 D	1886 C
1812 A	1862 A	1837 D	1887 B
1813 B	1863 A	1838 D	1888 D
1814 C	1864 A	1839 C	1889 D
1815 D	1865 B	1840 D	1890 A
1816 C	1866 D	1841 A	1891 C
1817 D	1867 A	1842 D	1892 D
1818 C	1868 B	1843 C	1893 A
1819 C	1869 C	1844 D	1894 B
1820 A	1870 B	1845 C	1895 A
1821 D	1871 A	1846 C	1896 A
1822 D	1872 D	1847 C	1897 B
1823 A	1873 B	1848 C	1898 B
1824 A	1874 D	1849 A	1899 D
1825 A	1875 A	1850 B	1900 C

TOTAL FALLOS: _ _ / 100

1900

1901 B	1951 C	1926 B	1976 C
1902 C	1952 A	1927 D	1977 C
1903 D	1953 A	1928 C	1978 B
1904 D	1954 B	1929 C	1979 D
1905 B	1955 D	1930 A	1980 D
1906 C	1956 C	1931 C	1981 A
1907 D	1957 B	1932 A	1982 A
1908 B	1958 D	1933 B	1983 C
1909 D	1959 C	1934 C	1984 C
1910 B	1960 A	1935 C	1985 A
1911 B	1961 B	1936 C	1986 D
1912 D	1962 C	1937 B	1987 A
1913 A	1963 A	1938 B	1988 B
1914 B	1964 B	1939 C	1989 D
1915 B	1965 D	1940 D	1990 C
1916 B	1966 A	1941 D	1991 B
1917 D	1967 C	1942 A	1992 C
1918 C	1968 C	1943 B	1993 D
1919 C	1969 C	1944 A	1994 B
1920 A	1970 A	1945 C	1995 C
1921 A	1971 D	1946 A	1996 C
1922 D	1972 B	1947 B	1997 D
1923 C	1973 A	1948 C	1998 D
1924 A	1974 B	1949 B	1999 A
1925 D	1975 C	1950 B	2000 A

TOTAL FALLOS: _ _ / 100

2000

2001 B	2051 B	2026 C	2076 B
2002 D	2052 B	2027 B	2077 A
2003 D	2053 C	2028 C	2078 C
2004 C	2054 A	2029 C	2079 B
2005 B	2055 D	2030 C	2080 D
2006 A	2056 B	2031 D	2081 B
2007 B	2057 A	2032 D	2082 D
2008 A	2058 B	2033 C	2083 A
2009 A	2059 B	2034 B	2084 C
2010 C	2060 D	2035 D	2085 B
2011 C	2061 D	2036 B	2086 D
2012 A	2062 A	2037 A	2087 B
2013 C	2063 A	2038 C	2088 D
2014 C	2064 A	2039 C	2089 B
2015 C	2065 B	2040 C	2090 D
2016 B	2066 A	2041 A	2091 D
2017 B	2067 B	2042 D	2092 C
2018 B	2068 C	2043 B	2093 D
2019 B	2069 B	2044 D	2094 B
2020 B	2070 A	2045 D	2095 B
2021 B	2071 A	2046 D	2096 B
2022 C	2072 D	2047 D	2097 A
2023 B	2073 C	2048 B	2098 C
2024 B	2074 B	2049 D	2099 C
2025 B	2075 A	2050 D	2100 A

TOTAL FALLOS: _ _ / 100

6

2100

2101 A	2151 B		
2102 A	2152 A		
2103 B	2153 C		
2104 C	2154 B		
2105 C	2155 D		
2106 B	2156 C		
2107 B	2157 B		
2108 D	2158 A		
2109 A	2159 D		
2110 B	2160 C		
2111 D	2161 B		
2112 B	2162 C		
2113 C	2163 C		
2114 B	2164 A		
2115 D	2165 B		
2116 C	2166 B		
2117 A	2167 B		
2118 D	2168 C		
2119 C	2169 C		
2120 A	2170 D		
2121 A	2171 B		
2122 C	2172 A		
2123 A	2173 C		
2124 A	2174 C		
2125 A	2175 D		
2126 C	2176 B		
2127 D	2177 B		
2128 D	2178 B		
2129 C	2179 C		
2130 A	2180 B		
2131 D	2181 B		
2132 A	2182 B		
2133 C	2183 B		
2134 C	2184 C		
2135 B	2185 A		
2136 D	2186 C		
2137 C	2187 C		
2138 B	2188 D		
2139 A	2189 D		
2140 B	2190 C		
2141 C	2191 A		
2142 B	2192 D		
2143 A	2193 D		
2144 D	2194 D		
2145 C	2195 A		
2146 B	2196 A		
2147 A	2197 C		
2148 D	2198 B		
2149 D	2199 C		
2150 C	2200 B		

TOTAL FALLOS: _ _ / 100

2200

2201 A	2251 B
2202 A	2252 A
2203 A	2253 C
2204 A	2254 A
2205 D	2255 B
2206 D	2256 C
2207 D	2257 C
2208 A	2258 D
2209 C	2259 A
2210 B	2260 A
2211 C	2261 D
2212 B	2262 C
2213 B	2263 D
2214 A	2264 B
2215 B	2265 A
2216 B	2266 A
2217 D	2267 A
2218 B	2268 D
2219 C	2269 C
2220 D	2270 B
2221 D	2271 A
2222 B	2272 C
2223 C	2273 D
2224 D	2274 B
2225 A	2275 B
2226 A	2276 B
2227 B	2277 D
2228 B	2278 C
2229 B	2279 C
2230 C	2280 D
2231 A	2281 B
2232 A	2282 D
2233 D	2283 C
2234 E	2284 C
2235 A	2285 B
2236 C	2286 B
2237 B	2287 C
2238 C	2288 D
2239 B	2289 A
2240 A	2290 C
2241 B	2291 D
2242 A	2292 B
2243 B	2293 A
2244 C	2294 B
2245 C	2295 A
2246 D	2296 B
2247 B	2297 A
2248 C	2298 B
2249 B	2299 D
2250 D	2300 A

TOTAL FALLOS: _ _ / 100

2300

2301 B	2351 D
2302 B	2352 C
2303 A	2353 A
2304 C	2354 B
2305 C	2355 C
2306 C	2356 A
2307 A	2357 B
2308 A	2358 C
2309 C	2359 B
2310 D	2360 D
2311 C	2361 A
2312 B	2362 C
2313 B	2363 A
2314 B	2364 B
2315 C	2365 B
2316 D	2366 B
2317 D	2367 C
2318 B	2368 D
2319 A	2369 A
2320 C	2370 C
2321 C	2371 D
2322 C	2372 D
2323 C	2373 A
2324 D	2374 D
2325 A	2375 C
2326 B	2376 C
2327 D	2377 D
2328 D	2378 A
2329 A	2379 A
2330 C	2380 D
2331 A	2381 A
2332 B	2382 D
2333 D	2383 C
2334 D	2384 A
2335 D	2385 C
2336 C	2386 B
2337 C	2387 B
2338 D	2388 B
2339 C	2389 D
2340 B	2390 B
2341 D	2391 D
2342 B	2392 A
2343 A	2393 A
2344 D	2394 B
2345 B	2395 C
2346 B	2396 B
2347 A	2397 D
2348 D	2398 D
2349 B	2399 A
2350 B	2400 B

TOTAL FALLOS: _ _ / 100

2400

2401 C	2451 B
2402 B	2452 B
2403 C	2453 A
2404 D	2454 C
2405 D	2455 C
2406 C	2456 C
2407 C	2457 B
2408 A	2458 C
2409 C	2459 C
2410 A	2460 C
2411 D	2461 A
2412 B	2462 A
2413 D	2463 D
2414 B	2464 C
2415 A	2465 D
2416 A	2466 C
2417 B	2467 D
2418 B	2468 C
2419 D	2469 C
2420 C	2470 C
2421 B	2471 D
2422 B	2472 D
2423 B	2473 B
2424 C	2474 B
2425 B	2475 B
2426 C	2476 A
2427 B	2477 C
2428 A	2478 D
2429 A	2479 B
2430 C	2480 B
2431 D	2481 B
2432 A	2482 D
2433 B	2483 C
2434 A	2484 B
2435 C	2485 B
2436 D	2486 C
2437 B	2487 C
2438 B	2488 A
2439 B	2489 B
2440 B	2490 A
2441 D	2491 C
2442 C	2492 D
2443 C	2493 D
2444 C	2494 D
2445 B	2495 A
2446 A	2496 A
2447 D	2497 B
2448 D	2498 D
2449 C	2499 D
2450 B	2500 B

TOTAL FALLOS: _ _ / 100

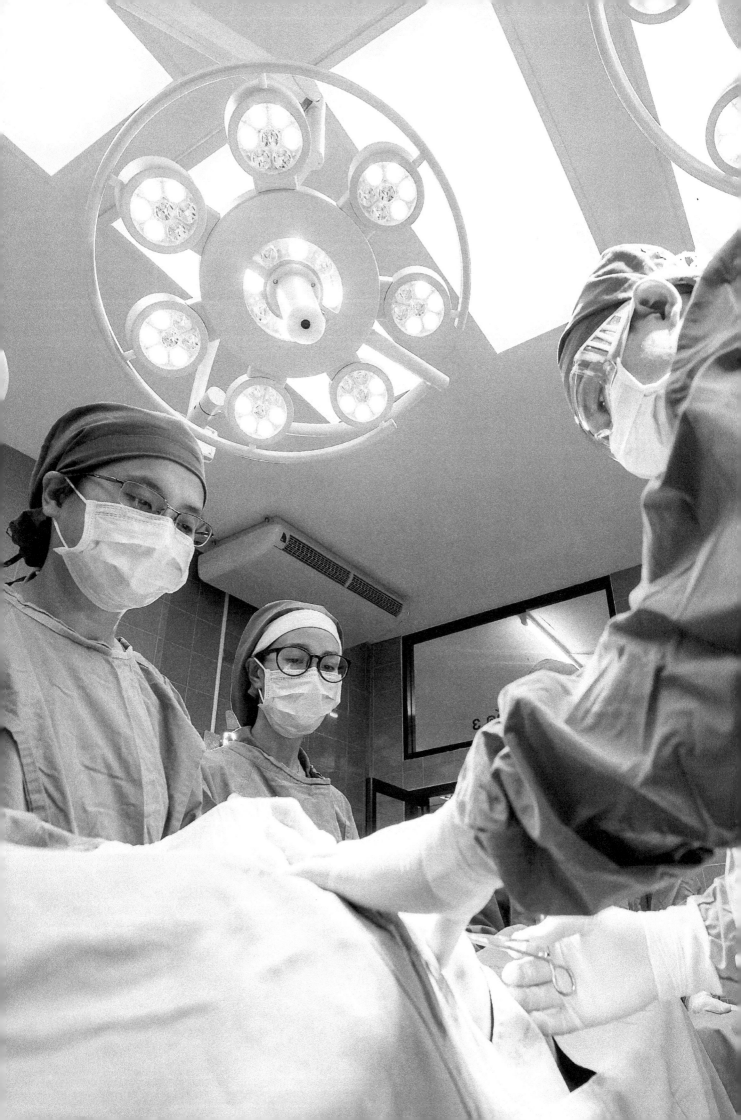

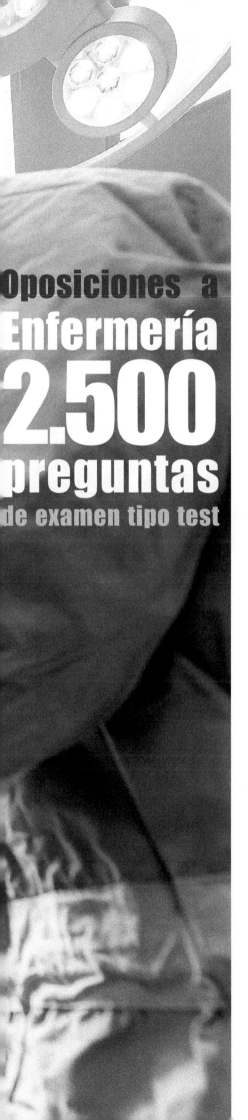

Oposiciones a Enfermería
2.500 preguntas
de examen tipo test

1. Posibilidad de transfusión a un paciente con grupo AB:

a. De donantes 0   b. De donantes B

c. De donantes A   d. De los tres tipos

2. Utilizaremos el test de Pfeiffer para:

a. Detección del consumo de alcohol

b. Valorar la capacidad de actividad diaria

c. Valorar el deterioro cognitivo

d. Conocer el riesgo de úlceras por presión

3. Sobre la retirada del sondaje vesical:

a. Explicar al paciente el procedimiento que vamos a realizar, asegurándole que no es doloroso, sino ligeramente molesto

b. Retirar la sonda suavemente y si el paciente es autónomo indicarle que se lave bien la zona, si no lo es, proceder a su limpieza

c. Ambas son ciertas

4. Número de muertos de 50 años o más en un año, en relación al número total de fallecidos en ese año, expresado en porcentaje:

a. El índice de Swaroop

b. La mortalidad infantil

c. El índice de mortalidad normalizada

d. La mortalidad proporcional

5. Constantes vitales son:

a. Temperatura, respiración y estado emocional

b. Pulso, tensión arterial, respiración y diuresis

c. Temperatura, respiración, pulso, tensión arterial y presión venosa central

d. Temperatura, respiración, tensión arterial, pulso, estado emocional y diuresis

6. En la otitis externa, la principal manifestación clínica es:

a. Celulitis   b. Fiebre   c. Dolor   d. Vértigo

7. Ante una hemorragia interna, signos y síntomas más frecuentes:

a. Presencia de sangre en vómito

b. Presencia de sangre por vagina o recto

c. Hematomas en distintas zonas del cuerpo

d. Todas son correctas

8. Método de esterilización que utiliza el calor húmedo:

a. Autoclave   b. Incineración

c. Estufa Poupinel   d. Radiaciones gamma

9. Para la administración de un enema a un adulto, si no hay contraindicación, ¿qué posición adoptará el paciente?

a. decúbito supino

b. decúbito lateral izquierdo, con la pierna derecha flexionada completamente

c. decúbito prono

d. decúbito lateral derecho, con la pierna derecha flexionada completamente

10. No es una recomendación para pacientes y cuidadores respecto a las úlceras por presión:

a. Que la ropa que roza al paciente permanezca seca

b. Tratar la úlcera al principio de su formación

c. Aliviar la presión en las zonas de apoyo

d. Seguir una dieta hipocalórica

11. Orgánulos de la célula encargados de la síntesis proteica:

a. Lisosomas   b. Mitocondrias

c. Ribosomas   d. Aparato de Golgi

12. El 'proceso del trabajo de parto' es la secuencia de movimientos o cambios de posición del feto para adaptarse a la forma del conducto del parto. ¿En qué orden?

a. Flexión, descenso, rotación interna, deflexión y rotación externa

b. Descenso, rotación interna, deflexión y rotación externa

c. Flexión, rotación interna, descenso y expulsión

d. Descenso, flexión, rotación interna y rotación externa

13. Aspectos sociales del suicidio:

a. Es más frecuente en zonas rurales que en zonas urbanas

b. Las guerras y calamidades sociales aumentan el índice de suicidios

c. Los hombres se suicidan más que las mujeres

d. Ninguna es correcta

14. Responder con empatía al enfermo durante la relación terapéutica es:

a. Darle consejos según nuestros valores
b. Responder no solo al contenido verbal sino también a los sentimientos que expresa el enfermo
c. Reprenderle por lo que hace mal
d. Interrogarle con múltiples preguntas

15. Influencia o acción en un estudio que distorsiona los resultados o los aleja de la verdad o lo esperado:

a. Resultado
b. Sesgo
c. Desviación estándar
d. Diseño de la encuesta

16. Para sondaje nasográstrico, sonda...

a. Rectal
b. Endotraqueal
c. Levin
d. Foley

17. El más determinante de los cuatro factores de la salud bucodental es:

a. El medio ambiente
b. El estilo de vida
c. El sistema de asistencia sanitaria
d. La biología

18. Valor que refleja el efecto de una cantidad de alimento rico en hidrato de carbono en la glucemia plasmática postprandial comparado con el efecto que produciría una cantidad equivalente de glucosa pura:

a. Carga glucémica
b. Ración de hidratos de carbono
c. Intercambio calórico
d. Índice glucémico

19. Proceso de influencia entre individuos o grupos para alcanzar metas, según McCloskey y Molen:

a. La Motivación
b. La Estrategia
c. El Liderazgo
d. La Comunicación

20. La Cartera de Servicios Comunes del Sistema Nacional de Salud define los procedimientos diagnósticos y terapéuticos accesibles en el nivel de Atención Primaria. NO son considerados procedimientos diagnósticos básicos:

a. Espirometría, medición del flujo espiratorio máximo y pulsioximetría
b. Exploraciones cardiovasculares: electrocardiografía, oscilometría y/o doppler
c. Test psicoafectivos, sociales, de morbilidad y/o de calidad de vida
d. Anatomía patológica

21. Capacidad del profesional en la utilización de los conocimientos y recursos a su alcance para proporcionar salud y satisfacción a los usuarios:

a. Aceptabilidad
b. Calidad Científico-Técnica o competencia profesional
c. Calidad Relacional
d. Garantía de Calidad

22. En la teoría de Kübler-Ross, la fase psicológica de la depresión en un paciente terminal precede a la fase de:

a. Aceptación
b. Pacto
c. Negociación
d. Ira

23. Vitamina que regula los niveles de calcio en la sangre y tiene un papel importante en el funcionamiento saludable de nervios y músculos:

a. E
b. A
c. K
d. D

24. La 'Triple Vírica' defiende contra:

a. Difteria
b. Parotiditis
c. Ambas
d. Ninguna de las dos

25. Óscar ha sido operado de un cáncer de boca y le han quitado dos tercios de lengua. Está preocupado por el cambio. Lleva un pañuelo que le oculta boca y cuello porque dice que tiene temor a la reacción de los demás. ¿Qué diagnóstico presenta?

a. Impotencia
b. Deterioro de la comunicación verbal
c. Trastorno de la imagen corporal
d. Aislamiento social

26. Ante un abuso sexual, los niños suelen presentar:

a. Ansiedad, vergüenza o culpa
b. Agresiones a sus compañeros
c. Rencor, venganza e inhibición
d. Anorexia y bulimia

27. Un directivo confía en la alta implicación y formación de cada una de las personas que integran el grupo, lo anima a discutir y comparte la toma de decisiones. Estilo de liderazgo:

a. Autocrático
b. Burocrático
c. Permisivo
d. Democrático

28. Deficiencia crónica de energía y proteínas que da lugar a una pérdida de reservas corporales de masa muscular y grasa subcutánea que produce un aspecto caquéctico y se suele observar en la inanición prolongada:

a. Desnutrición calórica (marasmo)
b. Inanición crónica sin inflamación
c. Desnutrición proteica (Kwashiorkor)
d. Desnutrición mixta

29. Qué posición es INCORRECTA en un paciente geriátrico encamado:

a. Evitar la flexión forzada de la cabeza hacia delante
b. Los tobillos deben de mantenerse flexibles en un ángulo superior a 90º
c. Evitar la rotación externa de las rodillas
d. Las manos y brazos estarán en abducción y sin flexionar

30. NO es de declaración obligatoria:

a. Brucelosis
b. Gripe
c. Hepatitis B
d. Silicosis

31. La Ley Básica de Autonomía de los pacientes obliga a los Centros Sanitarios a conservar la documentación clínica desde el alta de cada proceso, al menos durante:

a. 10 años
b. 5 años
c. No obliga a conservarla
d. 3 años

32. La fase de la negación en la enfermedad terminal consiste en:

a. Pactar con Dios un plazo de tiempo más
b. No aceptar o minimizar la gravedad de la situación
c. Proyectar sobre los demás la rabia
d. Sentir mucha pena y tristeza ante la enfermedad

33. La ansiedad por separación consta de tres fases. ¿Cuál es su orden?

a. Protesta, desesperación y negación
b. Protesta, negación y desesperación
c. Negación, protesta y desesperación
d. Desesperación, protesta y negación

34. Pesos de diez personas tomadas al azar: 69,2; 75,8; 89,1; 97,2; 86,3; 67,3; 78,5; 99,8; 77,6; 81,5; ¿Cuál es el recorrido de dicha relación?

a. 35,6
b. 32,5
c. 27,8
d. 31,5

35. Mecanismos de defensa que utilizan más frecuentemente las personas con un trastorno de la personalidad:

a. La polarización y la identificación proyectiva
b. La negación y la racionalización
c. La desconfianza y la susceptibilidad
d. La intelectualización y la negación

36. C.M. Hail (1973) define las 12 principales características de una profesión tras estudiar el desarrollo de un grupo de profesionales. Entre ellas incluye:

a. Posee un cuerpo de conocimientos que busca acrecentar constantemente para mejorar sus servicios
b. Adapta sus servicios a las necesidades que se van presentando en la sociedad
c. Se ajusta a un código de conducta basado en principio éticos
d. Todas son ciertas

37. Sobre los procesos fisiológicos en el paciente moribundo, es FALSO:

a. La sensibilidad se pierde primero en las extremidades inferiores
b. Existe una abundante sudación por deterioro de la circulación periférica
c. El paciente moribundo, con frecuencia queda inconsciente desde el principio
d. Puede haber un intervalo de paz antes del acto final de la vida

38. En el trastorno obsesivo-compulsivo el objetivo de los comportamientos o actos mentales es prevenir o disminuir:

a. La ansiedad o el malestar, o evitar algún suceso o situación temida

b. El estado de alerta o el estado de malestar sobre su cuerpo e imagen

c. La preocupación obsesiva por su mundo interior o por su imagen corporal

d. El malestar clínicamente significativo relacionado con su mundo laboral

---

39. Sandra, de 17 años, es madre de un recién nacido de 30 semanas de edad gestacional. Afirma que le habría gustado tener una hija y no un niño que le recuerde a la pareja que le ha abandonado. Hasta hace un mes trabajaba de cajera en un supermercado. Diagnóstico de enfermería:

a. Deterioro parental

b. Riesgo de alteración de la diada materno /filial

c. Cansancio del rol de cuidador

d. Riesgo de proceso de maternidad ineficaz

---

40. ¿En qué procedimiento su finalidad es diagnóstica?

a. Enemas de retención de aceite

b. Lavativa de Harris

c. Enema opaco

d. Enema de medicación

---

41. En una persona con un trastorno disociativo la necesidad de movilización puede presentar manifestaciones de dependencia, entre otras, por:

a. Estupor histérico. Estado crepuscular histérico

b. Astasia, abasia, crisis sincopales

c. Teatralidad, seducción, exhibición y manipulación

d. Creencias de poseer poderes sobrenaturales y estar poseído por espíritus

---

42. 'Equidad' en salud significa que...

a. ...es necesario invertir en tecnología sanitaria en las diferentes comunidades autónomas según se nos dice en la Estrategia del Ministerio de Sanidad para abordar las desigualdades sociales

b. ...ninguna persona debería encontrarse en desventaja para desarrollar su potencial

c. ...deben existir el mismo número de centros sanitarios por Comunidad Autónoma

d. ...toda persona tenga atención sanitaria

---

43. En la preparación de la paciente para la administración de medicación por vía vaginal le indicaremos:

a. Que adopte la posición de Fowler

b. La necesidad de miccionar antes de la administración del medicamento

c. Que no va a ser necesaria la higiene de los genitales

d. Que deberá deambular inmediatamente

---

44. 'Organización sistemática de las denominaciones de las intervenciones en función de las similitudes de lo que puede considerarse como estructura conceptual'. Es la taxonomía:

a. NANDA   b. NIC   c. NOC   d. OMAHA

---

45. Fases que se dan en las enfermedades transmisibles se dan:

a. Tasa de susceptibilidad

b. Período de incubación, convalecencia

c. Período de incubación, fase podrómica, fase sintomática

d. Período de incubación, fase sintomática, fase terminal

---

46. En relación a las úlceras por presión

a. La aplicación tópica de aceite de oliva virgen extra es más eficaz que los ácidos grasos hiperoxigenados en la prevención de úlceras por presión

b. Un sujeto con estado físico general 'malo', con un estado mental 'apático', con la movilidad muy limitada, encamado e incontinente urinario, obtendrá una puntuación en la Escala de Norton de 7 puntos

c. Se han de emplear apósitos y productos de 'cura seca', ya que han demostrado una mejor reparación de la integridad cutánea que el tratamiento con 'cura húmeda'

d. A razón de la clasificación de úlceras por presión de la European Pressure Ulcer Advisory Panel (EPUAP) y de la National Pressure Ulcer Advisory Panel (NPUAP), las úlceras por presión categoría/estadio IV se caracterizan por la pérdida total del espesor del tejido hasta la estructura ósea, tendón o músculo expuesto

---

47. NO es correcto en la prevención de las úlceras por decúbito:

a. Movilización del paciente

b. Eliminación de la presión

c. Evitar la humedad

d. Desbridamiento de la úlcera

---

48. La broncoaspiración es una de las complicaciones más graves que puede ocurrir al administrar alimentación enteral por sonda nasogástrica. NO está relacionado con su aparición:

a. Motilidad gástrica disminuida

b. Consistencia demasiado líquida del alimento administrado

c. Cantidad excesiva de alimento administrado

d. Paciente en decúbito supino

---

49. El 'diagnóstico comunitario' incluirá:

a. un traspaso progresivo del protagonismo hacia la comunidad que será capaz de gestionar sus recursos y capacidades

b. la priorización de los problemas detectados

c. datos estructurales básicos de territorio

d. la evaluación del impacto de resultados

---

50. Técnica que consiste en repetir lo mismo que el paciente dice:

a. Repetición   b. Clarificación

c. Validación   d. Paráfrasis

---

51. La diabetes mellitus es un síndrome metabólico caracterizado fundamentalmente por:

a. hiperglucemia crónica

b. hipoglucemia crónica

c. hiperpotasemia crónica

d. hipopotasemia crónica

---

52. En un proyecto de investigación cualitativa, señale la INCORRECTA:

a. Las preguntas se pueden referir a experiencias y creencias del entrevistado

b. El investigador puede opinar y expresar sus valores

c. El proceso de investigación ha de ser riguroso y respetuoso con las evidencias

d. El proceso de investigación no tiene importancia en esta metodología

---

53. Uno de los elementos que configuran el modelo de V. Henderson es:

a. La estructura de necesidades humanas de carácter troncales y específicas

b. Las fuentes de dificultad: fuerza-voluntad y conocimientos

c. El concepto de ayuda mutua para cubrir las necesidades de la enfermera y del cliente

d. Las fuentes de apoyo basadas en los autocuidados universales y de desarrollo

---

54. Paciente con Hepatitis A. Se llevarán a cabo medidas de aislamiento:

a. Respiratorio   b. Estricto

c. Inverso   d. Entérico

---

55. Antes de la movilización de un paciente con T.C.E.:

a. Colocar un collarín cervical

b. Monitorizar

c. Instaurar vía periférica

d. Tomar constantes

---

56. Según la jerarquía de necesidades de Maslow las necesidades fisiológicas ocupan la base de la pirámide, ¿cuáles ocupan el pico opuesto?

a. Autorrealización   b. Amor / pertenencia

c. Seguridad   d. Autoestima

---

57. Para describir adecuadamente una distribución se necesita una medida de variabilidad que exprese la extensión con la cual los datos u observaciones se desvían o apartan entre sí. ¿Qué índice es éste?

a. La estimación de parámetros

b. La prueba de hipótesis

c. Rango

d. Pruebas de significación estadística

---

58. En el diagnóstico de enfermería 'Riesgo de violencia autodirigida de los trastornos del estado de ánimo', qué intervención NIC es la prioritaria:

a. Reestructuración cognitiva

b. Vigilancia: seguridad

c. Entrenamiento de la asertividad

d. Potenciación de la autoestima

59. Sobre el espacio muerto de la vía aérea:

a. Es el aire que ocupa la vía respiratoria y se emplea en el intercambio de gases
b. En una persona adulta supone unos 3250 ml
c. En cada ciclo respiratorio entra el aire del espacio muerto pobre en O2
d. Es el área pulmonar que no es ventilada y por tanto no contiene gases
e. Comprende las vías aéreas y los alvéolos que no participan en el intercambio de gas con la sangre

60. Leucocitos más abundantes en sangre:

a. linfocitos
b. monocitos
c. neutrófilos
d. eosinófilos

61. Según la estrategia de promoción de la salud y prevención en el Sistema Nacional de Salud, recomendaciones en relación con la Alimentación: Señale la INCORRECTA

a. Limitar el consumo de bebidas/alimentos altamente calóricos, considerando poco saludable su consumo diario habitual
b. Ingerir 5 ó más raciones de fruta y verdura al día
c. Reducir la ingesta de sal (< 5 gr/día)
d. Sustituir grasas insaturadas por saturadas

62. Etapas claves del cambio de conducta que abarca el modelo transteórico:

a. Precontemplación, preparación, planificación, acción, mantenimiento y recaídas
b. Contemplación preparación, planificación, acción, mantenimiento y recaídas
c. Preparación, contemplación, preacción, acción y evaluación
d. Precontemplación, contemplación, preparación, acción, mantenimiento y recaídas

63. La filosofía de la salud holística utiliza el termino 'espiritual' para:

a. La fuerza vital que suministra la energía necesaria a la persona para lograr el estado de armonía o bienestar
b. La corriente y la práctica religiosa que la persona practica
c. El sentimiento de ser un ser superior
d. El concepto de 'alma' dentro de la energía superior del espíritu

64. Fase senso-motora (o sensorimotora) descrita por Piaget:

a. De 3 a 5 años
b. De 1 a 4 años
c. De 6 a 11 años
d. Desde el nacimiento a los 18/24 meses

65. La administración de flujos altos de O2 en pacientes con Epoc:

a. Es beneficioso, pues mejora la hipoxemia
b. Puede elevar el nivel de oxígeno en la sangre y desaparece la disnea
c. Elimina el estímulo de la respiración en estos pacientes
d. Ninguna es cierta

66. Felipe manifiesta sensación dolorosa incluso ante estímulos no dolorosos como el contacto de las sábanas. Cómo se denomina a este hecho, en el que un estímulo no doloroso produce dolor:

a. Umbral del dolor
b. Hiperalgia
c. Alodinia
d. Disestesia

67. NO es una decisión y acción de cuidado transcultural propuesto por Leininger:

a. Restructuración de los cuidados
b. Supresión de los cuidados
c. Negociación de los cuidados
d. Mantenimiento de los cuidados

68. Miomas del cuerpo uterino que se mantienen en el espesor del miometrio:

a. Intramurales
b. Subserosos
c. Submurales
d. Submucosos

69. Cuál de los siguientes cuidados de enfermería relacionados con la cardioversión es INCORRECTO:

a. Previo al procedimiento se confirmará la persistencia de la arritmia a tratar, mediante un registro del electrocardiograma (ECG) de 12 derivaciones, o bien con una tira de ritmo
b. Monitorizar al paciente con el monitordesfibrilador, seleccionando la derivación electrocardiográfica que muestre la onda R de mayor amplitud (mayor voltaje), que permita detectar correctamente al desfibrilador de forma SINC (sincronizado)
c. Vigilar que no se interrumpa la administración de oxígeno al paciente durante el choque
d. Posterior a la cardioversión, en el caso de existir quemaduras cutáneas, se aplicará sulfadiazina de plata sobre éstas

70. Referente al desarrollo de las teorías, la 'deducción' es:

a. La forma de razonamiento lógico que va de lo específico a lo general
b. La forma de razonamiento lógico que va de lo general a lo específico
c. La retroducción en el uso combinado de la inducción y la deducción
d. Se basa en la observación y el análisis de los sucesos específicos

71. Paciente sometido a una hemiartroplastia de cadera. Durante su ingreso le enseñaremos que:

a. En la cama deberá permanecer con las piernas lo más juntas posibles y sin rotar los pies externamente
b. Cuando Ismael se vaya a levantar de la cama lo hará por el lado de la extremidad operada a fin de evitar la rotación interna
c. Si Ismael se sienta en un sillón, la altura de éste ha de permitir que la cadera esté más baja que las rodillas
d. Cuando sea necesario lateralizar a Ismael para la higiene o el cambio de ropa de cama éste se colocará sobre el lado operado

72. Alcalosis metabólica. Principal causa:

a. Hipoventilación
b. Diarrea
c. Hiperventilación por ansiedad
d. Vomitos

73. Situaciones de emergencia:

a. Alerta es un suceso o accidente que sobreviene y también a una situación de peligro o desastre que requiere una acción inmediata
b. Alarma social: es la provisión de información oportuna y eficaz a través de instituciones identificadas
c. Resilencia es la capacidad de adaptación de un sistema potencialmente expuesto a amenazas con el fin de alcanzar un nivel aceptable en su funcionamiento y estructura
d. Amenaza es la interrupción seria del funcionamiento de una comunidad que causa pérdidas humanas y/o importantes pérdidas materiales o ambientales

74. De entre los criterios considerados por El Medicare Hospice de USA imprescindibles para determinar la situación de enfermedad terminal pulmonar y cuidados paliativos, señale el INCORRECTO:

a. Enfermedad pulmonar crónica severa documentada por disnea de reposo con respuesta escasa o nula a broncodilatadores
b. Progresión de la enfermedad evidenciada por: Incremento de las hospitalizaciones o visitas domiciliarias por infecciones respiratorias y/o insuficiencias respiratorias
c. Insuficiencia cardiaca, de origen pulmonar, grado C
d. Hipoxemia, pO2 55 mmHg en reposo y respirando aire ambiente o StO2 88 % con O2 suplementario, o hipercapnia, pCO2 50 mmHg

75. Entre los efectos adversos conocidos de los agentes plaquetarios como el Clopidogrel, cuáles son considerados menos graves:

a. Síndrome pseudogripal, cefalea, mareos y erupción o prurito
b. Sudoración profusa y náuseas
c. Arritmia e hipotensión
d. Dolor abdominal moderado y cefalea
e. Disnea y edema en MMII

76. 'Tasa global de fecundidad'

a. El total de nacimientos, de madre perteneciente a un determinado ámbito en un año por cada 1.000 habitantes
b. El total de nacimientos, de madre de un determinado ámbito ocurridos en un año, por cada 1.000 mujeres en edad fértil (de 15 a 49 años de edad) de dicho ámbito
c. El número de hijos que tendría una mujer perteneciente a un determinado ámbito a lo largo de su vida fértil
d. El porcentaje de nacimientos de madres pertenecientes a un determinado ámbito, sobre el total de nacimientos registrados en ese ámbito durante un año

7. La educación para la salud busca:

a. Ayudar a desarrollar estilos de vida saludables
b. Ser un instrumento para la Epidemiología
c. Ser herramienta para medir la calidad de vida
d. Todas son correctas

78. Forma de diabetes mellitus más frecuente en el mundo y que progresivamente aumenta más su prevalencia:

a. Diabetes mellitus tipo I
b. Diabetes mellitus tipo II
c. Diabetes mellitus autoinmune
d. Diabetes secundaria a fármacos o drogas

79. En cuanto al personal estatutario, cuál es INCORRECTA:

a. El tiempo de trabajo correspondiente a la jornada ordinaria no excederá de 8 horas
b. El personal tendrá derecho a un período mínimo de descanso ininterrumpido de 12 horas entre el fin de una jornada y el comienzo de la siguiente
c. El personal tendrá derecho a un período mínimo de descanso ininterrumpido con una duración media de 24 horas semanales
d. El período de vacación anual solo podrá ser sustituido por una compensación económica en el caso de finalización de la prestación de servicios

80. Aparecen en un trazo electrocardiográfico signos de necrosis en II, III y a VF. Nos encontramos ante infarto:

a. Inferior   b. Anterior   c. Septal   d. Lateral

81. En el tratamiento del cáncer de mama, el procedimiento quirúrgico de lumpectomía consiste en:

a. Ablación del tejido mamario junto con los ganglios linfáticos axilares
b. Ablación de una cantidad variable de tejido mamario y los ganglios linfáticos si el cáncer es de tipo invasor
c. Ablación del tejido mamario solo
d. Ablación del tejido mamario junto con los músculos pectorales y disección de los ganglios linfáticos

82. Según la NANDA, *'todo tratamiento basado en el conocimiento y juicio clínico que realiza un profesional de enfermería para obtener resultados sobre el paciente / cliente'*:

a. La intervención enfermera
b. El diagnóstico del enfermero
c. El resultado enfermero
d. Ninguna de las anteriores

83. Qué Modificaciones cardio-circulatorias experimenta la gestante:

a. La presión arterial diastólica aumenta durante el primer y segundo trimestre del embarazo
b. La frecuencia cardiaca desciende al comienzo del embarazo y alcanza su máximo hasta la semana 30
c. El volumen sanguíneo desciende y alcanza su máximo as las 34-36 semanas
d. La presión venosa se mantiene constante durante el embarazo en los brazos y aumenta en piernas y pelvis

84. Número de casos nuevos de una enfermedad que se produce en una colectividad durante un período:

a. Incidencia   b. Prevalencia
c. Riesgo   d. Proporción

85. 'Prueba de la tuberculina', o también:

a. de Mantoux, se realiza en la piel
b. de Mantoux, sobre una muestra de sangre
c. de Pfeiffer, se realiza en la piel
d. de Pfeiffer, sobre una muestra de sangre

86. 'Contribuir según la capacidad económica y recibir según las necesidades de salud':

a. Eficiencia   b. Efectividad
c. Equidad   d. Eficacia

87. Estudios científicos en los que tanto el sujeto como el investigador desconocen la asignación de los sujetos de estudio a los grupos de tratamiento:

a. Enfermería Basada en la Evidencia
b. Ensayo Clínico Abierto
c. Ensayo Clínico Controlado
d. Doble Ciego

88. Prevención primaria es reducir la...

a. ...incidencia de enfermedades
b. ...prevalencia o gravedad de un trastorno
c. ...gravedad de un trastorno
d. ...discapacidad asociada a un trastorno

89. A la priorización de las víctimas según su gravedad y plazo terapéutico, se le denomina:

a. Cuantificación   b. Clasificación
c. Triaje   d. Jerarquización

90. La 1ª Conferencia mundial sobre Promoción de Salud, en Ottawa, en:

a. 1978   b. 1882   c. 1986   d. 1991

91. En un adulto vacunado previamente de forma incompleta, o no vacunado, ¿Cuantas dosis de DT (Difteria-Tétanos) se deben administrar?

a. 3   b. 7
c. 5   d. Una, a los 65 años

92. Un paciente con una úlcera venosa en miembros inferiores presenta una sintomatología y manifestaciones clínicas características. NO es propio de esta situación:

a. Piel gruesa y endurecida
b. Edema significativo
c. Claudicación intermitente
d. Pulsos normales

93. Fases de Kototkoff, indica la FALSA

a. La 1 se corresponde con la aparición de ruidos suaves y claros de golpeteo
b. La 2 se corresponde con la suavización de los ruidos que pueden convertirse en un susurro
c. La 3 se corresponde con el retorno de los ruidos que se vuelven más vigorosos
d. La 4 se corresponde con el punto en que los ruidos desaparecen completamente

94. ¿En qué nivel de lesión medular es más probable que ésta interfiera en el esfuerzo respiratorio del paciente?

a. C7   b. C5   c. D2   d. D10

95. Norma que regula las voluntades anticipadas en el ámbito de la sanidad, NO es cierto que:

a. Cualquier persona mayor de edad que no haya sido judicialmente incapacitada para ello y actúe libremente tiene derecho a manifestar sus objetivos vitales y valores personales, así como las instrucciones sobre su tratamiento, que el/la médico/a o el equipo sanitario que le atiendan respetarán cuando se encuentre en una situación en la que no le sea posible expresar su voluntad
b. La expresión de los objetivos vitales y valores personales tiene como fin ayudar a interpretar las instrucciones y servir de orientación para la toma de decisiones clínicas llegado el momento
c. Podrá designar uno o varios representantes para que sean los interlocutores válidos del/de la médico/a o del equipo sanitario y facultarles para interpretar sus valores e instrucciones
d. Sin salvedades, cualquier persona mayor de edad y que no haya sido incapacitada legalmente para ello puede ser representante

96. 'Purgar' un suero es:

a. Perfundir suero al paciente
b. Abrir la cámara de aire del sistema
c. Abrir el tapón de la botella para eliminar vacío
d. Quitar el aire al sistema

97. "'Proceso enfermero' es la aplicación de la resolución científica de problemas a los cuidados de enfermería..."

a. Marriner   b. Vera Fry
c. Alfaro   d. Carpenito

98. La dismorfofobia se caracteriza por:

a. Preocupación por tener un defecto importante que no se constata objetivamente
b. Trastorno somático de un órgano controlado por el sistema nervioso vegetativo
c. Preocupación intensa 'por presentar una enfermedad grave
d. Presencia de dolor sin presentar ninguna enfermedad

99. Para conocer la morbilidad sentida de la población:

a. Los registros de prevalencia de las instituciones sanitarias
b. Encuestas nacionales de salud
c. Estadística de casos de morbilidad nacional
d. A y B son ciertas

100. Insertar una SNG es una técnica:

a. Estéril, en la que se utilizan guantes quirúrgicos
b. Limpia, en la que se utilizan guantes de un solo uso
c. Que combina las dos anteriores, pues se utiliza un paño de campo estéril
d. Todas las anteriores son correctas

101. 'Empatía' es la capacidad para:

a. Solidarizarse y comprender los pensamientos/emociones del paciente

b. Ser transparentes

c. Desempeñar de forma plena los deberes de un rol determinado

d. Delimitar los objetivos de la entrevista

102. La triada de Virchow está constituida por

a. Estasis arterial, Hipercoagulabilidad, Lesiones de la pared venosa

b. Estasis venoso, Hipercoagulabilidad, Lesiones de la pared venosa

c. Hipertensión arterial, Hipocoagulabilidad, Lesiones de la pared arterial

d. Hipotensión arterial, Hipocoagulabilidad, Lesiones de la pared arterial

103. Las crisis epilépticas generalizadas, tipo gran mal, se caracterizan por los siguientes datos, EXCEPTO uno:

a. Pérdida de conciencia

b. Convulsiones tónico-clónicas

c. Fase poscrítica

d. Duración inferior a 30 segundos

104. En el Sistema Internacional, la unidad de energía es el julio (j) y la caloría es la unidad empleada en nutrición. ¿Cuántos julios serán necesarios para elevar un grado centígrado la temperatura de un centímetro cúbico de agua?

a. 2,165 julios   b. 3,254 julios

c. 4,184 julios   d. 5,332 julios

105. 'Modelo del Sol Naciente':

a. Rosemarie Rizzo Parse

b. Imogene King

c. Madeleine Leininger

d. Hildegarde Peplau

106. En el diseño de un programa de salud, utilizamos siempre diferentes métodos de selección de prioridades. ¿cuál es cuantitativo?

a. Método CENDES

b. Método de consenso

c. Método de Bainbridge

d. Método de Sapirie

107. Según la Guía Técnica, editada por el INSHT, para la evaluación y prevención de los riesgos relativos a la manipulación manual de cargas puede entrañar un potencial riesgo dorsolumbar no tolerable manipular manualmente cargas de más de:

a. 2 kg   b. 3 kg   c. 5 kg   d. 10 kg

108. En los pacientes oncológicos es muy frecuente el diagnóstico de enfermería 'Ansiedad ante la muerte'. Uno de los siguientes factores. NO está relacionado con este diagnóstico:

a. Anticipación del impacto de la propia muerte sobre los demás

b. Confrontamiento con la realidad de una enfermedad terminal

c. La situación económica

d. Discusiones sobre el tema de la muerte

109. La morbilidad es:

a. Un indicador negativo de salud

b. Un indicador positivo de salud

c. Un indicador general de salud

d. Un indicador analítico de salud

110. Sobre la hemofilia, señale la INCORRECTA:

a. Desde el punto de vista analítico, un dato característico es la prolongación del Tiempo parcial de Tromboplastina (TPT)

b. La clínica se da aproximadamente por igual en hombres que en mujeres

c. En la hemofilia B existe un defecto en la síntesis del factor VIII de la coagulación

d. En la hemofilia E existe un defecto en el factor IX de la coagulación

111. El período de máxima susceptibilidad a los teratógenos dentro del desarrollo del embrión se produce en la fase de:

a. Organogénesis   b. Prediferenciación

c. Maduración funcional   d. Histogénesis

112. Qué cambio a nivel de los órganos de los sentidos se asocia con el proceso de envejecimiento

a. Mayor tamaño pupilar   b. Hipergeusia

c. Atrofia del órgano de Corti   d. Hiperosmia

113. Valores de referencia en la realización de una sobrecarga oral de glucosa en una gestante al cabo de una hora:

a. 140 mg/dl   b. 165 mg/dl

c. 180 mg/dl   d. 60 mg/dl

114. Fenómeno de masas limitado en el tiempo e ilimitado en el espacio:

a. Endemia   b. Pandemia

c. Epidemia   d. Enzootia

115. Un estudio investiga la relación entre el colesterol total en sangre y la edad. ¿Qué grafico mostrará la relación entre ambas variables?

a. Histograma

b. Diagrama de barras

c. Diagrama de dispersión

d. Diagrama de sectores

116. Atendiendo a la etiología que lo produce, NO es un infarto clasificado como AVC isquémico:

a. aterotrombótico   b. cardioembólico

c. lacunar   d. anteroseptal

117. Es una de las características de la alimentación de personas diabeticas

a. La ingesta de Hidratos de Carbono debe ser menor, en las personas con diabetes, de 100150 g/día

b. La alimentación debe adaptarse a los gustos, cultura y posibilidades económicas, permitiendo la mayor flexibilidad posible

c. El aporte de fibra debe ser mayor que en la población general

d. Los hidratos de carbono y grasas monoinsaturadas deben ser el 50% del aporte calórico

118. El requisito básico de un metaanálisis es extraer resultados...

a. ... distintos en estudios individuales

b. ... idénticos en estudios individuales

c. ... equivalentes en estudios individuales

d. ... dispares en estudios individuales

119. En una reacción anafiláctica ¿cuál será la dosis de adrenalina recomendada en lactantes y niños?

a. 0,01 mg por kg. Máximo de 0,5 mg y puede repetirse en 5-15 minutos si es necesario

b. 0,1 mg por kg. Máximo de 0,5 mg y puede repetirse en 5-15 minutos si es necesario

c. 0,001 mg por kg. Máximo de 0,5 mg y puede repetirse en 5-15 minutos si es necesario

d. 1 mg por kg. Máximo de 70 mg y puede repetirse en 5-15 minutos si es necesario

120. Etapas de la conducta humana ¿Qué crisis psicosocial se produce en la cuarta etapa (6 a <12 años)?

a. Culpabilidad   b. Competición

c. Iniciativa   d. Aislamiento

121. Modelo de Educación para la Salud conocido también como 'Preventivo':

a. persuasivo-motivacional   b. conviccional

c. comunitario   d. biomédico

122. Asma bronquial que: 'Intercala episodios de disnea y sibilancias con periodos asintomáticos. Predomina en la infancia. Tiene mejor pronóstico al disminuir los síntomas a lo largo de los años y puede llegar a desaparecer'

a. persistente   b. atípico

c. intermitente   d. persistente o crónico

123. Cuál es FALSA:

a. Los músculos blancos reaccionan rápidamente cuando son estimulados
b. Los músculos rojos tienen más mioglobina
c. Los músculos blancos tienen más O2
d. Los músculos rojos reaccionan lentamente cuando son estimulados

124. Se dice que la vía de absorción de un medicamento es indirecta en:

a. intramuscular   b. subcutánea
c. sublingual   d. intratecal

125. Tipo de placenta que llega hasta el borde del Orificio Cervical Interno (OCI) sin sobrepasarlo:

a. Placenta previa oclusiva parcial
b. Placenta previa oclusiva total
c. Placenta previa marginal
d. Placenta previa lateral o de inserción baja

126. Causa más frecuente de pancreatitis aguda:

a. Colelitiasis   b. Alcohol
c. Hipertrigliceridemia   d. Fármacos

127. Para realizar la higiene bucal al paciente inconsciente NO prepararíamos:

a. Guantes   b. Toalla
c. Gasas   d. Cepillo dental

128. Signo característico de un paciente con insuficiencia cardiaca izquierda:

a. Estertores
b. Aumento de la presión arterial
c. Disminución de peso
d. Ascitis
e. Bradicardia

129. Según su método, podemos clasificar la entrevista clínica como:

a. Negociadora   b. Dirigida o estructurada
c. Enunciativa   d. Formal

130. Usa la conducta de evitación como manera específica de enfrentarse a situaciones temidas, llegando a configurar un estilo de vida:

a. Trastorno Somatomorfo
b. Trastorno de Ansiedad generalizada
c. Trastorno Obsesivo-compulsivo
d. Trastorno Fóbico

131. Paciente con Traumatismo craneal leve, sin focalidad neurológica y sin pérdida de conocimiento, realizaremos:

a. Obtención una via venosa
b. Control de constantes vitales
c. Realización de electrocardiograma
d. Sondaje vesical

132. 'Uso o aplicación de las Tecnologías de la Información y la Comunicación (TIC) para un amplio rango de aspectos relativos a la salud':

a. i-health   b. t-health
c. tic-health   d. e-health

133. En la realización de una técnica aséptica se tendrá en cuenta:

a. La utilización de detergentes
b. El uso de guantes estériles
c. La utilización de ropa limpia de cama
d. La protección del personal

134. Al valorar en una persona anciana el Riesgo de caídas siguiendo la Escala de Downton, cuál de los siguientes elementos NO habremos valorado:

a. La toma de medicamentos hipotensores no diuréticos
b. La limitación sensorial visual
c. La deambulación estable con bastón
d. El entorno desfavorable

135. La cetoacidosis diabética es un cuadro clínico que se caracteriza por presentar hiperglucemia, generalmente superior a 300 mgr/dl. Sus principales manifestaciones clínicas son las siguientes, EXCEPTO:

a. Dolor abdominal
b. Respiración de kussmaul
c. Bradicardia
d. Alteración del nivel de conciencia

136. Relación masaje/ventilación en RCP:

a. 30/2 con frecuencia de masaje de 100 por minuto y pausas para dos ventilaciones de un segundo por ventilación
b. 15/2 con frecuencia de masaje de 100 por minuto y pausas para dos ventilaciones de un segundo por ventilación
c. 5/1 con frecuencia de masaje de 100 por minuto y pausas para ventilaciones de 1 seg.
d. 6/2 con frecuencia de masaje de 100 por minuto y pausas para ventilaciones de 1 seg.

137. Paciente con insuficiencia renal crónica. Para reducir la ingestión de potasio qué alimentos debe suprimir:

a. Azúcares
b. Pescados
c. Fruta en compota
d. Verduras crudas
e. Néctar de frutas

138. Una de las complicaciones más graves en los pacientes con Nutrición Enteral es la aspiración. Cuál es la medida adecuada para prevenirla:

a. Utilizar solo alimentos a temperatura ambiente
b. Administrar solamente a pacientes portadores de Sonda Sengstaken-Blakemore
c. Colocarle en posición Semi-Fowler
d. Colocarle en Trendelemburg

139. Medida dietética INCORRECTA en el tratamiento de hipertensión arterial:

a. Reducir la ingesta de sodio
b. Reducir el consumo de grasas saturadas
c. Aumentar el consumo de grasas poliinsaturadas
d. Disminuir la ingesta de calcio

140. El cociente intelectual es un número que describe cuantitativamente la inteligencia de las personas. Se calcula:

a. A partir del rendimiento académico y/o el éxito profesional
b. Dividiendo la edad mental por la edad cronológica y multiplicando por 100 el resultado
c. Multiplicando la edad cronológica por 100 y dividiendo el resultado por la edad mental
d. Dividiendo la edad cronológica por la edad mental y multiplicando el resultado por 100

141. Incontinencia urinaria tras una intervención prostática, qué consejo NO deberemos dar al paciente:

a. Hacer ejercicios de tensado de los músculos perineales tratando de juntar los glúteos. Realizar este ejercicio al menos 10 veces al día
b. Cuando el paciente tenga ganas de orinar debe tratar de aguantar un tiempo antes de miccionar
c. Evitar los primeros días los viajes largos en automóvil
d. No tomar medicación diurética

142. Agustín acude a la consulta del centro de salud. Usted, en Atención Primaria, detecta la presencia de bradicardia. Podría estar vinculado a:

a. Temperatura corporal de 38ºC
b. Presencia de hemorragia
c. Toma de digitálicos
d. Paso de posición decúbito a bipedestación

143. En educación para la salud, 'Técnica grupal basada en la escenificación de una situación previamente descrita para poner de manifiesto comportamientos y actitudes a modificar':

a. Lluvia de ideas   b. Método del caso
c. Método del incidente   d. Rol Playing

144. Los pacientes con un trastorno histriónico de la personalidad presentan:

a. Una conducta sumisa y pesada; temen la separación
b. Timidez y sentimientos inadecuados
c. Una alteración en los circuitos nerviosos que regulan las emociones
d. Una emocionalidad excesiva y una conducta dirigida a llamar la atención

145. Uno de los riesgos asociados a la cirugía de osteosíntesis endomedular es la embolia grasa pulmonar, ¿cuál de los siguientes signos le pondría en alerta ante su aparición?

a. Aumento del nivel de conciencia
b. Petequias en región torácica anterior y cuello
c. Fiebre superior a 39,5ºC
d. Polaquiuria

146. Sobre los cuidados del postoperatorio de una artroplastia total de rodilla, indique la INCORRECTA

a. Está contraindicado el uso de dispositivos de movimiento pasivo continuo
b. Las enfermeras deben aconsejar al paciente la aplicación de hielo local el primer día
c. La luxación no es un problema en este proceso
d. Puede ser aconsejada la deambulación poco después de la cirugía

147. La Escala de Norton valora:

a. Actividades básicas de la vida diaria
b. Posibilidad de lesiones por presión
c. Sobrecarga del Cuidador
d. Pacientes con necesidad de cuidados paliativos

148. La vía de elección en la administración de la vacuna de la hepatitis-B en un trabajador es:

a. La intramuscular en la región glútea
b. La intramuscular en la región deltoidea
c. La vía intradérmica
d. La vía intravenosa

149. El dolor de la ovulación ocurre cuando:

a. El folículo de Graaf se rompe y la sangre rezuma desde el lugar de la ovulación hacia la cavidad peritoneal
b. Se forma el cuerpo lúteo
c. Se debilita la musculatura del útero
d. Se forma el cuerpo amarillo

150. Sería una estrategia de promoción de salud

a. Instalación de máquinas expendedoras de preservativos en la red de Metro e intercambiadores de transporte
b. Equipamiento y entrenamiento de profesionales para la ampliación de las enfermedades congénitas a incluir en las pruebas de cribado
c. Creación de Foros de integración y mesas de convivencia en zonas en riesgo de exclusión
d. Taller sobre accidentes en población mayor, para su ejecución en el centro de salud, que actualice y favorezca la reflexión sobre lesiones y facilite el entrenamiento de habilidades

151. A un paciente que presenta disfagia, durante la alimentación oral le colocaremos en posición

a. Lateral   b. Prono
c. Supina   d. Fowler

152. Cuando un paciente incluido en un programa de HTa acude a la consulta por fiebre y cefalea se trata de una:

a. Consulta programada
b. Consulta de urgencias
c. Consulta a demanda

153. Salud y enfermedad mental:

a. Muchos aspectos de la vida de una persona no son signos indicativos de salud mental
b. El humor nunca puede ser un signo de salud mental ya que uno mismo no puede reírse de los propios problemas ni de los problemas de los demás
c. La sociedad define los términos de salud y enfermedad según sus creencias y valores
d. La cultura no influye en los determinantes acerca de la salud y de la enfermedad

154. Objetivo de la Educación Sanitaria:

a. Hacer de la Salud un patrimonio individual
b. Modificar las conductas positivas relacionadas con la promoción y restauración de la Salud
c. Promover conductas nuevas negativas para influir en la promoción de la Salud
d. Capacitar a los individuos para que puedan participar en la toma de decisiones sobre la salud de su comunidad

155. En relación al secreto profesional:

a. Nace como una obligación de los profesionales con el fin de proteger el derecho personal y familiar de la persona
b. El paciente no tiene derecho a exigir responsabilidades si se incumple
c. En condiciones normales se pueden revelar datos relacionados con la fase del tratamiento
d. En el ámbito de la docencia las/os alumnas/os tienen un acceso libre a la información contenida en la historia clínica

156. Según Rigol (2003), la rehabilitación de las personas con trastornos médicos y psiquiátricos deriva de:

a. Seis estadios: salud, bienestar, enfermedad, deterioro, incapacidad y minusvalía
b. Cinco estadios: enfermedad, salud, bienestar, deterioro y minusvalía
c. Tres estadios: enfermedad, deterioro e incapacidad
d. Cuatro estadios: enfermedad, deterioro, incapacidad y minusvalía

157. No es propia del Trastorno Disocial

a. Destrucción de la sociedad
b. Violación de las normas
c. Delirios
d. Agresión a personas

158. El trastorno de Gilles de la Tourete, se caracteriza por:

a. Tics motores en las extremidades superiores
b. Tics vocales y falta de respuesta a estímulos
c. Tics motores extremidades inferiores
d. Tics motores y uno o más tics vocales

159. El lanugo, característica morfológica en muchos neonatos, es:

a. Una mancha de color azul pizarra en la región lumbosacra del recién nacido
b. Vello fino en la cabeza del recién nacido
c. Vello fino que puede aparecer en los hombros, la espalda y la cara del recién nacido
d. Ninguna respuesta es correcta

160. Un paciente que lleva una semana de reposo absoluto tras una cirugía pélvica, empieza a hacer ejercicios isométricos de miembros inferiores. ¿Qué diagnóstico de enfermería aborda adecuadamente su situación?

a. Trastorno de la identidad personal
b. Deterioro de la integridad cutánea
c. Trastorno de la imagen corporal
d. Riesgo de intolerancia a la actividad

161. Cáncer de cérvix:

a. El diagnóstico se realiza mediante serología
b. El tratamiento se lleva a cabo con medidas farmacológicas
c. El principal agente causal es el Virus del Papiloma Humano
d. Es el cáncer más frecuente en España

162. Cuando se evalúa críticamente un estudio aleatorizado y controlado con el instrumento de lectura crítica de la red CASPe, una de las cuestiones que se indaga es si se mantuvieron ciegos al tratamiento los pacientes, los clínicos y el personal del estudio. ¿A qué se refiere esta pregunta?

a. A si estudio era prospectivo
b. Al tipo de aleatorización del estudio
c. Al grado de conocimiento que tenían pacientes, investigadores y resto del personal sobre el tratamiento o intervención asignada
d. Al número de grupos de asignación del experimento

163. Paciente artrósico. Signo radiológico más frecuente:

a. Osteófitos
b. Osteoporosis
c. Calcificaciones
d. Erosiones en la cápsula articular

164. En la valoración de un niño con coartación de la aorta, esperamos encontrar:

a. Ausencia o disminución de los pulsos femorales
b. Episodios cianóticos
c. Postura en cuclillas
d. Cianosis grave al nacer

165. Alteración que se caracteriza por: inflamación granulomatosa crónica de una glándula tarsal de meibomio. Se produce por obstrucción de un conducto de la glándula. Se presenta como lesión indolora y de crecimiento lento:

a. Dacrioadenitis   b. Linfangioma
c. Chalazion   d. Meningioma

166. Factor general dependiente del paciente que condiciona el proceso de cicatrización tisular:

a. Vascularización de los tejidos
b. Grado de contaminación bacteriana
c. Respuesta inmunológica
d. Presencia de cuerpos extraños

167. Cuando se administra una vacuna se produce inmunidad:

a. Artificial pasiva
b. Natural activa
c. Artificial activa
d. Natural pasiva

168. Uno de los siguientes dispositivos NO se utiliza para inmovilizar a los pacientes politraumatizados:

a. Dispositivo de Kendrick
b. Camilla de cuchara
c. Capnógrafo
d. Férulas neumáticas hinchables

169. Puntuación 7 ó menos en Glasgow:

a. Estado de coma
b. El paciente responde de forma adecuada a los estímulos
c. El paciente está orientado en tiempo y espacio
d. El paciente habla sin dificultad

170. El síndrome de deterioro clínico se caracteriza, entre otros, por:

a. Embotamiento emocional, falta de iniciativa, lentitud del pensamiento, retirada social
b. Desventaja e incapacidad que impide o limita el funcionamiento
c. Lesiones anormales en el SNC que impiden las relaciones laborales y lúdicas
d. Alucinaciones, delirios, conductas desorganizadas y riesgo de violencia

171. Biodisponibilidad de un producto administrado por vía intravenosa:

a. 75%   b. 100%   c. 50%   d. 25%

172. El drenaje Redón es un sistema de drenaje cerrado que actúa por:

a. gravedad
b. presión positiva
c. difusión
d. aspiración por vacío

173. El efecto de la gammaglobulina anti-D que se administra a las mujeres Rh negativo que han gestado un feto Rh positivo es:

a. Eliminar los hematíes fetales de la sangre materna
b. Destruir los antígenos formados por el sistema inmune de la madre
c. Evitar la formación de anticuerpos anti Rh negativo
d. Inducir la formación de anticuerpos maternos frente al antígeno fetal
e. Proporcionar a la mujer inmunidad activa permanente

174. *"Periodo que se origina como consecuencia del avance, detención o retroceso de las alteraciones orgánicas inducidas por la enfermedad, de forma que acontece la muerte, la incapacidad derivada de la propia enfermedad, la cronicidad o la curación".* **Es el periodo:**

a. prepatogénico
b. patogénico
c. de resultados
d. de morbilidad

175. Autoridad sanitaria responsable del establecimiento, ejecución y evaluación de un calendario de vacunación:

a. La Comisión de Salud Pública del Ministerio de Sanidad, Servicios Sociales e Igualdad
b. La autoridad en Salud Pública de cada Comunidad Autónoma se responsabiliza del calendario de vacunación de su territorio
c. El Programa y Registro de Vacunaciones del Ministerio de Sanidad, Servicios Sociales e Igualdad
d. Los Centros de Prevención de la Enfermedad y Promoción de la Salud (ECDC)

176. La prueba de la tuberculina se debe evaluar a las:

a. 24 h   b. 48-72 h   c. 36 h

177. En la insuficiencia cardiaca derecha se observan las siguientes manifestaciones clínicas, EXCEPTO:

a. Ingurgitación yugular
b. Disnea paroxística nocturna
c. Edema en miembros inferiores
d. Hepatomegalia dolorosa

178. En la realización de un acceso al espacio intracraneal a través de un orificio en el hueso del cráneo, la posición quirúrgica es

a. Paciente en decúbito supino con apoyo bajo la cabeza (rodillo)
b. Semisentado
c. Paciente en decúbito prono sobre trineo
d. Mahometana

179. En el modelo de cuidados de Virginia Henderson la valoración se hará sobre 14 necesidades básicas, ¿cuál NO corresponde a dicho modelo?

a. Participar en actividades recreativas
b. Dormir y descansar
c. Adaptación y tolerancia al estrés
d. Mantener la higiene corporal y la integridad de la piel

180. Cuando hablamos de los factores predisponentes, facilitadores y reforzadores en educación para la salud, nos referimos a:

a. La teoría de la adquisición de innovación de Rogers
b. El diagnóstico educacional del modelo PRECEDE
c. Modelo de aprendizaje de Gagné
d. Teoría del cambio de Kelman

181. Clasificación de lesionados en una emergencia según el etiquetado de colores:

a. Color rojo: Prioridad DOS
b. Color amarillo: Prioridad NULA
c. Color verde: Prioridad TRES
d. Color gris: Prioridad MENOR

182. Uno de los siguientes parámetros farmacocinéticos es el que define la biodisponibilidad de un fármaco

a. El volumen Aparente de Distribución del fármaco
b. Al aclaramiento Total del fármaco
c. La Constante de Absorción
d. El Área Bajo la Curva de las concentraciones del fármaco frente al Tiempo

183. Investigar en enfermería es:

a. Recoger y almacenar información
b. Observar los hechos sin explicación lógica
c. Un proceso sistemático, organizado y objetivo destinado a responder a una pregunta
d. Tratar información almacenada para ser publicada en una revista científica

184. Cuando hablamos de la persona como sistema de adaptación, estamos aludiendo al modelo de:

a. Martha Rogers
b. Dorothea Orem
c. Callista Roy
d. Hildegard Peplau

185. Signo urinario experimentado más frecuentemente durante el primer trimestre del embarazo:

a. Disuria
b. Polaquiuria
c. Incontinencia
d. Escozor

186. Sofía acude al médico por presentar desde hace tiempo molestias epigástricas, regurgitación y pirosis después de las comidas. Después de los estudios y pruebas complementarias es diagnosticada de hernia de hiato. Tras un tiempo con tratamiento médico sin mejoría se le somete a una intervención quirúrgica (Fundoplicatura) para corregir este reflujo ¿Qué consejo nutricional NO es correcto?

a. Tomar una alimentación baja en grasas y rica en proteínas, evitando alcohol, cafeína, chocolate y menta
b. Ingerir comidas en porciones pequeñas y frecuentes
c. Beber zumos siempre naturales de naranja, limón y tomate
d. Aconsejarle que beba agua después de comer para limpiar el esófago de alimentos residuales que puedan irritar el revestimiento del mismo

187. En el cuidado del pie diabético NO resulta conveniente:

a. El aseo adecuado e hidratación
b. El uso de calzado cerrado
c. El lavado largo y abundante
d. El rasurado de callosidades

188. Entre los síntomas que puede darse en pacientes con un Trastorno Depresivo estarían las ideas deliroides que giran alrededor de

a. Persecución, culpa, místicas
b. Culpa, ruina, hipocondría
c. Perjuicio, despersonalización, difusión
d. Cosmogónico, autorreferencial, celotípico

189. Oliguria, anasarca, aumento de peso y disminución del hematocrito son síntomas del diagnóstico:

a. Desequilibrio nutricional por defecto
b. Exceso de volumen de líquidos
c. Déficit de volumen de líquidos
d. Desequilibrio nutricional por exceso

190. Los componentes de los diagnósticos de enfermería según la NANDA:

a. Constan de etiqueta características definitorias factores relacionales y factores de riesgos
b. Constan de actividades específicas para abordar el problema de salud
c. Constan de factores reales
d. Se componen de objetivos

191. 'grupo sanguíneo' es una variable:

a. Cuantitativa discreta
b. Cuantitativa continúa
c. Cualitativa nominal
d. Cualitativa ordinal

192. La gestión de la calidad es aquel aspecto de la función directiva que determina y aplica la política de calidad. Comprende tres aspectos:

a. Planificación, organización y control
b. Ejecución, mejora y evaluación
c. Misión, percepción y visión
d. Ninguna respuesta es correcta

193. Complicación de la fluidoterapia parenteral:

a. Sobrecarga circulatoria
b. Infecciones
c. Ambas son complicaciones

194. Etiqueta diagnóstica de la Nanda cuando existe úlcera por presión:

a. Deterioro de la integridad cutánea
b. Deterioro de la movilidad física
c. Riesgo de deterioro de la integridad cutánea
d. Deterioro de la nutrición por defecto

195. Un antibiótico glucopeptídico requiere evitar la formación de espuma en su reconstitución, o bien dejar reposar 15 minutos antes de extraer el contenido del vial. Se trata de

a. Teicoplanina   b. Gentamicina
c. Cefalotina   d. Piperacilina

196. Señala la INCORRECTA sobre la Ley de ordenación de las profesiones sanitarias. "Los profesionales tienen el deber de...

a. Ofrecer información técnicamente exhaustiva y completa para que las personas puedan tomar sus decisiones
b. Hacer un uso racional de los recursos diagnósticos y terapéuticos a su cargo
c. Prestar una asistencia sanitaria técnica y profesional adecuada a las necesidades de las personas
d. Respetar la personalidad, dignidad e intimidad de las personas a su cuidado

197. Sobre las recomendaciones para la recogida de una muestra de una úlcera diabética para cultivo, señala la INCORRECTA:

a. No limpiar con suero fisiológico previamente a la toma de la muestra, para evitar que desaparezca el exudado que queremos analizar
b. Debe tomarse la muestra lo más profundamente posible, en zonas no necróticas y húmedas
c. Deben recogerse con dos escobillones y sus correspondientes medios de cultivo específicos para aerobios y anaerobios
d. Es necesario asegurarse de no haber aplicado 12 h. antes antisépticos tópicos sobre la úlcera, 6 h. antes antisépticos yodados ó 48 h. antes tratamiento antibiótico

198. Durante la contracción ventricular del corazón

a. Las válvulas tricúspide y mitral se encuentran abiertas y las válvulas semilunares cerradas
b. Las válvulas semilunares y mitral se encuentran abiertas y la válvula tricúspide está cerrada
c. La válvula tricúspide y las válvulas semilunares se encuentran cerradas y la válvula mitral está abierta
d. Las válvulas semilunares se encuentran abiertas y las válvulas tricúspide y mitral se encuentran cerradas

199. ¿Cuál es la definición de Melena?

a. Emisión de sangre roja por el esfínter anal, generalmente originada en la parte baja del tubo digestivo
b. Es la presencia de sangre roja en las heces, no modificada por la acción de los fermentos digestivos
c. Emisión por el ano de sangre digerida. Deposiciones pegajosas y de un olor fétido característico que provienen generalmente del tracto digestivo superior
d. Vómito de sangre o coágulos procedentes de la parte alta del tubo digestivo

200. Ante una víctima de un incendio, primera medida a adoptar:

a. Apartar y/o proteger a la víctima de la agresión térmica
b. Realizar una meticulosa exploración física
c. Iniciar el aporte de líquidos
d. Asegurar la vía aérea

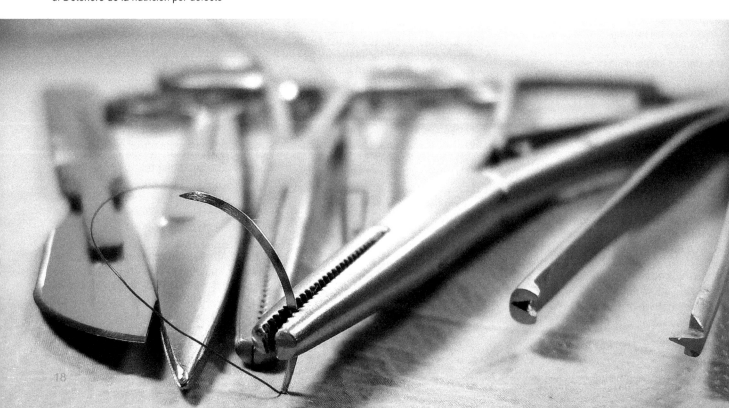

201. Para realizar cuidados que precisan medidas de asepsia nos colocaremos en primer lugar:

a. La mascarilla facial   b. La bata
c. Los guantes   d. El gorro quirúrgico

202. En la epilepsia, se entiende por aura:

a. La imagen que se visualiza al realizar un TAC
b. Las complicaciones a causa de las infecciones propias de la infancia
c. Sensación premonitoria de la inminencia de un ataque epiléptico
d. Predisposición genética del origen de la crisis

203. Si 600 cc. de levulosa al 5% tienen que pasar en cuatro horas. ¿Cuántas gotas tienen que pasar en un minuto?

a. 25   b. 50   c. 20   d. 60

204. Analgésico de elección para la artritis reumatoide:

a. Fosfato de codeína
b. Paracetamol
c. Clorhidrato de propoxifeno
d. Acido acetilsalicílico

205. A una embarazada mayor de 35 años se le realizaría una amniocentesis:

a. En la semana 14 de gestación
b. A partir de la 8 semana de gestación
c. De la 8 a la 10 semana de gestación
d. Ninguna respuesta es correcta

206. Problema de desarrollo que aparece con más frecuencia en la etapa escolar:

a. Obesidad   b. Delgadez
c. Talla baja   d. A y C son correctas

207. Las medidas de aislamiento para prevenir o disminuir el riesgo de transmisión de enfermedades por inhalación de gotitas con un tamaño menor o igual a 5µ se aplican en pacientes con diagnóstico presuntivo o confirmado de:

a. Meningitis por meningococo, varicela, tuberculosis pulmonar y herpes zoster
b. Estrectococo grupo A, parvovirus B19, sarampión y varicela
c. Sarampión, varicela, tuberculosis pulmonar y herpes zoster diseminado
d. Meningitis, tuberculosis pulmonar, neumonías y paperas

208. Disuria es la dificultad para orinar, ¿por qué es producida?

a. Por la debilidad del mecanismo esfinteriano
b. Irritación vesical
c. Enfermedad neurógena
d. Está ocasionada por un obstáculo cervical, prostático o uretral

209. Anciana diabética atendida en domicilio con criterios de alta complejidad. Sus hijas no viven con ella y asumen los cuidados de manera rotatoria. La enfermera identifica un diagnóstico de 'Afrontamiento familiar comprometido', ¿Qué criterio de resultado NOC nos plantearíamos?

a. Apoyo al cuidador
b. Ayuda con los autocuidados: transferencia
c. Rendimiento del cuidador principal: cuidados directos
d. Fomentar la implicación familiar

210. Cualquier característica del trabajo que puede tener una influencia significativa en la generación de riesgos para la seguridad y salud:

a. Peligro
b. Riesgo laboral
c. Condición de Trabajo
d. Evaluación de Riesgos

211. Estilos de liderazgo más comúnmente señalados en la literatura:

a. Democrático, Auténtico y Despótico
b. Transferenciante y contratransferenciante
c. Punitivo y perdonador
d. Autoritario, Democrático y Laissez faire

212. Tos acompañada de vómito:

a. bitonal   b. emetizante
c. coqueluchoide   d. seca

213. Según la OMS, la acción preventiva se establece a:

a. Varios niveles
b. Tres niveles
c. Cinco niveles
d. Depende de la patología que se estudia

214. Gestante de 20 semanas con factor Rh negativo. En qué momento del embarazo y el postparto le administrarán la gammaglobulina anti-D: Una dosis en la semana 28 de gestación y otra dentro de las...

a. 72 horas posteriores al nacimiento del recién nacido si su factor Rh es positivo
b. 48 horas posteriores al nacimiento del recién nacido si su factor Rh es positivo
c. 24 horas posteriores al nacimiento del recién nacido si su factor Rh es positivo
d. 12 horas posteriores al nacimiento del recién nacido si su factor Rh es positivo

215. "Conjunto mínimo de datos de los informes clínicos en el Sistema Nacional de Salud", los datos tienen carácter «conjunto mínimo» (CM) cuando su presencia es obligada en cualquier modelo de informe definido por cualquier servicio de salud. Son de carácter «recomendable» (R) cuan- do su presencia o no en los informes, queda a criterio de cada comunidad autónoma. Cuál de los siguientes datos es de carácter recomendable (R) en el Conjunto de Datos del Informe de Cuidados de Enfermería

a. Información complementaria/Observaciones
b. Protocolos asistenciales en los que está incluido
c. Valoración activa
d. Motivo de Alta/Derivación Enfermera

216. Estudio epidemiológico descriptivo adecuado para estimar la prevalencia de una enfermedad en una población:

a. Cohortes   b. Transversales
c. Encuestas de salud   d. Longitudinales

217. Normalmente la fecundación se produce en:

a. Ovario   b. Trompa de Falopio
c. Cuerpo del útero   d. Cuello del útero

218. Con el procedimiento de irrigación vesical NO se pretende conseguir:

a. Eliminar la estenosis uretral
b. Disminuir la formación de coágulos
c. Prevenir la infección
d. Conservar la permeabilidad del drenaje urinario

219. Entre las teorías biologistas que explican la etiología de la enfermedad mental está el modelo:

a. cognitivo   b. conductual
c. de tensión   d. neurocognitivo

220. Respecto a la leche materna:

a. Tiene mayor cantidad de lactosa que la leche de vaca
b. La caseína de la leche materna es similar a la leche de vaca
c. El estado nutricional de la madre no influye en la cantidad de lípidos de la leche materna
d. B y C son correctas

221. Conjunto mínimo de datos de los informes clínicos en el Sistema Nacional de Salud. En lo que respecta al Informe de Cuidados de Enfermería y el registro de la valoración activa por la que se está tratando a una persona:

a. La valoración tiene que seguir la estructura de los Patrones Funcionales de Gordon
b. La valoración tiene que seguir la estructura de los Requisitos de Autocuidado Universales de Orem
c. La valoración tiene que seguir la estructura de las Necesidades Básicas de Henderson
d. La valoración registrada no está obligada a seguir una estructura predeterminada, pero debe indicar el modelo de referencia utilizado y los resultados destacables obtenidos

222. Para evitar un bloqueo neuromuscular, la administración del antibiótico aminoglucósido gentamicina debe realizarse

a. En bolo rápido

b. En perfusión intravenosa durante un periodo de 30-60 minutos

c. En perfusión intravenosa entre 5 y 10 minutos

d. En inyección intravenosa lenta administrada entre 1 y 5 minutos

223. En relación a la escala de Glasgow: señale la INCORRECTA:

a. Es una escala heteroadministrada que consta de 3 ítems

b. Se valora la respuesta verbal, la respuesta de apertura ocular y la mejor respuesta motora

c. Una puntuación 15 ó más indica coma profundo

d. Una puntuación de 9-12 puntos, indica coma moderado

224. El diagnóstico de enfermería 'Motilidad gastrointestinal disfuncional (00196)' tiene una serie de características definitorias. Señale cuál NO:

a. Dolor abdominal

b. Presencia de ventosidades

c. Diarrea

d. Vómitos

225. En la lactancia materna, es signo de técnica inadecuada:

a. Cuando hay más areola visible por encima del labio superior del niño que por debajo de su labio inferior

b. Cuando la barbilla del niño toca el pecho y sus labios están hacia afuera

c. Presionar el pecho con los dedos haciendo 'la pinza'

d. Cuando el niño introduce en su boca tanto pecho como es posible

226. Hemorragia digestiva que sale al exterior mediante el vómito:

a. Hematemesis

b. Hemoptisis

c. En escopetazo

d. Ninguna de las tres

227. ¿Qué cuestionario utilizarías para valorar el funcionamiento familiar?

a. Apgar Familiar

b. Cuestionario de MOS

c. Cuestionario de Duke-UNC

d. Escala de Reajuste Social

228. ¿Qué indica una reacción de 7 mm de diámetro en un test de tuberculina que se ha leído a las 110 horas de la inoculación?

a. Reacción significativa

b. Reacción dudosa

c. Reacción positiva

d. Que se ha hecho mal la lectura

229. En relación al cuestionario de APGAR familiar, es INCORRECTO:

a. Es un cuestionario que puede ser autoadministrado, o heteroadministrado

b. Consta de 5 items tipo likert

c. Se utiliza para valorar el entorno familiar de las personas mayores de 65 años

d. El punto de corte de 7 - 10 puntos se interpreta como Normofuncional

230. Los laxantes, según su mecanismo de acción, se pueden clasificar en:

a. Orales o tópicos

b. Purgantes o reguladores

c. Detergentes u osmóticos

d. Reguladores, detergentes, osmóticos o purgantes

231. La malnutrición o deshidratación en un anciano es un indicador de maltrato tipo:

a. Negligencia activa   b. Negligencia pasiva

c. Abuso sexual   d. Maltrato físico

232. En la clasificación de las drogas de Nahas, el tabaco pertenece a los:

a. Psicoestimulantes mayores

b. Depresores del Sistema Nervioso Central

c. Solventes

d. Psicoestimulantes menores

233. El Índice de Barthel:

a. A menor puntuación, más dependencia

b. A mayor puntuación, más dependencia

c. Sirve para valorar la autonomía para las actividades instrumentales de la vida diaria

d. Solo se puede administrar a población anciana

234. Se presenta en atención continuada un paciente con SIDA con problemas bucales, la enfermera planificará las siguientes actividades, cuál es INCORRECTA:

a. Valorar la boca del paciente para detectar signos y síntomas de Muguet, lesiones o hemorragias

b. Recomendar la aplicación de lubricante para los labios

c. Recomendar enjuagues comerciales con glicerina de limón y caramelos de menta

d. Para los cuidados bucales, después de las comidas, cepillo de dientes blando y agua oxigenada diluida

235. En relación con la técnica para la cateterización de la vena subclavia en la UCI, señale la INCORRECTA:

a. Paciente en Decúbito supino y ligero Anti-Trendelemburg (15º)

b. Las extremidad superior del lado a puncionar extendida junto al tronco, en supinación con una ligera tracción

c. Valorar bajar la PEEP (Presión espiratoria positiva final), si el paciente recibe ventilación mecánica, en el momento de la punción

d. Si el paciente colabora, pedirle que mantenga una espiración prolongada

236. La población a atender en cada Zona de Salud podrá oscilar entre:

a. 5.000 y 25.000 habitantes tanto en el medio rural como en el medio urbano

b. 1.500 y 15.000 habitantes en el medio rural y entre 5.000 y 25.000 en el medio urbano

c. 2500 y 5.000 en el medio rural y entre 5.000 y 15.000 en el medio urbano

d. Todas son falsas

237. ¿A partir de qué resolución del Consejo General de Enfermería queda plasmado el Código Deontológico de la Enfermería Española?

a. n.º 32/69   b. n.º 32/79

c. n.º 32/89   d. n.º 32/99

238. Entre las recomendaciones sobre la práctica de ejercicio físico en una persona adulta sana NO se encuentra una de las siguientes

a. Realizar 150 minutos a la semana de ejercicio anaeróbico vigoroso

b. Realizar, al menos 2 días a la semana, actividades de fortalecimiento muscular y actividades para mejorar la flexibilidad

c. Reducir los periodos sedentarios prolongados de más de 2 horas seguidas, realizando descansos activos cada una o dos horas

d. Fomentar el transporte activo (caminar, bici)

239. ¿Cuál de los siguientes dispositivos intrauterinos (DIU), en condiciones de uso óptimo, tiene una eficacia anticonceptiva durante el primer año similar a la esterilización?

a. DIU inerte

b. DIU de cobre

c. DIU liberador de progesterona

d. DIU sin marco

240. Miedo a estar solo/a en grandes espacios abiertos o donde sea difícil escapar o conseguir ayuda:

a. Manía fóbica

b. Agorafobia

c. Síndrome de estrés público

d. Trastorno obsesivo-compulsivo

241. La definición 'Aporte de nutrientes que excede las necesidades metabólicas', corresponde con el Diagnóstico Enfermero (Nanda)

a. Riesgo de desequilibrio nutricional por exceso

b. Desequilibrio Nutricional por exceso

c. Desequilibrio Nutricional por defecto

d. Disposición para mejorar la Nutrición

242. Para cuantificar la capacidad funcional en el anciano:

a. Indice de Katz

b. Escala de Barthel

c. Escala de incapacidad física de Cruz Roja

d. Todas son correctas

243. La valoración neurológica puede incluir pruebas complejas y de elaborada realización, pero también hay formas básicas que se emplean en situaciones de emergencia. Una de las más utilizadas es el modelo ALEC:

a. Alerta, Letárgico, Estuporoso, Comatoso
b. (H)Abla, Lee, Escucha, Come
c. Apertura, Lectura, Escucha, Cerrado
d. Atiende, Lee, Estructura, Comprende

244. En la consulta programada:

a. Los pacientes requieren intervenciones educativas programadas y orientadas al autocuidado
b. El mensaje educativo debe ser breve y relacionado solamente con el motivo de la consulta
c. Las consultas por cuadros agudos requieren mensajes educativos relacionados con el proceso
d. La consulta programada suele destinarse a control de pacientes agudos que requieren un proceso educativo gradual

245. En pacientes con sonda vesical los lavados vesicales sirven para:

a. aliviar la inflamación y el dolor de la pared vesical
b. Reducir la formación de coágulos
c. Mantener permeable el drenaje urinario
d. Todas las respuestas son correctas

246. Mediante punción en el talón al recién nacido en las primeras 48 h. de vida se suelen determinar las siguientes enfermedades, EXCEPTO:

a. Fenilcetonuria
b. Hipotiroidismo congénito
c. Diabetes
d. Hiperfenilalaninemias

247. Respecto a la atención domiciliaria:

a. Se debe asegurar la coordinación entre los servicios sociales y sanitarios
b. La familia no debe intervenir en el cuidado del paciente
c. Se deben considerar las necesidades del paciente aisladamente
d. Se realiza exclusivamente a ancianos

248. Cuando se va a efectuar un examen o exploración rectal, la enfermera deberá colocar al paciente en posición:

a. Genu-pectoral   b. Sims
c. Trendelemburg   d. Fowler

249. Definió dolor total

a. Saunders   b. Kraass
c. Lawton   d. Douglas

250. Cuál de los siguientes apósitos húmedos NO aplicarías sobre una herida seca:

a. lámina de hidrogel   b. alginato
c. espuma hidrofílica   d. espuma hidrofóbica

251. La lactancia materna está contraindicada en los hijos de madres con:

a. Hepatitis A
b. Rubeola
c. Citomegalovirus
d. Virus de la leucemia de células T (HTLV-I o II)

252. Se denomina efecto secundario de un fármaco:

a. Al efecto producido con dosis habituales de medicamento, pero que no se desea en un determinado momento
b. Al efecto no deseado del medicamento, pero que es consecuencia de su acción farmacológica
c. A cualquier efecto tóxico o perjudicial que resulte de la acción de un fármaco a las dosis habituales y en la indicación correcta
d. Ninguna es correcta

253. Tras realizar un punción de médula ósea a un paciente tendremos especial cuidado en:

a. Controlar la Ta
b. Controlar la temperatura
c. Aliviar el dolor.

254. Para evaluar el grado de hipoxemia en un paciente con sobredosis de heroína:

a. Debe aplicarse inmediatamente oxigenoterapia y practicar controles gasométricos
b. Debe vigilarse es estado de las pupilas
c. Debe controlarse la percusión de líquidos
d. Debe controlarse regularmente la fijación del tubo endotraqueal

255. El personal de enfermería entrenado puede aplicar los test que se utilizan para detectar el deterioro cognitivo. Para valorar la función cognitiva se aplica uno de los instrumentos más conocidos e investigados:

a. Escala geriátrica de Yesavage
b. Mini-Mental Status Examination (MMSE)
c. Test del informador (TIN)
d. Escala de Blessed

256. Dos son las causas principales de las hemorragias durante el tercer trimestre de embarazo

a. Placenta previa – desprendimiento prematuro de la placenta
b. Aborto y placenta previa
c. Embarazo ectópico y mola hidatiforme
d. Aborto y embarazo ectópico

257. ¿Cuántos balones tiene la sonda de Sengstaken-Blakemore?

a. una   b. dos   c. tres   d. cuatro

258. ¿Es el páncreas una glándula de secreción?

a. Sí. Mixta (endocrina y exocrina)
b. Sí. Exocrina
c. No es glándula secretora
d. Sí. Endocrina

259. Un niño con intolerancia al gluten nos pregunta qué chucherías puede comer:

a. Snacks   b. Chocolates
c. Palomitas de maíz   d. Caramelos

260. En caso de tener que administrar suero fisiológico optaría por:

a. glucosalino   b. salino hipertónico
c. salino isotónico   d. salino hipotónico

261. Principal órgano de transformación de los medicamentos:

a. El riñón   b. El páncreas
c. El cerebro   d. El hígado

262. Felipe, que habitualmente acude a su consulta en el centro de salud, presenta actualmente un brote psicótico en el que el deseo de ingerir agua está condicionado por su ideación delirante de perjuicio, dando lugar a conductas de evitación. Indique, de acuerdo con el modelo de Dorothea Orem, qué elemento está disminuido para que se produzca un déficit en el requisito de mantenimiento de un aporte suficiente de agua

a. Demanda de Autocuidado Terapéutico
b. Agencia de Autocuidado
c. Factores Básicos Condicionantes
d. Capacidad de Cuidado Dependiente

263. 'Validez' es el grado en que un instrumento de medida...

a. ... es sensible a los cambios
b. ... mide la variable que pretende medir
c. ... produce resultados consistentes
d. ... es estable en sus mediciones

264. Coeficiente de renovación o índice de envejecimiento:

a. Es la razón entre la población anciana (mayores de 80 años) y la población infantil (de 0-15años)
b. Es la razón entre la población anciana (mayores de 80 años) y la población juvenil (16-25 años)
c. La razón entre el numero de personas de edad avanzada (>65) y la población infantil (de 0-15años)
d. Es igual que el coeficiente de ancianidad

265. Un paciente inmovilizado permanece mucho tiempo en posición de decúbito prono. Es más probable que aparezcan úlceras por presión en:

a. Rodilla   b. Sacro
c. Occipucio   d. Talón

266. En relación a las etapas del ciclo vital de la familia, a cuál de las siguientes corresponde la adquisición de autonomía e independencia de los hijos, con la consiguiente flexibilización de límites, otorgando mayores grados de libertad donde es primordial una comunicación abierta

a. Familia con hijos en edad escolar
b. Familia con hijos adolescentes
c. Formación de la pareja
d. Familia con hijos independientes

267. ¿Para qué se utiliza una 'Férula'?

a. Para aspirar exudados
b. Para inmovilizar
c. Para realizar cambios posturales
d. Para realizar fisioterapia respiratoria

268. Se considera que un paciente presenta acidosis respiratoria cuando se produce:

a. Un descenso del pH(<7,35) con aumento de la pCO2
b. Un aumento del pH(>7,45) con aumento de la pCO2
c. Un descenso del pH(<7,35) con descenso de la pCO2
d. Un aumento del pH(<7,35) con descenso de la pCO2

269. Respecto a la teoría de Herzberg sobre los factores que explican la conducta de los trabajadores. Cuál es un factor de tipo motivacional:

a. Salario   b. Categoría
c. Progreso   d. Seguridad laboral

270. Entre las manifestaciones clínicas de la diabetes se encuentra:

a. Oliguria
b. Polidipsia
c. Buena hidratación de la piel
d. Pérdida de apetito

271. Las fases de la relación enfermera-paciente son las siguientes: Fase de Orientación, Fase de Identificación, Fase de Aprovechamiento y Fase de Resolución. Estas fases o etapas forman parte de

a. Teoría de las Transiciones
b. Filosofía y Teoría del Cuidado Transpersonal
c. Modelo de Relaciones Interpersonales
d. Filosofía de la Asistencia

272. Las modalidades de atención de enfermería en los equipos de salud de atención primaria son:

a. Trabajo en la comunidad y visita domiciliaria
b. Consulta de enfermería y participación en los servicios comunes
c. Ambas son ciertas
d. Ninguna lo es

273. Paciente del grupo sanguíneo 'O' que precisa transfusión, en ausencia de dicho tipo cuál sería la segunda opción:

a. Grupo A   b. Grupo B
c. Grupo AB   d. Ninguna

274. Entre las 24 y 36 horas después de producirse el pico de máxima liberación de la hormona LH se desencadena:

a. La menstruación
b. La maduración del folículo De Graaf
c. La ovulación
d. La ovogénesis
e. La formación del folículo primordial

275. Durante la hemodiálisis pueden surgir una serie de complicaciones como; señale la INCORRECTA:

a. Fiebre
b. Ritmos cardiacos anormales
c. Hipertensión arterial
d. Émbolos de aire

276. Cuál de los siguientes fármacos opioides NO se considera un agonista puro:

a. Morfina   b. Tramadol
c. Fentanilo   d. Pentazocina

277. NO es propio de una persona madura:

a. Obtener satisfacciones cotidianas
b. Buscar el equilibrio emocional
c. Autoconocerse
d. Autocastigarse

278. Con respecto a la hemoglobina glicosilada:

a. Informa sobre la media glucemica en las 8-12 semanas anteriores
b. Debe realizarse una determinación cada 3-4 meses en diabéticos tipo1 y diabéticos tipo2 con mal control
c. Debe realizarse una determinación cada 6 meses en diabéticos tipo 2 controlados
d. b y c son correctas

279. Hormona que facilita la eliminación de sodio por los riñones:

a. Aldosterona
b. Péptido natriurético atrial (ANP)
c. Vasopresina (hormona antidiurética, ADH)
d. Angiotensina II

280. En relación a las situaciones de cuidados paliativos. Alfonso, enfermero de 44 años, es hijo de Antonio que se encuentra en situación terminal. Alfonso conoce la delicada situación de su padre y anticipa su perdida en un periodo de 'como mucho un mes o mes y medio'. Él manifiesta que todo esto le está produciendo una alteración en el nivel de actividad habitual, cambios en el patrón de sueño, sufrimiento, pero que también siente que está manteniendo una conexión con su padre aún más fuerte que antes y que le está ayudando a crecer personalmente. Etiqueta diagnóstica presente en el caso:

a. Ansiedad ante la muerte
b. Duelo
c. Riesgo de duelo complicado
d. Duelo complicado

281. Con qué cuestionario se valora el riesgo de cansancio del cuidador:

a. Icub 97
b. Zarit
c. Escala Gijón
d. Ninguna de las anteriores

282. Glándulas sebáceas de la areola mamaria que se hacen más prominentes durante el embarazo:

a. Acinos   b. Tubérculos de Montgomery
c. Mamilas   d. Células de Boll

283. El patrón de eliminación está alterado en los pacientes diagnosticados de cáncer de colon. Señale la FALSA:

a. Puede referir también rectorragias y sensación de recto ocupado
b. El paciente mantiene un ritmo intestinal normal
c. Suele tener disminuido el calibre de las heces (forma de lápiz o cinta)
d. El paciente refiere cambios en el ritmo deposicional, alternando periodos de diarrea y estreñimiento

284. Manifestación clínica propia del hipotiroidismo:

a. Intolerancia al calor   b. Bradicardia
c. Pérdida de peso   d. Diarrea

285. En los cuidados de enfermería a pacientes con ostomías, NO es correcto:

a. Deben evitarse compuestos químicos en la limpieza del estoma
b. Para limpiar y secar la piel circundante, hay que frotar
c. La bolsa debe cambiarse cada vez que sea necesario,sin abusar,ya que la piel sufre en cada cambio
d. El secado de la misma debe ser cuidadoso y estricto

286. En relación a la rubeola y al embarazo, señale la INCORRECTA:

a. El riesgo de anomalías congénitas es muy elevado cuando la infección ocurre en las primeras semanas de la gestación
b. Las lesiones fetales más frecuentes que se producen constituyen la llamada 'triada de Gregg'
c. El diagnóstico de la inmunidad materna se realiza mediante la determinación serológica de anticuerpos IgG
d. Debido a su gran potencial teratógeno, a las mujeres no inmunizadas se les administrará la vacuna durante la gestación

287. Cuál NO es consecuencia fisiopatológica del climaterio:

a. Sequedad vaginal
b. Osteoporosis
c. Irregularidad menstrual
d. Mayor frecuencia de cardiopatías

288. Los sistemas de información:

a. Facilitan el trabajo y las metas de la organización sanitaria
b. Facilitan las actividades de planificación y vigilancia epidemiológica
c. Orientan en la de toma de decisiones ante un problema de salud
d. A y B son ciertas

289. Definición de nódulo:

a. Cambio de color de una zona de la piel, plana y no palpable
b. Lesión circunscrita de la piel, elevada, redondeada, menor de un centímetro y llena de líquido seroso
c. Masa sólida elevada, con bordes circunscritos, de mayor tamaño y firmeza que una pápula
d. Masa sólida que se extiende profundamente hacia tejido subcutáneo y de tamaño mayor a dos centímetros

290. 'Minusvalía':

a. Restricciones o falta de habilidades para desarrollar una actividad productiva
b. Efecto producido por una patología determinada
c. Desventaja con la que cuenta un individuo para el desempeño del rol
d. Patología activa o estado de enfermedad

291. Evaluación metódica e independiente que se realiza para determinar si las actividades y los resultados de un proceso se ajustan a unas disposiciones previamente establecidas:

a. Guía de práctica clínica
b. Plan de cuidados
c. Protocolo asistencial
d. Auditoría de calidad

292. En la valoración por Patrones Funcionales de Marjory Gordon, la capacidad percibida para los autocuidados con un Nivel funcional de codificación III indica:

a. Requiere ayuda o supervisión de otra persona
b. Necesita el uso de un equipo o dispositivo
c. Completo autocuidado, es independiente
d. Requiere ayuda de otra persona (y equipo o dispositivo)

293. Factores psicosociales relacionados con el cáncer. Se ha comprobado que las personas mejoran sus probabilidades de supervivencia si

a. Inhiben la manifestación de emociones negativas
b. Aceptan pasivamente el diagnóstico
c. Aprenden a expresar sus emociones negativas
d. Presentan unas características de personalidad independiente y responsable

294. Atención sanitaria a pacientes politraumatizados, ¿a qué hace referencia 'La hora de oro'?

a. Al tiempo de traslado desde el lugar del accidente hasta el centro sanitario más próximo
b. Al traslado desde el lugar del accidente hasta el centro sanitario especializado en politraumatismos más próximo. Destacando la necesidad de realizarlo en este periodo máximo de tiempo
c. A un periodo de tiempo inmediatamente tras el accidente en el cual, una rápida intervención sanitaria, podría reducir significativamente las muertes y secuelas funcionales de los/as accidentados/as
d. A los 60 minutos previos al accidente, en los cuales, si el/la accidentado/a hubiese estado atento/a a las señales (cansancio, despistes…) podría haberlo evitado

295. La comprensión del ser humano como un ser global (bio-psico-social) implica:

a. La existencia de una relación de independencia entre las distintas partes
b. La existencia de una influencia mutuamente excluyentes entre las distintas partes
c. La existencia de una relación autónoma de las distintas partes
d. La existencia de una relación de dependencia entre las distintas partes

296. Sobre la malnutrición en el anciano, ¿Cuál NO es correcta?

a. Una albumina por debajo de 2,5 g/dl se considera señal de malnutrición grave
b. Las medidas antropométricas son signos tardíos de malnutrición y no identifican la malnutrición inicial
c. Una obtención de una puntuación de 16 puntos en el Mini Nutritional Assesmen test (MNA) completo es indicativa de riesgo de malnutrición
d. La albumina es el marcador bioquímico más utilizado para determinar el estado nutricional

297. Paciente portador de un marcapasos unicameral con electrodo situado en punta de ventrículo derecho y que carece de respuesta de frecuencia, hallándose programado a demanda a una frecuencia de 70 latidos por minuto, la palpación de la arteria radial demuestra una frecuencia cardíaca de 90 por minuto; ¿qué debe pensarse?

a. Que el marcapasos es disfuncionante
b. Que realmente el paciente no es portador del marcapasos descrito, sino de otro modelo
c. Que se ha producido un error en la determinación del pulso por palpación
d. Que la frecuencia cardíaca espontánea del paciente es superior a la frecuencia de descarga del marcapasos

298. En el test de Papanicolau, las muestras citológicas se deben recoger de:

a. La vulva, el cérvix y el interior de la cavidad uterina
b. Las paredes vaginales y el fondo uterino
c. El interior del cérvix, el orificio cervical externo y el saco vaginal posterior
d. El introito vaginal y el exocérvix
e. El endocervix y los sacos vaginales laterales

299. Qué prueba no está indicada a las dos semanas de inicio de tratamiento antirretroviral tras accidente biologico

a. Hemograma completo   b. GGT y GPT
c. Creatinina y Amilasa   d. Anti VIH

300. Sobre la Carta de Ottawa, es FALSO:

a. Dispone la equidad como requisito previo a la salud
b. La salud se contempla como objetivo de la vida
c. Entre sus acciones de promoción de la salud implica elaborar una política pública saludable
d. Dispone de tres estrategias: abogar, mediar y capacitar

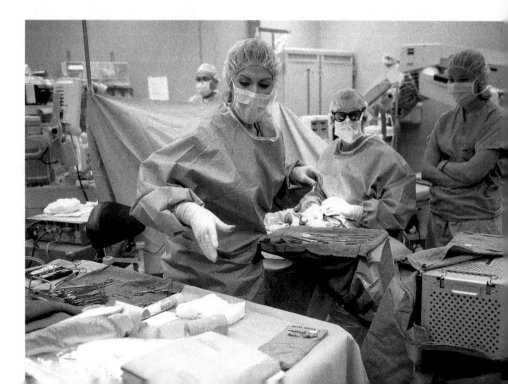

301. El músculo respiratorio más importante es:

a. El pectoral mayor
b. El dorsal ancho
c. El diafragma
d. Los intercostales

302. Con respecto a los certificados médicos de los pacientes o usuarios:

a. Tiene derecho a que se le faciliten los certificados acreditativos de su salud
b. No tiene derecho a que se le facilite
c. Cada Equipo de Atención Primaria determinará en el Reglamento de Régimen interno las clases de certificados que le facilitarán a los pacientes.

303. En el contexto de las dinámicas grupales, un factor que favorece la cohesión grupal es:

a. La forma de iniciar la dinámica grupal
b. La atmósfera grupal
c. La colaboración entre los miembros
d. El ambiente físico en el que se desarrolle la dinámica grupal

304. Sara, de 36 años, trabaja como profesora infantil. Ha sido diagnosticada de Diabetes Mellitus y es madre de una niña de 18 meses. Durante el proceso de atención usted la entrevista sobre aspectos como sus conocimientos sobre su cuidado, las habilidades desarrolladas para llevar a cabo acciones de cuidado y las motivaciones que van a hacer conseguir mantener los hábitos. Siguiendo el modelo de Orem, todo este conjunto de elementos son:

a. Agencia de Autocuidado
b. Factores Condicionantes Básicos
c. Demanda de Autocuidado Terapéutico
d. Requisitos de Autocuidado

305. Número de defunciones por una patología dividido entre el Número de enfermos por esa patología x 100:

a. Tasa de mortalidad específica por causas
b. Indice de mortalidad proporcional
c. Letalidad
d. Indice de Swaroop

306. Una persona con trastorno somatomorfo puede presentar alteraciones en la necesidad de comunicación. Entre sus manifestaciones de dependencia está:

a. Mutismo
b. Apraxia, parapraxia, tics
c. Teatralidad, seducción, exhibición
d. Estupor histérico, ausencia de conciencia con apariencia de asombro e indiferencia

307. Según la estrategia de promoción de la salud y prevención en el Sistema Nacional de Salud, ¿Cuál de las siguientes Recomendaciones sobre actividad física en población adulta, NO es correcta?

a. Realizar un mínimo de 150 minutos a la semana de actividad física moderada o un mínimo de 75 minutos a la semana de actividad vigorosa
b. Deben realizarse ejercicios de fuerza (potenciación muscular) de los grandes grupos musculares al menos dos días a la semana
c. Reducir los periodos sedentarios prolongados, realizando descansos activos cada tres o cuatro horas con sesiones cortas de estiramientos o dando un breve paseo
d. Con el fin de mantener la amplitud de movilidad articular, se recomienda realizar series de ejercicios de flexibilidad dos veces a la semana

308. Principios generales de los servicios para la atención de personas en situación de dependencia desde el ámbito sanitario:

a. Las prestaciones deben estar orientadas a la atención de las necesidades de un determinado grupo social
b. Debe priorizarse un enfoque preventivo de la dependencia basado en atención durante todo el ciclo de vida de las personas
c. Debe primar la institucionalización del usuario frente al mantenimiento del mismo en su entorno
d. La cartera de servicios debe ser una oferta completa que posibilite una atención con criterios diferentes según el ámbito geográfico

309. Estadística 'Inferencial' es la que:

a. comprende la organización, presentación y síntesis de datos de una manera científica
b. busca obtener conclusiones válidas para poblaciones a partir de los datos observados en muestras
c. intenta comparar los valores con los porcentajes concretos
d. permite una lectura rápida de datos concluyentes

310. En un paciente afectado de demencia algunos síntomas puede afectar la necesidad de comunicación, como:

a. Alexias, agrafias, mutismo
b. Rasgos arcaicos, Paresias
c. Reflejo de prensión, estereotipias
d. Logoclonia, ecolalia, disartria

311. El instrumental utilizado con este paciente se desinfectará. Pero ¿qué características debe reunir un buen desinfectante?

a. Espectro restringido y poco penetrante
b. Homogéneo, penetrante y alto poder germicida
c. No compatible con otros productos químicos, poder germicida bajo
d. Ninguna respuesta es correcta

312. En el sondaje vesical, qué catéter se utiliza para un uso a largo plazo (por ejemplo de 2 a 3 meses), debido a que provoca menos encostramiento en el meato uretral:

a. De plástico
b. De látex o goma
c. De silicona
d. De PVC

313. ¿Qué subprograma de Salud desarrollaría en un centro escolar para padres de alumnos?

a. Hipertensión
b. Caries dental
c. Accidentes domésticos
d. B y C son correctas

314. Drenaje en que se ejerce una fuerza externa para asegurar la salida de los líquidos que se encuentran acumulados. Esta fuerza puede realizarse de forma intermitente o bien mediante un sistema de aspiración continua. Se trata del Drenaje...

a. simple
b. paliativo
c. de succión
d. filiforme

315. A la consulta de enfermería de atención primaria acude una madre con su hijo de 5 años y comprobamos que el estado de vacunación es inadecuado. Para comenzar la inmunización de rescate acelerada tendremos en cuenta que:

a. Ante la duda, los potenciales efectos nocivos de una sobrevacunación siempre serán mayores que el padecimiento de una enfermedad evitable
b. No es recomendable seguir calendarios acelerados ni simultanear el máximo de antígenos compatibles, ya que reduciríamos la respuesta inmunitaria
c. Si la vacunación previa es conocida y documentada, será necesario reiniciar la pauta interrumpida, no siendo suficiente administrar las dosis pendientes
d. El objetivo es llegar a la vacunación correcta para su edad, o alcanzar, en cualquier caso, una cobertura suficiente en el menor tiempo posible, priorizando las enfermedades evitables de mayor riesgo para el niño en ese momento

316. En el Análisis de Situación 'DAFO' de la seguridad de pacientes:

a. La situación interna se compone de 2 factores no controlables: fortalezas y debilidades
b. La situación interna se compone de 2 factores controlables: oportunidades y amenazas
c. La situación externa se compone de 2 factores no controlables: fortalezas y debilidades
d. La situación externa se compone de 2 factores no controlables: oportunidades y amenazas

317. Respecto a los cuidados enfermeros en la Edad Media:

a. Pertenecen a la 'Etapa doméstica del cuidado', según la clasificación de Collière
b. Se interpreta el continuum salud-enfermedad como algo sobrenatural
c. Son unos cuidados eminentemente técnicos
d. Es destacable en esta época el desarrollo de la enfermería monástica

318. La IX Conferencia mundial sobre Promoción de Salud (Shanghai, 2016) incorporó como novedad una estrategia clave para promover la salud y el desarrollo sostenible:

a. Destacar determinados prerrequisitos para la salud, que incluyen la paz, adecuados recursos económicos y alimenticios, vivienda, un ecosistema estable y un uso sostenible de los recursos
b. La necesidad de promover el concepto de Atención Primaria en todos los países y su desarrollo
c. Un foro internacional de alcaldes que culmina con la adopción del Consenso sobre Ciudades Saludables
d. La participación como elemento esencial para sostener los esfuerzos en salud. Las personas tienen que ser el centro de la acción de la promoción de la salud, de los procesos y de la toma de decisiones

319. En la planta de maternidad se encuentra internada una parturienta que posee factor sanguíneo rh negativo. El factor rh paterno es desconocido. ¿qué debe averiguar en las primeras 72 horas post-parto?

a. Grupo y factor paterno
b. Hematocrito y coombs directo del recién nacido
c. Grupo y factor del recién nacido y coombs directo
d. Hematocrito materno y del recién nacido

320. Según la Ley de cohesión y calidad del sistema nacional de salud, el catálogo de prestaciones del sistema comprenderá las prestaciones correspondientes a:

a. Salud pública, atención primaria y atención especializada
b. Atención sociosanitaria, atención de urgencias y la prestación farmacéutica
c. Ortoprotésica, de productos dietéticos y de transporte sanitario
d. Todas las respuestas son correctas

321. Catéter de Hickman. Qué indicación NO es correcta:

a. Administración de quimioterapia
b. Administración de Nutrición Parenteral
c. Administración de Nutrición Enteral
d. Realizar Plasmaféresis obtener muestras de sangre

322. Entre los síntomas que pueden producir los barbitúricos que afecten a la necesidad de movilización está:

a. Agitación, intranquilidad y terrores nocturnos
b. Efecto miorelajante y disminución de la actividad motora
c. Calambres, dolores
d. Hiperactividad, excitabilidad motora

323. Entre los estudios epidemiológicos, cuando hablamos de estudios observacionales nos referimos a:

a. Estudios Comunitarios
b. Estudios de Campo
c. Estudios de Casos y Controles
d. Estudios Clínicos

324. En relación con los fármacos liposolubles, NO es correcto que:

a. Se absorben con facilidad por vía oral
b. Se acumulan en los compartimentos adiposos
c. Se suelen eliminar por vía renal
d. Tienen un tiempo de vida medio largo

325. Paciente que acaba de llegar del quirófano donde se le ha puesto una tracción esquelética de fémur. ¿Cuál de los siguientes cuidados de enfermería NO sería adecuado realizar en el postoperatorio inmediato?

a. Realice valoraciones neurovasculares con frecuencia
b. Evalúe el estado de la piel, además del cuidado específico de los clavos o agujas utilizadas en la tracción
c. Valore la posibilidad de la aparición de pseudoartrosis
d. Valore el dolor del paciente, pudiendo ser necesario la administración de analgésicos con más frecuencia

326. Paciente al que hemos colocado férula de escayola y ahora no debe apoyar el miembro inferior afectado. Se le indicará que utilice un bastón:

a. En la parte contraria a la extremidad afectada
b. En la misma de la extremidad afectada
c. Es indistinto
d. Todas son correctas

327. Al finalizar la alimentación enteral por sonda, la sonda nasogástrica se lavará con:

a. 200 ml de agua en adultos y no más de 100 ml en niños
b. 20-30 ml de agua en adultos y no más de 10ml en niños
c. al menos 500 ml de agua, tanto en adultos como en niños
d. 5ml de agua en adultos y en niños

328. Realizaremos un lavado gástrico:

a. En pacientes comatosos
b. En pacientes que han ingerido sustancias corrosivas
c. En el caso de haberse vaciado el contenido gástrico por un vómito espontáneo
d. Ninguna es correcta

329. Agricultor de 43 años recibe la descarga de un rayo lo que le provoca una fibrilación ventricular y paro cardíaco. Si estaba solo en el momento del accidente, ¿cómo puede saberse la causa de la muerte?

a. Puede observarse una contracción tónica del diafragma
b. Es frecuente observar espasmo laríngeo
c. Pueden encontrarse fracturas óseas
d. Es muy frecuente observar quemaduras cutáneas arborescentes que son patognomónicos

330. Acude a la consulta de enfermería una madre con un niño de 12 meses para la administración de la vacuna triple vírica. Ella cree que el niño tiene cierta intolerancia al huevo, ya que a veces después de comer presenta leves erupciones cutáneas que podrían estar relacionadas con esa ingesta:

a. Retrasar la vacunación hasta que el niño mejore la tolerancia al huevo
b. Administrar, de forma normal, la vacuna triple vírica
c. Solicitar pruebas de alergia cutáneas, y solo administraremos la vacuna en caso de un resultado negativo de las mismas
d. Informar a la madre de que actualmente la vacuna triple vírica no se cultiva en fibroblastos derivados del pollo pero que, aun así, se le solicitará una prueba de alergias cutáneas antes de la administración de la vacuna

331. ¿Cuándo se activa el Plan de Asistencia Compartida (PAC) en pacientes pluripatológicos con síntomas continuos?

a. Cuando hay menos de dos ingresos hospitalarios en el último año
b. Cuando hay más de dos consultas en urgencias hospitalarias en los últimos tres meses
c. Cuando hay fiebre y deshidratación
d. Cuando hay revisiones programadas en alguna especialidad del área médica

332. En relación a los drenajes

a. El drenaje de Penrose es un drenaje activo
b. La utilización del tubo de Kehr es común en cirugías de vías biliares
c. El drenaje Jackson Pratt únicamente permite evacuar sangre, no pudiendo evacuar aire
d. El sellado de agua en el drenaje torácico (Pleur-evac ®) facilita la entrada de aire exterior en el sistema durante la espiración

333. En los pacientes con problemas de audición, podemos encontrar los siguientes signos auditivos, EXCEPTO:

a. Enrojecimiento
b. Inflamación
c. Disminución de sensibilidad
d. Cerumen

334. En el Reglamento de organización y funcionamiento de los Equipos de Atención Primaria (EAP), una de las siguiente funciones no entra dentro de la Atención Directa:

a. Prestar asistencia sanitaria en consulta
b. Prestar asistencia domiciliaria
c. Trabajo en la comunidad
d. Asesorar e informar al Consejo de Salud de Zona

335. Un paciente con 70 años acude a la consulta refiriendo que hace 15 minutos le han tomado la tensión arterial en una farmacia y le han dicho que tenía 190/100 mmHg. El paciente no era hipertenso conocido:

a. Tal situación es perfectamente posible, ya que la hipertensión no complicada es casi siempre asintomática
b. No es posible, ya que con esta tensión estaría muerto
c. No es posible, ya que con esta tensión tendría una hemorragia cerebral y estará ingresado
d. A lo mejor la tiene alta, pero no tanto, ya que al menos le dolerá la cabeza

336. Paciente con intubación endotraqueal, la enfermera aplicará una serie de cuidados. Señale cuál NO:

a. Cambios posturales cada 2 horas para favorecer la salida de secreciones
b. Desinflar el balón cada 2-3 horas
c. Cambiar la posición del tubo en las comisuras de la boca para evitar úlceras por presión
d. En caso de que el tubo endotraqueal se salga, volver a introducirlo de forma inmediata para no interrumpir la función de ventilación

337. Puede ser causa de íleo paralítico:

a. Trombosis mesentérica
b. Manipulación de vísceras abdominales durante la intervención quirúrgica
c. Invaginación intestinal
d. Impactación fecal

338. Según el modelo médico de la salud:

a. Enfermedad es lo contrario a salud
b. La enfermedad aparece como consecuencia de la no adaptación del individuo al medio ambiente
c. Ambas son falsas

339. De los siguientes factores etiológicos de las caídas en el anciano, cuál es intrínseco:

a. Alteraciones de la función neuromuscular, la marcha y los reflejos posturales
b. Fármacos
c. Alteraciones visuales y auditivas
d. A y C son ciertas

340. Grupo de discusión:

a. Es una conversación grupal natural
b. Es un grupo de aprendizaje
c. Genera un espacio de opinión grupal
d. Es un equipo de trabajo

341. Para llevar a cabo una correcta observación es necesaria la:

a. Subjetividad
b. Participación
c. Implicación
d. Receptividad

342. Ante un estado de shock, qué procedimiento utilizaría para mantener la vía aérea permeable:

a. Maniobra frente-mentón, tracción mandibular
b. Cánula orofaríngea
c. Aspiración, extracción de órganos extraños
d. Todas son correctas

343. Valor del Potasio sérico normal:

a. 3,5 a 5 mEq / L
b. 2,5 a 4 mEq / L
c. 5,3 a 7.5 mEq / L
d. 7,5 a 9 mEq / L

344. De las reacciones alérgicas a medicamentos de tipo A, es característica:

a. No son predecibles
b. Normalmente son dosis dependiente
c. Tienen baja morbilidad
d. Tienen alta mortalidad

345. Cuando efectuamos la técnica del sondaje nasogástrico tendremos en cuenta:

a. Colocar al paciente en posición de Fowler alta
b. Lubricar bien el extremo de la sonda
c. Aspirar el contenido gástrico y auscultar una pequeña insuflación de aire, para verificar el correcto emplazamiento de la sonda
d. Las tres son correctas

346. La bulimia nerviosa es:

a. Una ingestión episódica controlable
b. Una ingestión crónica incontrolable
c. Una ingestión episódica incontrolable, compulsiva y rápida de grandes cantidades de alimentos en un breve periodo de tiempo y seguida de vómitos autoinducidos
d. Ninguna de las anteriores

347. La Planificación Estratégica es:

a. La planificación a largo plazo
b. La planificación a medio plazo
c. La planificación a corto plazo
d. La planificación sin plazos

348. El Síndrome Parkinsoniano Idiopático se caracteriza por:

a. Marcha steppage
b. Bradicinesia
c. Movimientos rápidos y abundantes
d. Temblor solo en movimiento

349. Acerca de los biomarcadores cardiacos (Torponina I, Torponina T, CK-Mb. es FALSO:

a. Solamante se encontrarán elevados cuando exista elevación del segmento ST en el electrocardiograma
b. Se encontrarán elevados en caso de infarto agudo de miocardio
c. Son determinaciones analíticas que ayudan a identificar situaciones de lesión miocárdica
d. En caso de angina inestable en general se encontrarán dentro de los límites normales

350. La Hemorragia Puerperal o Hemorragia Posparto es la pérdida de sangre, tras un parto normal, de más de:

a. 50 ml
b. 150 ml
c. 500 m
d. 450 ml

351. En la valoración familiar en situaciones de crisis, la enfermera puede identificar las características de las familias funcionales o disfuncionales. ¿Qué test puede ser de utilidad?

a. Cuestionario de MOS
b. Cuestionario de Duke-UNC
c. Apgar Familiar
d. Genograma familiar

352. En las habilidades para el razonamiento clínico 'formarse opiniones o deducir basándose en la interpretación lógica de los datos', se denomina

a. Puntos de vista
b. Conceptualizar
c. Inferir
d. Supuestos

353. La Educación para la Salud es un cambio, tanto en la actitud como en la aptitud de los Profesionales Sanitarios para alcanzar los objetivos básicos de promover:

a. El autocontrol y el autocuidado de los ciudadanos
b. Las conductas favorecedoras de Salud en general como competencia exclusiva de las Instituciones Sanitarias
c. El aumento de los conocimientos individuales de la población para que disminuyan la morbilidad y la mortalidad
d. La promoción de la Salud como algo exclusivo de la Comunidad

354. Kübler-Ross describe el duelo como el paso a través de varias fases:

a. Negación, ira, negociación, depresión y aceptación
b. Negación, introspección, refuerzo, aceptación y lucha
c. Dolor, negación, introspección y aceptación
d. Depresión, ira, introspección y reforzamiento

355. No es una posible complicación de la nutrición parenteral:

a. Hemotórax
b. Extravasación por incorrecta colocación
c. Neumonía por aspiración
d. Embolismo pulmonar

356. Antagonista indicado a administrar en una intoxicación por opiáceos:

a. Naloxona
b. Etanol
c. N-acetilcisteína
d. Anexate

357. Entre las recomendaciones que podemos dar para prevenir el cáncer:

a. Aumentar el consumo de vegetales frescos y fibra
b. Disminuir el consumo de vitamina A y C
c. Aumentar el consumo de alimentos ahumados o curados con nitrato
d. Aumentar el consumo de grasa en la dieta

358. Tratamiento antineoplásico que se instaura antes de la extirpación quirúrgica del tumor:

a. Quimioterapia neoadyuvante
b. Quimioterapia alternante
c. Quimioterapia coadyuvante
d. Ninguna es cierta

359. Es una característica definitoria del proceso de enfermería:

a. Es desorganizado
b. Es global
c. Es racional
d. Está centrado en la enfermedad

360. Recién nacido de 28 semanas. Observa que presenta taquicardia, piel grisácea, llanto difícil de calmar, dedos de las manos y piernas extendidas. Es característico ¿de qué diagnóstico de enfermería?

a. Apnea
b. Dolor crónico
c. Conducta desorganizada del lactante
d. Ansiedad

361. ¿Cuáles son los componentes y herramientas en el modelo de Valoración Familiar de Friedman?

a. Estadio de desarrollo familiar, estadio estructural, estadio funcional
b. La familia como sistema, la salud como centro de trabajo, el aprendizaje como proceso a través del que se adquieren conductas saludables
c. Fase de ajuste familiar, fase de adaptación
d. Identificación de la información, estadio de desarrollo familiar, datos del entorno, estructura familiar, funciones de la familia, afrontamiento familiar

362. Respecto a la toxoplasmosis y el embarazo:

a. Se puede producir transmisión placentaria al feto
b. Debe detectarse la tasa de anticuerpos al inicio de la gestación y, en su ausencia, efectuar vacunación con vacuna de virus muertos
c. La infección es menos grave pero más frecuente cuanto más joven es la gestante
d. En nuestro medio, la principal causa de contagio es la convivencia y el manejo de aves domésticas
e. El contagio ocurre intraparto, favorecido por la rotura de la bolsa amniótica

363. La posición recomendada en la Administración de un enema es la de:

a. Decúbito lateral derecho
b. Decúbito lateral izquierdo
c. Decúbito prono
d. Sims izquierda

364. Hombre de 75 años acude al servicio de urgencias por cuadro sincopal, con pérdida de conocimiento. A su llegada a urgencias, en la auscultación cardiaca se detecta bradicardia de 30-40 latidos /minuto, confirmándose, en el electrocardiograma (ECG) realizado, la existencia de un bloqueo auriculoventricular de tercer grado, con escape ventricular de 32 latidos/minuto. Fármaco indicado hasta la colocación de un marcapasos:

a. Atenolol
b. Propafenona
c. Atropina
d. Digoxina

365. ¿Cuál de los siguientes diagnósticos está recogido como diagnóstico enfermero en la taxonomía diagnóstica de la 'North American Nursing Diagnosis Association' (Nanda)?

a. Delirio
b. Demencia
c. Duelo disfuncional
d. Episodio depresivo

366. En el uso del anillo anticonceptivo vaginal durante una relación coital puede recomendarse:

a. El anillo no se puede retirar durante una relación coital
b. El anillo puede retirarse durante 6 horas
c. El anillo puede retirarse durante 4 horas
d. El anillo puede retirarse un máximo de 3 horas

367. Dónde está recomendada la canalización de un acceso intraóseo en un niño de 18 meses:

a. Cara medial de la tibia, 3 centímetros por encima del maléolo tibial interno
b. Superficie anteromedial de la tibia, 2-3 centímetros por debajo de la tuberosidad tibial
c. Cara medial de la tibia, 3 centímetros por encima del maléolo tibial externo
d. Superficie posteromedial de la tibia, 2-3 cm por debajo de la tuberosidad tibial

368. El diagnóstico de enfermería 'Riesgo de Caídas (00155)', tiene una serie de factores de riesgo fisiológicos entre los que se encuentra:

a. Habitación débilmente iluminada
b. Falta de material antideslizante en la bañera
c. Disminución de la fuerza en las extremidades inferiores
d. Entorno desordenado

369. El capítulo 8 del Código Deontológico de la Enfermería Española versa sobre:

a. Derecho de los/as enfermos/as
b. El personal de enfermería y el derecho del/de la niño/a a crecer en salud y dignidad, como obligación ética y responsabilidad social
c. La enfermería ante el derecho a una ancianidad más digna, saludable y feliz como contribución ética y social al desarrollo armonioso de la sociedad
d. Normas comunes

370. Soddy define la salud mental como:

a. 'Aportación de elementos para la reflexión en la medida que introduce variables de posibilidades a nivel individual'
b. 'Capacidad de adaptación de los seres humanos al mundo y a otros humanos con un máximo de eficacia y felicidad'
c. 'Sujeto sano que reacciona sin esfuerzo doloroso a la vida. Sus ambiciones quedan en el cuadro de las realizaciones posibles.'
d. 'Equilibrio dinámico de la personalidad y de la integración personal'

371. Durante el periodo postquirúrgico el paciente con una amputación debe ser instruido a que el miembro residual, transcurridas las primeras 24 horas no debe estar de forma habitual elevado porque

a. Esa posición reduce el desarrollo del dolor fantasma
b. El movimiento innecesario de la extremidad puede provocar dehiscencia de la herida
c. Puede promover la contractura en flexión
d. Esta posición promueve la formación de coágulos en el lugar de la incisión

372. Son factores predisponentes de padecer un melanoma maligno:

a. Piel clara, exposición al sol, antecedente familiar de melanoma, síndrome de nevo displásico y presencia de un nevo congénito gigante
b. Piel oscura, exposición al sol, antecedente familiar de melanoma, síndrome de nevo displásico
c. Piel clara, exposición al sol, no tener antecedentes familiares de melanoma, síndrome de nevo displásico y presencia de nevo congénito gigante
d. Baja exposición al sol, antecedente familiar de melanoma, síndrome de nevo displásico y presencia de un nevo congénito gigante

373. Para prevenir la infección de orina en el paciente con sonda vesical:

a. Limpiar con agua y jabón el meato urinario cada dos horas

b. Colocar bolsa colectora a un nivel más alto que la vejiga

c. Cambiar bolsa colectora cuando se llene

d. Todas son aconsejables

374. Cuando se aisla a un enfermo 'Inmunodeprimido', estamos haciendo:

a. Aislamiento entérico

b. Aislamiento de contacto

c. Aislamiento respiratorio

d. Aislamiento protector o inverso

375. La carta de Otawa precisa 5 estrategias que permiten actuar sobre los determinantes de salud. NO es una de ellas:

a. Establecer políticas saludables

b. Desarrollar las aptitudes y los recursos individuales

c. Reforzar la acción hospitalaria

d. Crear un entorno que favorezca la salud

376. Durante el proceso de intercambio en los capilares, la fuerza activa neta que atrae líquido del espacio intersticial de nuevo hacia los capilares es:

a. Gravedad

b. Presión osmótica del líquido intersticial

c. Presión osmótica coloidal del plasma

d. Presión sanguínea hidrostática

e. Presión hidrostática glomerular

377. Fármacos no clasificados farmacológicamente como analgésicos pero que se usan solos o asociados a fármacos de la escalera analgésica de la OMS para el control del dolor:

a. Antagonistas   b. Coadyuvantes

c. Nocebos   d. Secundarios

378. En las actuaciones de enfermería en el Alzheimer NO se intentará:

a. La estimulación sensorial

b. La validación del paciente

c. La orientación en la realidad

d. La recuperación de habilidades perdidas

379. Valora la dependencia de la nicotina

a. Test de Katz   b. Cuestionario Malt

c. Test de Fagerstrom   d. Test de Braden

380. Pérdida de volumen intravascular requerido para que produzca un shock hemorrágico:

a. Al menos una pérdida del 30% del volumen intravascular

b. Es suficiente con pérdida rápida de un 5% del volumen

c. Que la hipovolemia produzca gasto cardíaco elevado

d. Que la pérdida de volumen se deba a sobrecarga del 5%

381. Es base de toda alimentación equilibrada y saludable en un adulto?

a. Entre el 65-70% de la energía debe provenir de los glúcidos

b. Deben ingerir 0,8-1 gr/kg/día de proteínas

c. Los lípidos deben proporcionar 40-45% del TED

d. El colesterol alimentario no excederá de los 600 mg

382. Un oligoamnios:

a. Se determina por ecografía

b. Puede indicar post-madurez fetal si se produce al final de la gestación y es de pocas semanas de evolución

c. Puede ser fisiológico en las últimas semanas de gestación

d. Todas son correctas

383. En relación a los cuidados paliativos. NO es correcto:

a. Proporcionar alivio del dolor y otros síntomas

b. Consideran la muerte como un proceso normal

c. No pretenden acelerar ni retrasar la muerte

d. No ofrecen un sistema de apoyo para ayudar a los pacientes a vivir lo más activamente posible hasta la muerte

384. Las grasas saturadas tienen en su estructura:

a. Colesterol

b. Alcoholes saturados

c. Ácidos grasos sin dobles enlaces

d. Minerales

385. Mujer de grupo sanguíneo A Rh negativo que ha sido madre de dos mellizos uno de ellos 0 Rh positivo y el otro A Rh negativo. ¿Qué dosis de gammaglobulina anti-D debe administrarle teniendo en cuenta que no recibió dosis profiláctica entre las semanas 28 y 30 de gestación?

a. 900 microgramos   b. 800 microgramos

c. 600 microgramos   d. 300 microgramos

386. En una insuficiencia respiratoria aguda en un niño enfermo:

a. Los valores de sangre arterial de la presión parcial de oxígeno se encuentran por debajo de 60 mmHg

b. La presión parcial de CO2 es superior a 50 mmHg

c. La insuficiencia respiratoria es un trastorno del aparato respiratorio

d. Todas son correctas

387. El Sistema de Triaje de Manchester, Manchester Triage System o MTS, utiliza en muchos pacientes una serie de discriminaciones generales. De entre las expuestas, señale la INCORRECTA: (Nivel / Nombre / Color / Tiempo de atención)

a. 1 Emergencia Rojo 0

b. 2 Muy urgente naranja 10 minutos

c. 3 Urgente amarillo 60 minutos

d. 4 Poco urgente azul 120 minutos

388. Respiración excesivamente rápida y superficial:

a. Eupnea   b. Disnea

c. Hipopnea   d. Taquipnea

389. Estos dispositivos o materiales, son métodos de administración de oxígeno, EXCEPTO uno:

a. Gafas nasales

b. Sonda de Levin

c. Tienda de oxígeno

d. Mascarilla de oxígeno

390. Persona que está realizando una racionalización de los fracasos y niega los problemas mostrando una actitud de superioridad hacia otros:

a. Afrontamiento defensivo

b. Negación ineficaz

c. Afrontamiento inefectivo

d. Ansiedad ante la muerte

391. Debemos iniciar la cura de la herida en un paciente amputado...

a. A criterio médico

b. Solo a partir del 7º día

c. Si no hay infección, entre 3º y 5º día

d. A partir del primer día

392. Al realizar un electrocardiograma observará que el complejo QRS es predominantemente negativo en la derivación:

a. V1   b. AVF   c. V5   d. V6   e. DIII

393. Mujer de 73 años a la que se visita en casa de su hija, con la que vive habitualmente. En una nueva valoración del patrón de Actividad/Ejercicio, le cuenta que antes llegaba hasta el Centro de Salud, que está a medio kilómetro, pero que desde la última vez su visión ha empeorado, las calles están en obras y se encuentra con peor condición física. Su hija refiere que la anciana tiene miedo a caerse y que ahora camina peor. Le cuesta subir escaleras y rampas, pero que aún se maneja bien dentro de casa. Señale la etiqueta diagnóstica a la que corresponde el caso

a. Intolerancia a la actividad

b. Deterioro de la habilidad para la traslación

c. Deterioro de la bipedestación

d. Deterioro de la ambulación

394. Para evitar que se muerda la lengua un paciente oncológico terminal con crisis convulsivas:

a. Colocar al paciente una cánula orofaríngea

b. Reposo en cama con la cabecera elevada para realizar estimulación faríngea

c. Evitar el reflujo gastroesofágico y contemplar la posibilidad de poner una sonda nasogástrica

d. B y C son ciertas

395. NO es función y responsabilidad de la enfermera/o del Equipo de Atención Primaria:

a. Participar en la elaboración y consecución de los objetivos que se fije el Equipo, así como en su evaluación
b. Prestar cuidados de enfermería en el centro y a domicilio, sea de forma ordinaria o urgente
c. Participar en los trabajos de Educación para la Salud
d. Emitir informes de enfermedades agudas

396. Al enseñar la técnica de autoexploración mamaria a la mujer debemos comentar que si nota un pecho ligeramente más grande que otro:

a. Debe comunicarlo urgentemente al médico
b. No debe alarmarse, pueden ser desiguales, ligeramente mayor el derecho, debe continuar la técnica
c. No debe mirarse ni comparar los pechos
d. Debe dejar la técnica hasta pasados 3 meses

397. En la fase ovulatoria del ciclo:

a. Si se fecunda el óvulo, el revestimiento endometrial se desprende y comienza el sangrado menstrual
b. Si no se fecunda el óvulo, la producción de Progesterona aumenta
c. El óvulo no fecundado vive un máximo de 24 horas después de la ovulación, en el aparato reproductor femenino
d. Si se fecunda el óvulo, la producción de Progesterona se detiene

398. Para prevenir problemas o dificultades en la introducción de la alimentación complementaria en el niño hay que tener en cuenta que:

a. Se debe iniciar antes de los 4 meses
b. Conviene introducir varios alimentos a la vez
c. Los alimentos de cada grupo deben introducirse individualmente
d. En caso de lactantes con historia familiar de atopía, introducir a los 6 meses los alimentos potencialmente alergénicos (huevo, cacao, pescado...)

399. El síndrome de respuesta inflamatoria sistémica (SIRS) se caracteriza por los siguientes criterios clínicos, EXCEPTO uno de ellos, señálelo

a. Temperatura > 38ºC o < 36ºC
b. Bradicardia < 60 latidos por minuto
c. Taquipnea > 20 respiraciones por minuto (o pCO2 <32 mmHg)
d. Leucocitos >12.000 o <4.000 (o más del 10% de formas leucocitarias inmaduras en sangre)

400. En el aumento de la Presión Intracraneal (PIC) el signo más temprano que se manifiesta es:

a. Hipotensión ortostática
b. Dificultad respiratoria
c. Hipertensión arterial mantenida
d. Cambios en el estado de conciencia
e. Vómitos frecuentes

400

401. El ritmo cardíaco se genera normalmente con la estimulación eléctrica del:

a. Nódulo aurículo-ventricular
b. Haz aurículo-ventricular de Hiss
c. Fibras de Purkinje
d. Nódulo sino-auricular

402. Las intervenciones en Educación para la Salud se deben realizar en:

a. La familia
b. La escuela
c. Los servicios de salud
d. Esos tres ámbitos

403. La prueba de X^2(chi al cuadrado) tiene como finalidad:

a. Identificar la diferencia de las medias de dos grupos
b. Comprobar la diferencia de las puntuaciones de dos o más grupos
c. Comprobar que una correlación es diferente de cero
d. Comprobar la diferencia en las jerarquías de puntuaciones de dos grupos independientes

404. La dermatitis del pañal:

a. Afecta preferentemente a pliegues y zonas cóncavas
b. Es conveniente el uso profiláctico de cremas con corticoides suaves
c. El número de cambios de pañal NO tiene repercusión en el desarrollo de la dermatitis del pañal
d. La sobreinfección asociada más frecuente se produce por bacterias gram negativas

405. Entre los principios que informan la Ley de cohesión y calidad del sistema nacional de sanidad se encuentra:

a. el de colaboración entre los distintos servicios sanitarios públicos (excluidos los privados por lo tanto) en la prestación de servicios a los usuarios del Sistema Nacional de Salud
b. el aseguramiento universal y público por parte del Estado
c. el principio de eficiencia en los medios materiales y personales
d. Ninguno de los anteriores

406. En la medición y valoración del estrés que presenta un individuo

a. Pueden utilizarse medidas fisiológicas y bioquímicas que resultan más fiables que los autoinformes que realiza el propio individuo
b. Pueden utilizarse autoinformes que resultan más fiables que las medidas fisiológicas y bioquímicas
c. Los autoinformes y las medidas fisiológicas son igualmente fiables para determinar el grado de estrés de un individuo y predecir la probabilidad de aparición de enfermedades derivadas del mismo
d. Los autoinformes son más fiables para determinar el grado de estrés de un individuo y las medidas fisiológicas y bioquímicas para predecir la probabilidad de aparición de enfermedades derivadas del mismo

407. Principales signos en una intoxicación por cocaína:

a. Hipotensión, midriasis, bradicardia, convulsiones
b. Hipotensión, miosis puntiforme, bradicardia, hipotermia
c. Hipertensión, midriasis, diaforesis, hipertermia, taquicardia
d. Hipertensión, miosis, diaforesis, convulsiones

408. Fármaco NO indicado en el tratamiento del Asma Bronquial:

a. Fármacos bloqueantes alfa adrenérgicos
b. Fármacos estimulantes beta dos adrenérgicos de acción corta
c. Fármacos estimulantes beta dos adrenérgicos de acción larga
d. Glucocorticoides

409. NO se deberá realizar en un paciente crítico en decúbito prono:

a. Rotar la colocación de cabeza y los brazos periódicamente, colocando un brazo a un lado de la cabeza, hacia donde mire la cara, y el otro a lo largo del tronco
b. Colocar la cama en posición de trendelemburg para evitar el edema facial y ocular y facilitar la tolerancia a la dieta
c. Elevar los pies con almohadas de manera que la articulación del tobillo quede en un ángulo de 45º y los dedos de los pies libres de presión
d. Comprobar la correcta alineación de la columna y los miembros inferiores

410. Niña de 7 años diagnosticada desde hace 2 años de Diabetes Mellitus Tipo I. Hace 3 días comenzó clases de patinaje y tras ellas refiere cansancio, nerviosismo, temblores y cefalea. Al comentárselo a la enfermera del polideportivo la recomendación terapéutica sería

a. Que controle la glucemia antes, durante y después del ejercicio

b. Que deje el patinaje puesto que no sería bueno para el control de su enfermedad

c. Que tome carbohidratos simples antes del ejercicio

d. Que es normal sentirse así después de tanto deporte

---

411. Vamos a vacunar a un niño:

a. Zona de punción en el vasto interno en niños mayores de 18 meses con la musculatura desarrollada

b. Utilizar la zona de punción del deltoides en los neonatos

c. Si utilizamos el vasto interno y el deltoides el ángulo de pinchado será de 90 grados

d. Todas son ciertas

---

412. En pacientes con insomnio vinculado a inquietud y desorientación secundaria a déficit cognitivo, actitud apropiada en el patrón de sueño:

a. Es necesario imponer un patrón de sueño específico, en cualquier caso

b. Si el paciente duerme durante el día, pero también durante la noche, no es necesario imponer un patrón de sueño específico

c. No es necesario conseguir un patrón de sueño concreto en pacientes con déficit cognitivo. Con el tiempo, se autorregulará

d. Es preceptivo respetar sus momentos de sueño, independientemente de que estos se produzcan por el día

---

413. Qué documento permite que todos los profesionales puedan disponer de información relevante sobre los problemas de salud del paciente de forma sencilla y accesible y conocer las necesidades de la persona cuidadora:

a. Informe de enfermería al alta

b. Informe de continuidad de cuidados

c. Cuaderno de continuidad de cuidados

d. Documento interconsulta

---

414. Respecto a la realización de una toracocentesis, la enfermera deberá:

a. Informarle sobre la importancia de movilizarse durante el procedimiento

b. Comunicarle la sensación de presión que experimentará

c. Colocar al paciente en decúbito supino

d. Poner enema de limpieza

---

415. El formato PES hace referencia a:

a. La estructura de la valoración enfermera

b. El formato del diagnóstico enfermero

c. La medición de los resultados enfermeros

d. A la estructura de la entrevista enfermera

---

416. NO es un proceso de cribado o Screening en el adulto:

a. Medida de peso y talla a los 20 años

b. El cribado de Diabetes Mellitus se realizará cada 3 años, en individuos mayores de 45 años con cifras normales

c. Determinación de fenilcetonuria e hipotiroidismo congénito

d. Interrogatorio sobre consumo de tabaco cada 2 años

---

417. La tercera fase en el desarrollo del juego patológico se caracteriza por:

a. Ganancia, el jugador se considera un jugador excepcional

b. Desesperación, el jugador vive solo para jugar

c. Perdida, el jugador cada vez arriesga más dinero

d. No existen unas fases concretas

---

418. Cereal permitido en la dieta de un celiaco:

a. Avena

b. Cebada

c. Centeno

d. Arroz

---

419. Alba, mujer de 66 años de edad cuidadora principal de su marido desde hace 10 años. Su marido, Sebastián, hombre de 67 años con limitación de la movilidad y sensorial a consecuencia de un accidente de tráfico. En la historia clínica de Alba se informa que la semana pasada presentaba una puntuación de 46 en la escala de Zarit. Ante ello hay que tener en cuenta que:

a. Es la medida objetiva para diagnosticar el Cansancio de rol de cuidador

b. Es una medida subjetiva que orienta hacia el diagnóstico del Cansancio del rol de cuidador

c. Es el campo necesario para diagnosticar el Cansancio del rol de cuidador

d. Es una característica definitoria, pero no determinante para el diagnóstico del Cansancio del rol de cuidador

---

420. Según el modelo de salud comunitaria basado en activos, ¿cuál NO ES un elemento que determina qué es un activo en salud?

a. Aquellos que mejoren la capacidad de las personas, poblaciones e instituciones para mantener y sostener la salud y el bienestar

b. Aquellos que pueden actuar a nivel individual, familiar o comunitario como elementos protectores para contrarrestar situaciones de estrés

c. Aquellos factores que sean definidos por el profesional sanitario desde el centro de salud

d. Aquellos factores que implican un cambio en la mirada de las poblaciones e instituciones al contexto y se centran en aquello que mejora la salud

---

421. Niña de 8 años de edad con lesiones en las piernas. La madre comenta que ayer estuvieron en una antigua casa familiar en el campo para revisar la estructura de la misma y se quedaron a dormir, aunque los colchones eran viejos. Se observan en la niña pápulas eritematosas múltiples y agrupadas dispuestas en zigzag. No presenta sufusiones hemorrágicas. La primera sospecha de causa de dichas lesiones sería picaduras de:

a. chinches   b. tábanos

c. orugas   d. piojos

---

422. Paciente con deterioro cognitivo que al pasar la escala de deterioro global se encuentra en el estadio 4 (GDS 4), estamos ante un:

a. Déficit cognitivo leve

b. Déficit cognitivo moderado

c. Déficit cognitivo moderadamente grave

d. Ninguna de las anteriores

---

423. El sistema de SCORE es una tabla para el cálculo del riesgo cardiovascular ¿qué factores tiene en cuenta?

a. fumadores y no fumadores

b. mujeres y varones

c. colesterol total

d. Todas son ciertas

---

424. NO es un factor de riesgo a valorar en el protocolo de vigilancia sanitaria sobre el asma laboral:

a. Concentración   b. Edad

c. Tiempo de exposición   d. Hábito de fumar

---

425. Posible sobredosis de opiáceos:

a. Cuando aparecen trastornos de conducta y crisis convulsivas

b. Cuando aparecen miosis, depresión respiratoria y coma

c. Cuando aparecen euforia, HTA y taquicardia

d. Cuando aparecen paranoia y violencia

---

426. Una de las complicaciones más graves en los pacientes con Nutrición Enteral es la aspiración. ¿Qué medida es la adecuada para su prevención?

a. Utilizar solo alimentos a temperatura ambiente

b. Administrar solamente a pacientes portadores de Sonda Sengstakenblakemore

c. Colocar al paciente en posición SemiFowler

d. Colocar al paciente en posición Trendelemburg

---

427. Implica mayor riesgo de trastornos mentales en el varón:

a. Bajos ingresos económicos

b. Separación

c. Bajo nivel cultural

d. La crisis de los 40 años

428. Paciente que va a someterse a una intervención quirúrgica. Diagnóstico de enfermería más frecuente:

a. La posibilidad del dolor durante la intervención quirúrgica
b. Ansiedad/miedo relacionado con la intervención quirúrgica, anestesia, y resultados impredecibles
c. Eliminación de la anestesia
d. Duración de la intervención quirúrgica

429. Neumotórax espontáneo en mujeres mayores de 25 años durante las primeras 48 h. de la menstruación:

a. Neumotórax traumático
b. Neumotórax a tensión
c. Neumotórax catamenial
d. Neumotórax espontáneo secundario

430. En la complicación de la diabetes mellitus denominada descompensación hiperosmolar, presenta una importancia elevada el tratamiento con:

a. Fluidos intravenosos   b. Sodio
c. Potasio   d. Glucosa

431. La postura recomendada en el paciente para la administración de medicación por vía rectal es decúbito:

a. prono   b. supino
c. lateral izquierdo   d. lateral derecho

432. ¿Los servicios higiénicos, locales de descanso, locales de primeros auxilios y comedores se consideran lugares de trabajo según lo previsto en el R.D. 486/1997, de 14 de abril, por el que se establecen las disposiciones mínimas de seguridad y salud en los lugares de trabajo?

a. No
b. Sí
c. Siempre que estén situados cerca del lugar de trabajo
d. Siempre que cumplan las condiciones ambientales y disposiciones mínimas de seguridad e higiene

433. La Educación para la Salud pretende:

a. Ser un instrumento para la Epidemiología
b. Ayudar a desarrollar estilos de vida saludables
c. Ser una herramienta para medir la calidad de vida
d. Todas son correctas

434. El paralenguaje que observamos en el enfermo durante el desarrollo de una entrevista clínica es:

a. La postura corporal
b. Las características vocales del habla como son: tono, timbre, intensidad, velocidad del habla
c. Al contenido de la conversación
d. A los silencios

435. En relación al marco conceptual de los determinantes de las desigualdades sociales en salud, de la Comisión para reducir las Desigualdades en Salud en España, basado en Solar e Irwin y Navarro, es FALSO que

a. Las desigualdades sociales en salud son el resultado de la actuación de los llamados determinantes estructurales de las desigualdades y de los determinantes intermedios
b. La estructura social determina desigualdades en los factores intermedios, los cuales, a su vez determinan las desigualdades en salud
c. Los determinantes intermedios se componen del contexto socioeconómico y político
d. El sistema sanitario también juega un papel importante en la generación de las desigualdades de salud, ya que, incluso en aquellos lugares en los que la cobertura es universal y gratuita, las personas con menor nivel socioeconómico encuentran mayores barreras para el acceso

436. Presión que ejerce la contracción del ventrículo izquierdo, sobre las paredes de las arterias:

a. diastólica   b. asistólica
c. interventricular   d. sistólica

437. Entre los factores desencadenantes de la anorexia nerviosa están:

a. Los valores estéticos de la sociedad dominantes en nuestra cultura
b. La influencia genética del trastorno
c. Los antecedentes familiares de trastornos afectivos
d. La dieta como consecuencia de un sobrepeso vivido de forma insatisfactoria

438. Para garantizar la continuidad de los cuidados de los pacientes domiciliarios es necesario que se asegure la coordinación entre Atención primaria y Atención Especializada. Propuesta más adecuada:

a. Lo mejor es el intercambio personal
b. Un buen sistema de registro
c. Bastaría con una hoja de solicitud de atención
d. Un documento adecuado de coordinación, son los informes de enfermería, donde debe constar entre otros datos los cuidados que recibe el paciente. Los registros deben cumplimentarlos todos los implicados en la atención, pertenezcan a Atención primaria o especializada

439. Las cinco fases del proceso enfermero, en orden:

a. Valoración, planificación, diagnóstico, implementación y evaluación
b. Valoración, diagnóstico, planificación, ejecución y evaluación
c. Planificación, valoración, diagnóstico, implementación y evaluación
d. Planificación, valoración, implementación, diagnóstico y evaluación

440. Para la salud esquelética de las personas de edad avanzada, la enfermera puede recomendar:

a. Ingestión de cantidades altas de calcio
b. Dieta con alto contenido en fósforo
c. No hacer ejercicio por el riesgo de fracturas
d. Aumentar el consumo de cafeína y alcohol

441. Los cuidados de Enfermería a pacientes con desnutrición van encaminados fundamentalmente a:

a. Tomar alimentos con poca cantidad de agua y sal
b. Ir introduciendo los alimentos de una forma progresiva
c. Aumentar el consumo de proteínas en la alimentación
d. Todas son correctas

442. Conjunto de personas que viven en un mismo lugar y que están vinculadas por intereses comunes:

a. individuo   b. equipo de trabajo
c. comunidad   d. institución

443. El dolor crónico en el enfermo terminal puede ser:

a. Benigno o maligno
b. Agudo o crónico
c. Tonico o fasico
d. Ninguna es correcta

444. Pareja joven con hijo de 10 meses, que refieren falta de soporte familiar y de amigos, con historia de dilación en la toma de decisiones, falta de organización secuencial y expresión por parte de la madre de preocupación por las tareas que ha de realizar. Señale el diagnóstico de enfermería que esta mujer está mostrando

a. Planificación ineficaz de las actividades
b. Afrontamiento familiar incapacitante
c. Afrontamiento familiar comprometido
d. Cansancio del rol de cuidador

445. Qué entendemos por 'proxémica':

a. Las partes del cuerpo que se utilizan para tocar a otras personas
b. Ciencia que transmite los conceptos claves de la comunicación no verbal
c. Es la capacidad de modificar las interpretaciones de los gestos
d. Las distancias, medibles entre las personas mientras interactúan entre sí

446. Según la escala Emina, qué puntuación tendría un riesgo ALTO de sufrir ulceras por presión:

a. 5   b. 10   c. 0   d. 20

447. Procedimiento de enfermería aplicable a una mujer con diminorrea:

a. Aplicar frío en el abdomen
b. Aconsejar el aumento de la ingestión de alimentos ricos en calcio una semana antes del comienzo de la menstruación
c. Aplicar bicarbonato sódico en la piel
d. Poner una gasa de malla fina

448. Regla básica de la escucha activa:

a. Mostrar frecuentemente al entrevistado nuestra opinión

b. Controlar frecuentemente el tiempo transcurrido

c. Estar en silencio dejando expresarse al entrevistado

449. La declaración de Alma-Ata fue adoptada por aclamación por la Conferencia Internacional sobre Atención Primaria de Salud en:

a. 1978   b. 1979   c. 1976   d. 1986

450. Sara tiene una herida en la pierna izquierda. Desde ayer presenta un cuadro de dolor, induración, fiebre, edema y enrojecimiento de la zona, signos que se corresponden con:

a. Infección   b. Hemorragia

c. Dehiscencia   d. Ninguna de las tres

451. Suero administrable conjuntamente con una transfusión sanguínea:

a. Glucosado   b. Ringer Lactato

c. Fisiológico 0,9%   d. Glucosalino

452. Una vacuna es:

a. Suero animal o humano que contiene anticuerpos formados como resultado de una inmunización antibacteriana

b. Una toxina bacteriana tratada de tal forma que ha perdido su efecto tóxico conservando su poder antigénico

c. Una suspensión, emulsión de microbios patógenos vivos, atenuados o muertos

d. Anticuerpos extraídos de sueros animales previamente inmunizados contra la toxina bacteriana

453. El Apgar familiar...

a. ... permite valorar la percepción de la persona sobre el funcionamiento de su familia en un momento determinado

b. ... no permite medir la afectividad como elemento evaluador de la funcionalidad familiar

c. ... no permite medir la capacidad resolutiva como elemento evaluador de la funcionalidad familiar

d. ... no permite una aproximación para identificar conflictos en la familia

454. El consentimiento informado se prestará de forma verbal, como regla general, salvo en el supuesto siguiente que será por escrito:

a. Tratamientos médicos

b. Tratamientos farmacológicos, en general

c. Tratamientos diagnósticos o terapéuticos invasores

d. En ninguno de los anteriores

455. NO es Parámetro Farmacocinético

a. La Vida Media de Eliminación Plasmática (T1/2)

b. La Concentración Máxima (Cmáx) Plasmática

c. La Constante de Afinidad FármacoReceptor

d. El Área Bajo la Curva de las Concentraciones Plasmáticas (ABC o AUC)

456. De las actividades a realizar en la embarazada, es una actividad de prevención primaria:

a. Controles periódicos de la embarazada

b. Diagnóstico prenatal de alteraciones congénitas fetales

c. Promoción de la lactancia materna

d. Cribado de metabolopatías

457. Higiene a un paciente con catéter venoso en un miembro superior por tratamiento con sueroterapia:

a. Le desvestiremos comenzando por el brazo afectado

b. Le desvestiremos comenzando por el brazo libre

c. Le vestiremos comenzando por el brazo libre

d. Desconectaremos el sistema de sueroterapia mientras dure la higiene

458. Niño asmático que ha estado ingresado en la Unidad de Pediatría por una crisis asmática. Cuando recibe el alta le indicaremos la importancia de:

a. Disminuir la ingestión de líquidos para evitar secreciones

b. Disminuir el ejercicio y todas las actividades para evitar la aparición de otras crisis

c. Identificar aquellos factores que pueden precipitar una crisis asmática

d. Todas las respuestas son correctas

459. Uno de los principios básicos de la teoría holística de la salud es:

a. El ser humano tiende por su naturaleza a destruir la propia energía

b. El ser humano no puede asumir la responsabilidad de velar por su salud. Lo han de hacer los demás por él

c. El ser humano tiende por naturaleza a conservar su plena vitalidad y su salud o integridad

d. El ser humano ha de delegar la responsabilidad de su propia salud para no vincularse con sus propios procesos de afrontamiento

460. La dismenorrea:

a. Es un dolor agudo de tipo cólico

b. Nunca aparece en los ciclos ovulatorios

c. Puede cursar con otros síntomas como astenia, cefalea, nauseas o vómitos

d. A y C son correctas

461. Normalmente el estomaterapeuta se encarga de marcar el sitio apropiado para realizar la ostomía antes de la intervención quirúrgica. ¿cuál es la ubicación más apropiada?

a. Músculo recto abdominal

b. Músculo oblicuo mayor

c. Músculo transverso

d. Músculo cremáster

462. Capacidad para reducir un problema de salud con medidas de promoción, prevención, protección y/o recuperación:

a. Magnitud   b. Suficiencia

c. Transcendencia   d. Vulnerabilidad

463. Paciente con disfunción neurológica tras un traumatismo craneoencefálico y cirugía cerebral. Descripción de postura típica de decorticación:

a. Flexión de extremidades superiores, rotación interna de extremidades inferiores y flexión plantar de los pies

b. Extensión de extremidades superiores, rotación interna de extremidades inferiores y extensión plantar de los pies

c. Flexión de extremidades superiores, rotación externa de extremidades inferiores y extensión plantar de los pies

d. Extensión de extremidades superiores, rotación externa de extremidades inferiores y extensión plantar de los pies

464. Respecto a las suturas, es FALSO

a. Hay que tener en cuenta que mayor grosor no siempre implica mayor resistencia; solo será más resistente si se trata del mismo material

b. Debe utilizarse el grosor mínimo de sutura que permita asumir la tensión del procedimiento. Cada sutura, en función del material que la compone, soportará tensiones mayores o menores. Cuanto menor sea el grosor, menor será el traumatismo tisular

c. La resistencia se mide según la tensión que la sutura es capaz de soportar, tras ser anudada, antes de romperse

d. El grosor de la sutura se mide por un sistema de ceros. La sutura de menor diámetro es aquella que menor número de ceros contiene en su numeración

465. Al analizar en uno de sus pacientes la organización social de su comunidad, el clima, el abastecimiento de aguas y calidad del aire, las posibilidades de empleo y la tasa de paro, el número de profesionales de la salud a los que puede acudir, los factores genéticos, la mortalidad, el sexo y la edad; usted está valorando todos los determinantes de la salud EXCEPTO

a. Estilo de vida   b. Biología

c. Entorno   d. Sistema Sanitario

466. Está considerado el padre de la gestión científica:

a. Herzberg   b. Maslow

c. Drucker   d. Taylor

467. El art. 3 de la Ley 41/2002 Básica reguladora de la autonomía del paciente define 'historia clínica'

a. La declaración escrita de un médico que da fe del estado de salud de una persona en un determinado momento

b. El soporte de cualquier tipo o clase que contiene un conjunto de datos e informaciones de carácter asistencial

c. El conjunto de documentos que contienen los datos, valoraciones e informaciones de cualquier índole sobre la situación y la evolución clínica de una paciente a lo largo del proceso asistencial

d. Toda actuación realizada con fines preventivos, diagnósticos, terapéuticos, rehabilitadores o de investigación

468. La altura del fondo uterino en el puerperio disminuye cada día aprox.:

a. 0,5 cm
b. 2 cm
c. 1 cm
d. 1,5 diámetros de dedo

469. Ante sospechas de ingestión de sustancias caústicas:

a. Provocar el vómito
b. Realizar lavado gástrico
c. Mantener dieta absoluta
d. Utilizar carbón activo

470. NO es técnica de taponamiento nasal anterior:

a. Merocel
b. Introducir gasa orillada
c. Sonda de balón doble
d. Gasa con agua oxigenada

471. ¿Qué es un presupuesto?

a. Plan para la asignación de recursos y un medio de control para que los resultados se ajusten a los proyectos
b. Es el equilibrio entre costes directos e indirectos e ingresos
c. Programa económico a tener en cuenta en la planificación estratégica
d. Proceso de asignación de recursos materiales a los distintos programas asistenciales

472. Acerca de la diabetes, es FALSO:

a. La prevalencia de la diabetes en la población general es superior al 6%
b. Los pacientes diabéticos tiene tendencia a sufrir complicaciones vasculares
c. La sangre de los pacientes diabéticos presenta menor tendencia a la agregación plaquetaria que la de la población general
d. Los pacientes diabéticos presentan un riesgo más elevado de desarrollar enfermedad aterosclerótica que la población general

473. El paludismo es una enfermedad que desde la zona ecuatorial va ascendiendo cada vez más hasta el hemisferio occidental. ¿cuál es su vía de transmisión?

a. Se transmite por medio de la mosca Tse-tse
b. Se transmite por medio de El Clostridium Difficile
c. Se transmite por medio del mosquito Anopheles
d. Se transmite al beber aguas contaminadas

474. ¿Qué producto utilizaría para la extracción de un insecto de un oído mediante irrigación?

a. Suero salino isotónico
b. Aceite mineral
c. Agua a temperatura corporal
d. Mezcla de alcohol y agua

475. Los estados de vigilia relajada (ojos cerrados) suelen dar lugar a registros electroencefalográficos con más...

a. Ondas alfa
b. Ondas beta
c. Patrón de arousal
d. Ondas delta

476. Una vez sondado un paciente, si al inflar el globo de la sonda se queja de dolor:

a. Introducir más anestésico
b. Desinflaremos el globo, introduciremos más la sonda y volveremos a inflar el globo
c. Cambiaremos de sonda
d. Seguiremos inflando el globo.

477. Se considera falta grave:

a. El abandono del servicio
b. La aceptación de cualquier tipo de contraprestación por servicios prestados a los usuarios de los servicios de salud
c. El notorio incumplimiento de sus funciones o de las normas reguladoras del funcionamiento de los servicios
d. La notoria falta de rendimiento que comporta inhibición en el cumplimiento de sus funciones

478. Anorexia nerviosa. Uno de los diagnósticos enfermeros (Nanda), o problema interdependiente, asociado es:

a. Trastorno del yo
b. Trastorno de la identidad
c. Trastorno de la imagen corporal
d. Trastorno de los procesos del pensamiento

479. El signo más importante de la insuficiencia renal aguda es:

a. Hipertensión arterial
b. Hipertermia
c. Oliguria
d. Halitosis

480. Entre las técnicas psicológicas que se aplican en las guías y protocolos de deshabituación tabáquica NO se encuentra

a. La técnica del entrenamiento en solución de problemas de Shiffman
b. El contrato de contingencias
c. La monitorización de parámetros biológicos
d. El registro del consumo de cigarrillos

481. De las siguientes técnicas educativas utilizadas hay una que NO es un método indirecto de información sanitaria:

a. Carteles
b. Murales
c. Discusión en grupo
d. Folletos

482. El golpe de calor es un grave síndrome multiorgánico desencadenado por una elevación incontrolada de la temperatura corporal, que se caracteriza por lo siguiente, EXCEPTO:

a. Se da sobre todo en deportistas, militares y trabajadores normales
b. El consumo de alcohol o de estimulantes puede desencadenar el cuadro
c. Un proceso febril interrecurrente puede desencadenarlo
d. Suele presentarse en mujeres jóvenes no aclimatadas que realizan una actividad física

483. Después de una mastectomía radical, la paciente presenta un linfoedema. Posición adecuada para el brazo afectado:

a. Colocar el brazo sobre una almohada y extendido a lo largo del cuerpo
b. Colocar el brazo flexionado sobre almohadas de forma que codo y mano estén en plano inferior al hombro
c. Colocar el brazo flexionado sobre el cuerpo
d. Colocar el brazo mediante almohadas de forma que la articulación del codo esté más alta que el hombro y la mano en plano superior al codo

484. Se ajusta al concepto de 'Esperanza de vida':

a. Una esperanza de vida al nacer de 85,13 años implica que los nacidos en ese año van a vivir, de promedio, esos años
b. El indicador esperanza de vida solo se puede calcular al nacimiento
c. Su cálculo se realiza a partir de una tabla de vida o tabla de mortalidad
d. Este indicador es superior a los 85 años actualmente tanto en hombres como en mujeres nacidos en España desde 2015

485. Las enfermedades no transmisibles resultan complejas de controlar metodológicamente debido a:

a. Problemas de cuadro clínico
b. Problemas de número de personas afectadas
c. Problemas de marginación social
d. Problemas de tipo laboral

486. *"Instrumento que mide la calidad con carácter cuantitativo. Herramienta que permite medir el grado de cumplimiento del criterio cuando se compara con el estándar"*:

a. Estándar
b. Indicador
c. Norma
d. Criterio

487. Adulto con discapacidad reconocida del 38% por limitaciones derivadas de un problema crónico de salud mental. En las últimas consultas refiere que prefiere estar solo, pues se siente inseguro cuando tiene relaciones con otras personas a las que ve 'distintas'. Etiqueta diagnostica de enfermería ante su situación clínica:

a. Aislamiento social
b. Deterioro de la interacción social
c. Afrontamiento inefectivo
d. No se trata de un diagnóstico de enfermería

488. Ritmo inicial más común en el paro cardiaco repentino:

a. La asistolia
b. La fibrilación auricular
c. La bradicardia sinusal
d. La fibrilación ventricular

489. El signo denominado 'dedos en palillo de tambor' es característico de una enfermedad:

a. Pulmonar
b. Renal
c. Endocrina
d. Cardiaca

490. En la escala de coma de Glasgow:

a. La mayor puntuación posible es 15
b. Es una escala que valora respuesta motora, verbal y ocular
c. Una puntuación entre 9 y 12 nos indica que el paciente tiene un pronóstico susceptible de gravedad
d. A y B son correctas

491. ¿Qué mecanismos pueden emplearse para disminuir la absorción de un tóxico por vía digestiva?

a. Vaciado gástrico
b. Administración de antibióticos
c. Administración de absorbentes
d. A y C son correctas

492. NO indica un buen inicio e instauración de la lactancia materna:

a. La barbilla del bebé toca el pecho y la nariz está libre
b. Hay menos areola visible por debajo de la barbilla que por encima del pezón
c. Se escuchan sonidos de chupeteo
d. Ausencia de dolor en la madre

493. En qué área del Desarrollo de la Tabla de Haizea-Llevant aparece 'Ejecuta órdenes':

a. área de socialización
b. área del lenguaje y lógica matemática
c. área manipulación
d. área postural

494. Desde la perspectiva de Henderson la dependencia surge cuando...

a. La persona es autónoma
b. La enfermera identifica las fuentes de dificultad
c. La enfermera observa respuestas humanas
d. La enfermera no identifica fuentes de dificultad

495. Suelen favorecer los traumatismos en los/as recién nacidos/as durante el trabajo de parto, EXCEPTO una:

a. Prematurez
b. Distocia
c. Desproporción cefalopélvica
d. Microsomía

496. El profesional que accede a los datos de la historia clínica en el ejercicio de sus funciones:

a. Entregará una copia de la documentación relaciona a petición de la familiares cuando el paciente sea menor de edad
b. Está obligado a guardar la reserva debida
c. Entregará una copia de la documentación relacionada a petición de los familiares si el paciente está incapacitado legalmente

497. Los pulmones están separados el uno del otro por el:

a. Epigastrio
b. Mediastino
c. Vacío central
d. Mesos

498. Destruye todos los microorganismos viables presentes en una objeto o superficie, incluidas esporas bacterianas:

a. esterilización
b. limpieza
c. antisepsia
d. barrera higiénica

499. En la valoración domiciliaria de un paciente trasplantado de médula ósea se observa: eritema, ulceraciones dolorosas de pequeña extensión que producen dolor moderado que cede con analgesia local. Él refiere que tiene dolor al deglutir. Todos estos síntomas se deben a la mucositis que presenta el paciente, ¿de qué grado?

a. 0
b. I
c. II
d. III

500. Los sistemas de información de enfermería NO suponen...

a. Aumento de satisfacción en el trabajo de la enfermera
b. Reducción de los errores por omisión
c. Disminución del tiempo que se pasa con los pacientes
d. Aumento de la satisfacción en el trabajo

500

---

501. En los pacientes que presentan Enfermedad Pulmonar Obstructiva Crónica, qué tratamientos están contraindicados por el efecto que provocan:

a. Broncodilatadores, tanto de acción corta como larga
b. Mucolíticos y expectorantes para reducir la viscosidad de las secreciones
c. Oxígeno que a largo plazo reduce la mortalidad del enfermo con EPOc
d. Depresores respiratorios como opioides y barbitúricos
e. Antibióticos para pacientes con infecciones pulmonares de repetición

502. La presencia de moco en heces en un niño con diarrea indica afectación:

a. del intestino delgado
b. cólica
c. gástrica
d. pancreática

503. Cuando el profesional enfermero está realizando la auscultación pulmonar a un paciente y encuentra un sonido corto, definido, como de crujido o borboteo, puede registrar que el paciente presenta

a. Crepitantes
b. Sibilancias
c. Soplo por fricción
d. Murmullo vesicular

504. Para la preparación del tratamiento citostático, ¿se requiere algún tipo de protección?

a. No, solo unos guantes porque se manipula empleando agujas y jeringas
b. Bata y guantes quirúrgicos estériles e incluso gafas protectoras, gorro y mascarilla
c. No, ya que no implica ningún riesgo

505. Entre los síntomas clínicos positivos asociados a los trastornos esquizofrénicos encontramos:

a. Defecto de atención, discurso incoherente
b. Anergia, anhedonia, retraimiento visual
c. Ideas delirantes, alucinaciones, ideas de referencia
d. Alogia, dificultad para pensar en abstracto, embotamiento

506. Los trastornos del sueño en los niños se relacionan, principalmente con:

a. Ansiedad por separación
b. Percepción de que está en un mundo hostil
c. Depresión infantil
d. Anhedonia y trastornos afectivos

507. Entre las causas de hemorragia digestiva alta no secundaria a hipertensión portal NO se encuentra

a. Úlcera péptica
b. Varices esofágicas
c. Síndrome de Mallory-Weiss
d. Lesiones agudas de la mucosa gástrica (erosiones y gastritis hemorrágica)

508. En relación a la actividad física:

a. Un MET, o equivalente metabólico, es la cantidad de energía empleada por el organismo cuando se está activo (practicando ejercicio físico). De forma que cuando se está en reposo el cuerpo gasta 0 METs
b. Las recomendaciones para población adulta a nivel internacional recomiendan una actividad aeróbica mínima de 150 minutos a la semana de actividad física moderada

509. A partir de la inyección, efecto máximo o pico de acción de las insulinas de acción intermedia:

a. 1/2–2h   b. 2–4h   c. 4–8h   d. 6–10h

510. El shock hipovolémico es consecuencia de la disminución del volumen intravascular. Posible causa:

a. Síndrome febril de larga duración
b. Secuestro de líquido en el tercer espacio
c. Retorno venoso insuficiente
d. Descenso de la Presión Arterial

511. La Estrategia de Promoción de la Salud y Prevención del Sistema Nacional de Salud propone detectar e intervenir sobre la fragilidad en mayores de 70 años. ¿Qué test se propone utilizar para realizar el cribado de fragilidad en Atención Primaria?

a. Prueba de ejecución Short Physical Performance Battery (SPPB)
b. Escala de Downton
c. Escala de Tinetti
d. Cuestionario de Salud de Goldberg

512. 'Diagnóstico de enfermería' (Nanda)

a. Juicio clínico sobre respuesta a problemas de salud, que da la base de la terapia de la que la enfermera es responsable
b. Todo tratamiento basado en el conocimiento y el juicio clínico para favorecer un resultado
c. Problema enfermero o logaritmo relacionado con enfermedad médica reconocida por el CIE
d. Algoritmo médico, del que se derivan problemas en colaboración o interdependientes

513. Frecuencia habitual del latido cardiaco fetal (LCF)

a. 140 l.p.m   b. 80 l.p.m
c. 185 l.p.m   d. Ninguna es correcta

514. De entre los roles facilitadores desempeñados dentro de un grupo se encuentra el del...

a. opinante   b. desertor
c. obstinado   d. dominador

515. Es un factor etiológico del adenocarcinoma de esófago:

a. Delgadez extrema
b. Sexo femenino
c. Esófago de Barrett
d. No tener hábito tabáquico

516. Paciente con traqueostomía reciente:

a. Iniciar la tolerancia a líquidos para fluidificar las secreciones a las dos horas de la intervención
b. Realizar aspiración traqueal cada dos horas, aunque no se evidencien secreciones
c. Vigilar la permeabilidad del estoma, auscultación torácica y vigilar la fijación y posición de la sonda/cánula
d. Mantener al paciente en posición de decúbito supino, para prevenir la tensión en las líneas de sutura

517. ¿Qué tipo de muestreo nos permite obtener de cada unidad de la población la misma probabilidad de ser escogido?

a. Muestreo aleatorio simple
b. Muestreo estratificado
c. Muestreo sistemático
d. Muestreo en etapas múltiples

518. ¿Cuál de los siguientes diagnósticos NANDA está completo y correctamente formulado?

a. Riesgo de deterioro de la función hepática manifestado por el abuso de alcohol
b. Vagabundeo relacionado con separación del entorno familiar manifestado por andar de un lado a otro y conducta de búsqueda
c. Riesgo de infección relacionado con procedimientos invasivos (vía venosa periférica) manifestado por enrojecimiento en la zona de punción del catéter venoso periférico
d. Patrón de alimentación ineficaz del lactante relacionado con la incapacidad de mantener una succión eficaz manifestada por anomalía anatómica

519. Los pacientes con disfagia deben evitar los siguientes alimentos, EXCEPTO:

a. Purés homogéneos
b. De textura fibrosa, como espárragos, piña, jamón serrano
c. Que contengan espinas y huesos
d. Que se desmenucen en la boca, como arroz, patatas chips
e. Alimentos pegajosos y densos, como el pan de molde

520. Se aplica una técnica de educación grupal para el desarrollo de conocimientos en diabetes en un grupo de 40 personas que padecen dicha enfermedad. El objetivo es que todos manejen una considerable cantidad de información en poco tiempo, que la analicen, sinteticen y compartan en equipo. Primero cada uno de los integrantes de los equipos aborda la parte del material asignado (teoría y práctica). Todos tienen la responsabilidad de aprender el tema. Después se forma un nuevo equipo y cada uno de los integrantes de los equipos anteriores asume la responsabilidad de enseñar a sus nuevos compañeros el tema aprendido en el primer momento. Al finalizar la aplicación de la técnica, la totalidad de la población debe manejar los contenidos de la clase. ¿Cómo se denomina esta técnica educativa grupal?

a. Phillips 8/8
b. Rejilla
c. Técnica de Bronfenbrenner
d. Técnica Delphi

521. Agente causal del chancro blando:

a. Nisseria meningitidis
b. Francisella Tularensis
c. Haemophylus ducreyi
d. Clostridium tetani

522. ¿Qué personas con patología no oncológica son subsidiarias de recibir tratamiento paliativo?

a. Personas con heridas crónicas
b. Personas con enfermedad pulmonar obstructiva crónica
c. Personas que no pueden acudir al Centro de Salud
d. Personas con cualquier patología

523. Según la ley 41/2002, de 14 de noviembre, el médico responsable será:

a. El Director Médico del Hospital
b. El jefe de servicio de la especialidad
c. El profesional que tiene a su cargo coordinar la información y la asistencia sanitaria del paciente o usuario
d. Todos los profesionales que participen en las actuaciones asistenciales

524. Debido a las tradiciones culturales de determinados países, son frecuentes las enfermedades de base genética, las malformaciones congénitas y otras enfermedades hereditarias, entre la población inmigrante: NO es una de ellas:

a. Anemia hemolítica por déficit de glucosa-6-fosfato deshidrogenasa
b. Drepanocitosis
c. Síndromes talasémicos
d. Lepra

525. Una forma de mala praxis es:

a. La aplicación de las normas asistenciales establecidas por la ley
b. El conocimiento y la defensa de los derechos de los pacientes
c. La omisión del deber de advertir
d. Tener en cuenta la intimidad del paciente

526. Una de las siguientes vitaminas es hidrosoluble:

a. Retinol   b. Ácido arcórbico
c. Vitamina D   d. Vitamina K

527. Para demostrar que escuchamos:

a. Mantener el contacto visual
b. Inclinarnos hacia atrás y alejarnos del enfermo
c. Hacer otras actividades durante la entrevista
d. Mantener una postura cerrada cruzando brazos o piernas

528. Límite de edad establecido por la Ley de Calidad de la Enseñanza para que un alumno con necesidades educativas especiales permanezca escolarizado en un centro de educación especial, en años:

a. 16   b. 18   c. 21   d. No hay límite

529. La concentración de virus de la Hepatitis B es más alta en:

a. El exudado de heridas
b. La orina y las heces
c. El semen y el fluido vaginal
d. La leche materna

530. Cardioselectividad de un fármaco bloqueador Beta es:

a. El bloqueo selectivo de los receptores Beta 1
b. El bloqueo de los receptores beta del pulmón
c. La capacidad de inhibir el efecto vasodilatador arteriolar mediado por la adrenalina
d. La capacidad de producir taquicardia

531. En la evaluación cardiovascular, las mayores causas de morbilidad y mortalidad perio-operatorias son

a. Hipertensión Arterial, Cardiopatía isquémica y Valvulopatías
b. Cardiopatía congénita, Diabetes, Hipertensión Arterial
c. Hipertensión Arterial, Coagulopatías, Valvulopatías
d. Hipertensión Arterial, Hiperlipidemias, Diabetes

532. En un paciente asmático, que tras una valoración enfermera concluimos que presenta fatiga ¿Cuál de los siguientes objetivos (NOC) incluirías en el plan de cuidados enfermero?

a. Autocontrol del asma
b. Enseñanza del manejo de los fármacos
c. Enseñanza de los ejercicios prescrito
d. Todas son correctas

533. ¿Que secuencia ha de seguirse para llevar a cabo El Soporte Vital Básico de Adultos en emergencia fuera del ámbito hospitalario?

a. Valoración y análisis de la situación, pedir ayuda, comprobar si respira, llamar al 061 ó 112, iniciar 30 compresiones/ 2 respiraciones
b. Valoración y análisis de la situación, comprobar si respira, iniciar 30 compresiones/ 2 respiraciones
c. Llamar al 061
d. Valoración y análisis de la situación, pedir ayuda, comprobar si respira, llamar al 112, iniciar 15 compresiones/ 2 respiraciones

534. Respecto a los GDR (grupos relacionados por el diagnóstico), indique la INCORRECTA:

a. Incorporan un estimador de coste para cada tipo de proceso atendido
b. Un peso relativo de valor 1, significa que el coste específico de ese grupo es superior al paciente promedio
c. Mantienen significación epidemiológica y clínica de identificar la tipología de la enfermedad, morbilidad secundaria y proceso de cuidados
d. Sistema de agrupación de pacientes más utilizado para la obtención del denominado 'case-mix'

535. Mujer sometida a cirugía reconstructiva mamaria hace 3 días, sigue presentando desde entonces vómitos intensos y diarrea cuantiosa, junto a ello nos comenta que se encuentra 'muy débil', mareándose cuando se levanta muy rápido de la cama. A la exploración física observamos un pulso irregular, por lo que se le realiza un electrocardiograma que evidencia una onda P aplanada, la depresión del segmento ST y la existencia de onda U. Podemos sospechar que la paciente presenta

a. Hipopotasemia   b. Hiponatremia
c. Hipercalcemia   d. Hiperfosfatemia

536. En la atención a una persona con un Trastorno Depresivo, los momentos de mayor riesgo suicida a tener en cuenta son

a. Después de 6 meses de haber iniciado el tratamiento
b. Cuando disminuye la inhibición y la melancolía y empieza a mejorar
c. Cuando se dan cambios estacionales muy marcados
d. En la fase de cronicidad cuando ya se ha producido una estabilización

537. Las úlceras pépticas pueden desarrollar las siguientes complicaciones potencialmente mortales, EXCEPTO:

a. Penetración   b. Diarrea
c. Perforación   d. Hemorragia

538. La definición 'recogida de datos antecedente y actuales, objetivos y subjetivos', ¿a qué etapa del proceso enfermero corresponde?

a. Valoración   b. Diagnóstico
c. Planificación   d. Ejecución

539. Hay varios tipos de drenaje. Entre los aspirativos o hipobáricos está:

a. Saratoga   b. Kher
c. Silastic   d. Penrose

540. Para la administración de medicamentos por vía parenteral es necesario cumplir una serie de normas previas como:

a. Comprobar el nombre del paciente, nombre de fármaco, dosis, vía y pauta
b. Se puede proceder a la administración de medicación o modificación de la misma sin prescripción médica, dada la competencia profesional de la enfermería
c. No es necesario guardar las normas de asepsia básica
d. La medicación se puede preparar en el comienzo del turno y administrarla más tarde, o incluso delegar en otra compañera

541. Secuencia de soporte vital básico en adultos, según las Recomendaciones del *European Resuscitation Council*:

a. Alerta a los servicios de urgencias, apertura de la vía aérea, inicio de compresiones torácicas (30), respiraciones de rescate (2), continuar con la relación compresión/ventilación (30/2), uso del desfibrilador externo automatizado en el caso de que exista
b. Apertura de la vía aérea y comprobación de la respiración, alerta a los servicios de urgencias, inicio de respiraciones de rescate (2), compresiones torácicas (30), continuar con la relación comprensión/ventilación (30/2), uso del desfibrilador externo automatizado en el caso de que exista
c. Apertura de la vía aérea y comprobación de la respiración, alerta a los servicios de emergencia, inicio de compresiones torácicas (30), respiraciones de rescate (2), continuar con la relación comprensión/ventilación (30/2) y uso del desfibrilador externo automatizado en el caso de que exista
d. Compresiones torácicas (30), alerta a los servicios de urgencias, apertura de la vía aérea y comprobación de la respiración, respiraciones de rescate (2), continuar con la relación comprensión/ventilación (30/2), uso del desfibrilador externo automatizado en el caso de que exista

542. La siguiente ecuación utilizada para el cálculo del metabolismo basal o gasto energético de reposo es la ecuación de: Hombres TMR = 66,5 + [13.7 x Peso (kg)] + [5,03 x Talla (cm)] – [6.75 x edad (años)] Mujeres TMR = 655,1 + [9.56 x Peso (kg)] + [1.85 x Talla (cm)] – [4.68 x edad (años)] TMR: Tasa Metabólica de Reposo

a. Parkland   b. Mifflin
c. Harris-Benedict   d. Dubois y Dubois

543. Qué inmunoglobulina no atraviesa la placenta:

a. Ig G   b. Ig M
c. Ig A   d. Ig A secretoria

544. Respecto al Sistema Nervioso:

a. La corteza cerebral está constituida por sustancia gris
b. Las fibras nerviosas se unen formando los nervios
c. En el bulbo raquídeo se encuentra el centro reflejo respiratorio
d. Son correctas todas las respuestas

545. Capacidad que tiene el agente causal de provocar enfermedad en personas infectadas:

a. Patogenidad   b. Contagiosidad
c. Virulencia   d. Agresividad

546. En estadística descriptiva el estadístico que más se repite en una muestra se denomina

a. La Media   b. La Mediana
c. La Moda   d. La Desviación estándar

547. Para ayudar a un paciente con artritis reumatoide, el principal objetivo de enfermería es:

a. Proporcionarle consejos para que no se deprima con la enfermedad
b. Proporcionarle el cuidado que él no pueda administrarse
c. Contactos sociales para disminuir los sentimientos de soledad
d. Ayudarle en los cuidados domiciliarios visitándolo después del alta

548. Se dispondrá al menos de un centro hospitalario en cada:

a. Municipio mayor de 250.000 habitantes
b. Área de Salud
c. Zona de Salud
d. Sector Sanitario

549. Sobre el sistema nervioso, es FALSO:

a. La transmisión del sistema parasimpático es fundamentalmente colonérgica y la del simpático adrenérgica
b. La midriasis es un efecto del sistema vegetativo parasimpático en las pupilas
c. La disminución de secreción gástrica y de la motilidad intestinal son efectos característicos del sistema vegetativo simpático
d. Las bradicardias son un efecto característico del sistema vegetativo parasimpático

550. Situación en la que el paciente, al tener el cuello flexionado, flexiona las rodillas y la cadera:

a. Signo de kernig   b. Signo de Brudzinski
c. Signo de Babinski   d. Signo de moro

551. Parada cardiorrespiratoria y Reanimación cardiopulmonar:

a. En los adultos se debe seguir un ritmo de 65 compresiones por minuto
b. La asistolia y la actividad eléctrica sin pulso son las arritmias más frecuentes en el adulto, siendo ambas ritmos desfibrilables
c. La fibrilación ventricular y la asistolia, en el adulto, son ritmos desfibrilables
d. Al inicio de una parada cardiorrespiratoria, la fibrilación ventricular o la taquicardia ventricular sin pulso son las arritmias más frecuentes en adultos

552. La escala de Filadelfia es:

a. Una escala para valorar la función cognitiva del anciano
b. Una escala para valorar la esfera social del anciano
c. Una escala para valorar al cuidador del anciano
d. Una escala para valorar la dependencia del anciano

553. Entre las prioridades de cuidados en un paciente comatoso:

a. Establecer y conservar una vía aérea satisfactoria
b. Cuidar la piel
c. Mantener dieta hipocalórica
d. Conservar la temperatura

554. Según Lalonde los determinantes del nivel de salud de la población son cuatro. Cuál es el de mayor influencia:

a. Factores biológicos
b. Factores del medio ambiente
c. Sistema de asistencia sanitaria
d. Estilo de vida

555. Para reducir la presión intracraneal (pic) en un paciente que ha sufrido un traumatismo craneal, la primera intervención de enfermería es:

a. Drenar el líquido cefalorraquídeo (LCR) de acuerdo con el protocolo cuando el paciente es portador de una ventriculostomía
b. Elevar la cabecera de la cama 40-45º para facilitar el retorno venoso
c. Mantener la cabeza y cuello en un plano neutro evitando la flexión
d. De acuerdo a indicación médica administrar esteroides, agentes osmóticos y diuréticos

556. Según las recomendaciones de la Sociedad Europea Cardiovascular con respecto a la prevención de la enfermedad cardiovascular

a. Se recomienda a todos los adultos sanos de cualquier edad practicar un mínimo de 150 minutos semanales de actividad física aeróbica de intensidad moderada o 75 minutos semanales de actividad física aeróbica intensa o una combinación equivalente
b. Para pacientes hipertensos en tratamiento y menores de 60 años, se recomienda una presión arterial sistólica menor de 150 mmHg y una presión arterial diastólica de 90 mmHg
c. Se recomienda una dieta saludable, en la que los ácidos grasos insaturados trans representen al menos el 10% del total del aporte energético y que el aporte de ácidos grasos poliinsaturados sea lo mínimo posible
d. Cuando se tolere bien y no esté contraindicada, se recomienda la glibenclamida como tratamiento de primera línea en la diabetes mellitus, después de la evaluación de la función renal

557. Sobre la cadena epidemiológica de la tuberculosis:

a. El agente Mycobacterium tuberculosis, es responsable de los casos de población enferma
b. El reservorio habitual son las granjas de pollos
c. No hay tratamiento específico para la enfermedad desarrollada por la mycobacteria
d. Habitualmente la transmisión ocurre bajo techo y depende de la temperatura ambiente de la habitación

558. Presencia de aire en la cavidad pleural:

a. Pleuritis
b. Neumotorax
c. Asma
d. Ninguna es correcta

559. NO se utiliza para valorar las actividades de la vida diaria en el anciano:

a. Índice de Katz
b. Escala de Barthel
c. Escala del Centro Geriátrico de Filadelfia (Lawton y Brody)
d. Escala de Plutchik

560. Fármaco para el tratamiento de las convulsiones:

a. Clorpramida
b. Simvastatina
c. Carbamacepina
d. Propanolol
e. Escitalopram

561. El gasto cardiaco (GC) cumple la siguiente fórmula

a. GC = FC (frecuencia cardiaca) x VE (volumen de eyección del ventrículo izquierdo)
b. GC = FC (frecuencia cardiaca) x VE (volumen de eyección del ventrículo derecho)
c. GC = TA (tensión arterial) x VE (volumen de eyección de la aurícula izquierda)
d. GC = TA (tensión arterial) x VE (volumen de eyección de la aurícula derecha)

562. Paciente con una herida en el cuello ¿cómo controlar la hemorragia?

a. Compresión directa en la herida
b. Comprimir la arteria carótida
c. Presionar la vena yugular
d. Presionar la arteria subclavia

563. El test de Manchester Self-Harm para la conducta suicida consta de las siguientes preguntas, EXCEPTO una:

a. ¿Tiene antecedentes de conducta suicida?
b. ¿Vive solo?
c. ¿Está actualmente a tratamiento psiquiátrico?
d. ¿El episodio actual es por sobredosis de benzodiacepinas?

564. La hemorragia digestiva puede manifestarse por:

a. Hematemesis, melenas, sangre oculta en heces. rectorragias y hematoquecia
b. Hematemesis, hemoptisis, rectorragias, sangre oculta en heces y hematoquecia.
c. Hemoptisis, melenas, hematoquecia y rectorragias
d. Hematemesis, epistaxis, sangre oculta en heces. rectorragias y melenas

565. La actuación de enfermería en una intervención urgente para restablecer la capacidad de autocontrol que el paciente ha perdido puntualmente se debe realizar con las siguientes premisas, EXCEPTO una:

a. Mirar fijamente a los ojos y permanecer en un lugar más alto
b. Fomentar la verbalización de los síntomas problemas psicosociales, conflictos, etc
c. Centrarse más en la resolución de problemas que en los síntomas
d. Negociar la salidas más airosas para el paciente ante los conflictos planteados

566. Ley Orgánica 15/1999 de protección de datos de carácter personal. En relación al 'deber de secreto' se establece que el responsable del fichero y quienes intervengan en cualquier fase del tratamiento de los datos de carácter personal están obligados a:

a. Al secreto profesional respecto de los mismos y al deber de guardarlos

b. Al secreto profesional respecto de los datos pero no al deber de guardarlos

c. Solo tiene responsabilidades de secreto profesional el responsable del fichero de datos personales

d. El secreto profesional de los datos personales no afecta a los responsables de los ficheros de datos sino solo a los profesionales que intervienen en las diferentes fases del tratamiento

567. En la evaluación de calidad de los procesos asistenciales, el grado de cumplimiento exigible a un criterio es:

a. Norma

b. Indicador

c. Fundamento

d. Estándar

568. Ante una epíxtasis qué NO hacer:

a. Indicar al paciente que incline la cabeza hacia atrás para facilitar los cuidados

b. Aplicar compresas de agua fría o hielo en la parte posterior del cuello, sobre el labio superior y el puente nasal

c. Pedir al paciente que se apriete de forma firme y sostenida con una gasa las ventanas nasales durante 10 minutos

d. Determinar los signos vitales

569. Al día siguiente del alta (72 horas postparto) Rosa regresa al hospital porque presenta ingurgitación mamaria, está molesta y el bebé rechaza el pecho. ¿Qué recomendaciones daría?

a. Suspensión de lactancia materna mientras persista la ingurgitación e ingerir pocos líquidos

b. Aplicación de calor antes de la toma y frío después de la misma

c. Utilización de sacaleches para aliviar ingurgitación y poner el bebé al pecho más a menudo

d. Las respuestas b y c son correctas

570. Qué cantidad de tuberculina es necesario aplicar para realizar la prueba del mantoux:

a. 0,1 ml   b. 0,3 ml   c. 0,5 ml.

571. ¿Cuántos lenguajes estandarizados de enfermería reconoce la *American Nurses Association*?

a. 10   b. 12   c. 14   d. 16

572. Cuando una enfermera se dispone a realizar una planificación de cuidados de enfermería, basado en el modelo 14 necesidades básicas, se entiende que este modelo corresponde a:

a. Virginia Henderson   b. Callista Roy

c. Peplau   d. Imogen King

573. Durante la fase de ejecución de una diálisis peritoneal el personal de enfermería deberá:

a. Tomar la TA cada hora

b. Tomar temperatura cada 30 minutos

c. Permitir que el líquido permanezca en peritoneo entre 30 y 45 minutos

d. Desalojar el líquido lo más rápido posible para evitar el dolor al paciente

574. La luxación o dislocación es una complicación de una artroplastia de cadera. Entre las medidas para evitarla NO está:

a. Mantener las rodillas separadas en todo momento

b. Solo flexionar la cadera para ponerse pantalones, medias, calcetines o zapatos

c. Evitar inclinarse hacia delante sentado en una silla

d. Utilizar un asiento elevado para usar el retrete

575. Entre las funciones específicamente propias e inherentes del sistema sanitario está:

a. Fomento

b. Protección de la salud

c. Ambas son ciertas

576. Según el artículo 15 de la Ley de cohesión y calidad del Sistema Nacional de Salud:

a. La atención de urgencia se dispensará tanto en centros sanitario como fuera de ellos, incluyendo el domicilio del paciente

b. La atención de urgencia se dispensará durante las 24 horas del día, mediante la atención médica y de enfermería

c. La atención de urgencia se presta al paciente en los casos en que su situación clínica obliga a una atención sanitaria preferente

d. Las respuestas A y B son correctas

577. Qué país fue el primero en recibir la validación de la Organización Mundial de la Salud por haber eliminado la transmisión de madre a hijo del VIH y sífilis:

a. Argentina   b. Cuba

c. Nicaragua   d. Puerto Rico

578. NO es síntoma de la anorexia nerviosa:

a. Hirsutismo

b. Caída del cabello

c. Taquicardia

d. Amenorrea de al menos tres meses

579. El proceso de enfermería (PAE) incluye etapas que se ajustan al siguiente orden:

a. Planificación, Estudio, Ejecución y Valoración

b. Valoración, Planificación, Evaluación, Diagnóstico de enfermería

c. Estudio, Planificación, Diagnóstico, Evolución y Ejecución

d. Valoración, Diagnóstico de enfermería, Planificación, Ejecución y Evaluación

580. Un cambio fisiológico relacionado con el envejecimiento es:

a. La aceleración de la respuesta sexual

b. El aumento del tono de los músculos perineales

c. La piel se seca, se hace más delgada

d. Aumenta la masa ósea

581. ¿A qué edad es recomendable, en la infancia, la administración de la 1ª dosis de la vacuna triple vírica (SRP)?

a. 2 meses   b. 6 meses

c. 15 meses   d. 4 años

582. La Ley de Autonomía del Paciente define 'documentación clínica' como:

a. El soporte de cualquier tipo o clase que contiene el conjunto de datos e informaciones de carácter asistencial

b. La declaración escrita de un médico que da fe del estado de salud de una persona en un determinado momento

c. El documento emitido por el médico responsable en un centro sanitario al finalizar cada proceso asistencial de un paciente

d. Ninguna de las anteriores definen a la documentación clínica

583. La forma de comienzo de la esquizofrenia puede ser:

a. De forma aguda o de forma insidiosa

b. De forma residual

c. De forma suspicaz

d. Las respuestas b y c son correctas

584. Que una conducta está determinada filogenéticamente significa que:

a. se ha aprendido al margen de la genética

b. está programada para aprenderse

c. son innatas

d. está determinada por la evolución

585. Periodo de tiempo que recomienda la OMS para la alimentación exclusiva en lactantes con leche materna es:

a. 2 años

b. Durante el período de baja maternal

c. 6 meses

d. Al menos hasta el fin del puerperio

586. Fernando, de 88 años. Esguince en el pie derecho. Le han puesto un vendaje compresivo. Le han dicho que camine ayudándose de un bastón para no cargar demasiado el peso en el pie afectado. Cómo debe hacerlo:

a. Con el bastón en la mano izquierda y el codo ligeramente flexionado, adelantar el bastón y la pierna derecha al mismo tiempo. Después adelantar la pierna izquierda
b. La forma más correcta es aquella con la cual el paciente se encuentre más seguro y se desenvuelva mejor
c. Con el bastón en la mano derecha y el codo estirado, adelantar el bastón y la pierna derecha al mismo tiempo. Después adelantar la pierna izquierda
d. Con el bastón en la mano derecha y el codo estirado, avanzar ambos ples a la vez apoyando todo el peso en el pie izquierdo

587. En el plan de cuidados intraoperatorios, ¿cuál de estos diagnósticos de enfermería estará siempre incluido?

a. Dolor
b. Riesgo de infección
c. Alteraciones de intercambio gaseoso
d. Alteraciones de la movilidad

588. Rafaela, cuidadora principal de su padre con demencia vascular, acude a la consulta de enfermería. Refiere que cada vez se siente menos capaz de cuidar de su padre y que su vida social se ha visto altamente mermada desde que cuida a éste. ¿Qué instrumento emplearíamos para valorar la sobrecarga del cuidador?

a. Escala de salud familiar (APGAR)
b. Escala de evaluación de las Relaciones Intrafamiliares (ERI)
c. Escala de evaluación del funcionamiento familiar
d. Escala de Zarit

589. Entre los efectos más frecuentes del cannabis NO está:

a. Locuacidad   b. Euforia
c. Desinhibición   d. Somnolencia

590. Uno de los parámetros a determinar en el paciente critico son las presiones de arteria pulmonar:

a. Se pueden determinar por medio del volumen corriente, a través del espirómetro de un ventilador mecánico a presión positiva final
b. Se puede determinar a través de un catéter que se introduce a través de la arteria carótida o arteria femoral
c. La presión arterial sistólica pulmonar normal está entre 15 a 25 mm Hg y la diastólica entre 8 a 10 mm Hg
d. La cifra hallada en la medición de este parámetro hemodinámico facilita la determinación del Índice de Volumen Sistólico

591. ¿Cuándo se considera el Mantoux positivo en pacientes vacunados?

a. Cuando tenga pápula perceptible a simple vista
b. Cuando la pápula se inferior a 5 mm
c. Cuando la pápula sea de 15 mm ó más
d. Cuando no exista pápula, solo erite

592. La causa más frecuente de hemorragia de la parte alta del aparato gastrointestinal es:

a. Gastritis erosiva
b. Varices esofágicas
c. Úlcera péptica
d. Desgarro de la mucosa esófago-gástrica (Síndrome de Mellory-Weis)

593. La administración de insulina en pacientes con diabetes Mellitus tipo 1

a. Siempre la debe realizar un profesional de enfermería
b. Se puede hacer por vía oral en algunos casos
c. La puede hacer el propio paciente tras ser instruido
d. No es necesario que se revise la cantidad a inyectar, siempre será la misma

594. Según la apariencia clínica distinguiremos entre cuatro tipos de accidentes cerebrovasculares, ¿Cuál NO?

a. Ictus establecido
b. Ictus en retroceso
c. Isquemia cerebral transitoria
d. Ictus en progresión

595. Uno de los objetivos fundamentales de las clasificaciones de NANDA, NOC y NIC es el de responder a la necesidad de sistematizar la práctica clínica enfermera que se desarrolla de acuerdo al Proceso Enfermero. Partiendo de que por tratarse de un proceso todas las fases están interrelacionadas, se pueden establecer relaciones más significativas entre cada una de las clasificaciones y las diferentes fases

a. NANDA adquiere mayor significado en la fase de Planificación
b. Los Indicadores de NOC tiene importancia, fundamentalmente, en la fase de Valoración
c. Las Actividades de NIC adquieren su máximo significado en la Evaluación
d. La NOC se relaciona más directamente con la Planificación

596. NO es correcto en el tratamiento de las cifosis y/o lordosis:

a. El tratamiento de las deformidades posturales se basa en la modificación del esquema corporal y medidas de higiene postural
b. El deporte dirigido forma parte del tratamiento del paciente con cifosis y/o lordosis
c. Los diferentes estilos de natación pueden agravar las deformidades sagitales (espalda en la cifosis) o beneficiarlas (mariposa en la cifosis)
d. El incremento de las desviaciones sagitales es más rápido durante el crecimiento, evolucionando lenta y progresivamente durante la edad adulta

597. Fue una de las asignaturas novedosas del Plan de Estudios de Diplomado en Enfermería de 1977.

a. Anatomía   b. Salud Pública
c. Farmacología   d. Fisiología

598. ¿Cómo pueden ser las vacunas vivas atenuadas (replicantes)?

a. No pueden ser bacterianas dado su grado de virulencia
b. Solo pueden ser víricas
c. Tanto víricas como bacterianas
d. Solo pueden ser bacterianas

599. Una persona acude a nuestra consulta de Atención Primaria para ver que dieta ha de seguir. Refiere que se ha comprado un libro sobre consejos dietéticos hace meses. Ha decidido que quiere empezar a adelgazar ya. ¿En qué fase se encuentra según El Modelo de Etapas del Cambio o Transteórico?

a. Precontemplación   b. Contemplación
c. Preparación   d. Acción

600. Los diagramas de flujo o flujogramas son representaciones gráficas de secuencias de operaciones, procedimientos o rutinas que sirven para el análisis de procesos o la toma de decisiones. Dichos diagramas emplean un conjunto de símbolos que son comunes a todo este tipo de representaciones y que tiene un significado concreto. Debemos realizar un diagrama de flujo que represente una toma de decisión en la prestación de cuidados que se lleva a cabo en nuestra unidad asistencial. Para qué emplearemos el símbolo del rombo (◆):

a. Decisión
b. Arrancar y parar
c. Flujo
d. Documento

601. NO es un modo de ayuda propuesto en la Teoría de los Sistemas de Enfermería de D. Orem

a. Enseñar
b. Proporcionar un entorno familiar que promueva el desarrollo
c. Proporcionar soporte físico o psicológico
d. Guiar y dirigir

602. El proceso hemostático normal finaliza con:

a. Formación del trombo plaquetario
b. Fibrinolisis
c. Formación de fibrina
d. Vasoconstricción

603. Detectamos en Atención Continuada un caso urgente de maltrato infantil. Los profesionales deberán:

a. Notificar bien a través de la Unidad de Trabajo Social de su Centro o directamente notificar a los Equipos Territoriales de Atención a la Infancia y Familia
b. En presencia de lesiones comunicación de la situación al juzgado
c. En aquellos casos de lesiones graves, sospecha de desamparo familiar o riesgo de que el caso se pierda, se procederá a la derivación ingreso del menor en Centros Hospitalario, comunicándolo a la Unidad de Trabajo Social del Hospital
d. Todas son ciertas

604. NO encontraremos Legionella en:

a. Respiradores y nebulizadores
b. Baños de SPA, aguas termales o duchas
c. Agua salada
d. Torres de refrigeración

605. NO es un tipo de herida:

a. Abierta
b. por aplastamiento
c. Cruzada
d. emponzoñada

606. Facilitar cuidados clínicos y de enfermería que no puedan dispensarse desde la Atención Primaria de salud sin necesidad del ingreso hospitalario del anciano es objetivo de un:

a. Centro diurno
b. Hospitalización geriátrica
c. Hospital de día
d. Centro de atención domiciliaria

607. Principales signos ante una intoxicación por cocaína:

a. Hipotensión, midriasis, bradicardia, convulsiones
b. Hipotensión, miosis puntiforme, bradicardia, hipotermia
c. Hipertensión, midriasis, diaforesis, hipertermia, taquicardia
d. Hipertensión, miosis, diaforesis, convulsiones

608. Para la elaboración de un programa de educación sanitaria es necesario:

a. En la enseñanza de técnicas, es suficiente con realizar una única demostración práctica
b. Se establecerán prioridades sin definir plazos
c. Las actividades educativas se realizarán siempre en grupo
d. Es conveniente que exista un equipo de responsables para el seguimiento del programa educativo

609. Las leyes orgánicas precisan para su aprobación, modificación y derogación:

a. Mayoría absoluta del Congreso, en votación final sobre el conjunto del proyecto
b. Mayoría simple del Senado
c. Mayoría absoluta del Congreso y Senado, en votación final sobre el conjunto del proyecto
d. Mayoría simple del Congreso y Senado, en votación final sobre el conjunto del proyecto

610. Cuál de las siguientes características NO pertenece a un Asma Moderada o persistente moderada:

a. Presenta síntomas a diario
b. Síntomas nocturnos más de una vez a la semana
c. Uso diario de medicación de rescate (frecuentemente agonistas β2)
d. Presenta una FEV entre el 50% al 70% del valor teórico

611. Condiciones que ha de cumplir la práctica asistencial para que pueda considerarse de calidad:

a. Umbrales de calidad
b. Criterios de calidad
c. Indicadores de calidad
d. Elementos de calidad

612. Los ejercicios de Kegel sirven para:

a. Controlar la incontinencia urinaria funcional e incontinencia urinaria de esfuerzo
b. Corregir la atrofia del cuádriceps
c. Relajar la musculatura de la región cervical
d. Mejorar el volumen respiratorio residual

613. *"La planificación del alta es un proceso sistemático de valoración, preparación y coordinación, que facilita la administración de unos cuidados sanitarios y asistencia social, antes y después del alta, y de colaboración entre los profesionales de la salud dentro del centro y la comunidad".* **Es definido así por :**

a. Carpenito
b. Campbell
c. Gordon
d. Alfaro

614. Velocidad de absorción de un medicamento por vía intramuscular:

a. más rápida que por vía subcutánea
b. Más lenta que por vía subcutánea
c. Igual de rápida que por vía subcutánea
d. Más lenta que por vía hipodérmica

615. Utilizando la metodología enfermera, un paciente tiene como diagnóstico Dolor Agudo, ¿a qué dominio pertenece este diagnóstico?

a. Confort
b. Afrontamiento/tolerancia al estrés
c. Principios vitales
d. Autopercepción

616. En el afrontamiento del dolor y de situaciones de estrés:

a. Tanto el apoyo social como el sentimiento de control sobre la propia vida son factores que contribuyen positivamente
b. El apoyo social es un factor importante para el buen manejo de estas situaciones, pero el sentimiento de control personal de la propia vida no influye significativamente
c. El sentimiento de control personal de la propia vida es un factor importante para el buen manejo de estas situaciones pero el apoyo social no influye significativamente
d. Ni el sentimiento de control sobre la propia vida, ni el apoyo social, son factores que influyan positivamente

617. En relación a la reposición de líquidos en el 'gran quemado', según la Fórmula Parkland:

a. En adultos el volumen a infundir en 24 horas es de 4 ml de cristaloides x kg de peso x el porcentaje (%) de Superficie Corporal Quemada
b. En adultos el volumen a infundir en 24 horas es de 2 ml de cristaloides x kg de peso x el porcentaje (%) de Superficie Corporal Quemada
c. En adultos el volumen a infundir en 48 horas es de 4 ml de cristaloides x kg de peso x el porcentaje (%) de Superficie Corporal Quemada
d. En adultos el volumen a infundir en 48 horas es de 2 ml de cristaloides x kg de peso x el porcentaje (%) de Superficie Corporal Quemada

618. En la terapia humanista, qué disposición de las enunciadas por parte del terapeuta es falsa:

a. Concepción positiva de la persona
b. Conocimiento adecuado de sí mismo
c. Realista y sana aceptación de sí mismo
d. Usa la desensibilización como técnica

619. Señale la FALSA

a. La sintomatología predominante en las intoxicaciones por paracetamol es la hepatotoxicidad

b. El lavado gástrico no está indicado como medida terapéutica en el manejo de la intoxicación aguda por paracetamol

c. La piedra angular en el tratamiento de la intoxicación por paracetamol es su antídoto específico, la N-acetilcisteina

d. La descontaminación gastrointestinal mediante la administración de carbón activado está indicada si han transcurrido menos de 4 horas de la ingesta de paracetamol a dosis tóxica o desconocida

620. Estudiamos una muestra de una comunidad analizando la relación entre la existencia de una enfermedad y la presencia de un factor de riesgo determinado. ¿A qué tipo de diseño corresponde este estudio?

a. Estudio de casos y controles

b. Estudio experimental

c. Serie de casos

d. Estudio transversal

621. Para calcular la frecuencia cardiaca en un electrocardiograma de un paciente con ritmo regular debería:

a. Controlar todas las ondas T

b. Dividir 300 entre el nº de cuadrados grandes que existen entre dos ondas R

c. Controlar todas las ondas R.

622. La teoría de las relaciones interpersonales es de:

a. Virginia Henderson

b. Margarite Yourcenar

c. Marjory Gordon

d. Hildegard Peplau

623. Sonda que se introduce por procedimiento quirúrgico a través de la pared abdominal hasta el estómago:

a. nasogástrica   b. de gastrostomía

c. de yeyunostomía   d. nasoentérica

624. ¿Qué deberíamos recomendar a una mujer con 'congestión pelviana'?

a. Usar zapatos con tacones altos

b. Permanecer de pie durante períodos prolongados

c. Aplicar calor local sobre el abdomen

d. Tomar bebidas muy frías

625. Lesión de la piel de contenido purulento:

a. Ampolla   b. Vesícula

c. Pápula   d. Pústula

626. El apoyo a las familias abarca medidas de carácter:

a. ...social, sanitario y educativo

b. ...sociales, sanitarias y laborales

c. ...social, sanitario y económico

d. ...económico, sanitario, social, laboral, socio-educativo, educativo, de incorporación de tecnologías e instrumentales

627. La absorción de los medicamentos depende de los siguientes factores:

a. Características del fármaco, vía de administración y características locales de la zona de absorción

b. Características del fármaco y vía de administración

c. Vía de administración, características locales de la zona de absorción y transporte del fármaco dentro del compartimento sanguíneo

d. Características del fármaco, características locales de la zona de absorción y paso a los tejidos

628. En la valoración de un paciente con hiperaldosteronismo crónico por enfermedad suprarrenal se evidenciará

a. Hipertensión arterial, edemas e hiperpotasemia

b. Hipotensión arterial e hipopotasemia

c. Hipertensión arterial, no edemas e hipopotasemia

d. Hipotensión arterial, hiperpotasemia e hiperglucemia

629. En las personas de edad avanzada, el diagnóstico de hipertensión se clasifica como:

a. Hipertensión sistólica aislada

b. Hipertensión esencial

c. Hipertensión secundaria

d. Todas son correctas

630. Fármaco incluido dentro del grupo de los Glucocorticoides de acción intermedia:

a. Clorpropamida

b. Estradiol

c. Metformina

d. Carbamacepina

e. Prednisolona

631. Pedro con historia de estreñimiento crónico, presenta impactación fecal con fecalomas. De las siguientes afirmaciones sobre las actividades a realizar para la extracción digital de los mismos. ¿Cuál NO es correcta?

a. No utilizar laxantes ni enemas

b. Explicar a la persona lo que se le va a hacer y vigilar los signos vitales

c. Extraer la masa fecal con cuidado y sin romperla, para favorecer la estimulación rectal y la defecación

d. Colocar al paciente en decúbito lateral izquierdo

632. Agente causal más habitual de la neumonía adquirida en la comunidad

a. Streptococcus pneumoniae

b. Klebsiella pneumoniae

c. Pseudomona aeruginosa

d. Staphylococcus aureus

633. El art. 1º de la Ley General de Sanidad establece que son titulares del derecho a la protección de la salud y a la atención sanitaria:

a. Todos los españoles mayores de edad

b. Todos los españoles y los ciudadanos extranjeros que tengan establecida su residencia en el territorio nacional

c. Todos los españoles que trabajen o hayan trabajado por cuenta propia o ajena, que sean los titulares

d. Todos los españoles que hayan obtenido el permiso de trabajo en otro país

634. Proceso en el que se valoran, planifican, aplican, coordinan, monitorizan y evalúan los servicios necesarios para satisfacer las necesidades de salud de una persona, articulando la comunicación y los recursos disponibles que promuevan resultados de calidad y resulten costoefectivos:

a. Planificación centrada en la persona

b. Enfermería de Enlace

c. Gestión de casos

d. Continuidad asistencial

635. Medio seguro para el diagnóstico del embarazo uterino, el embarazo ectópico y el embarazo múltiple:

a. La ultrasonografía

b. La detección de hormona gonadotrofina coriónica

c. Las maniobras de Leopold

d. La ecocardiografía

636. Un reforzador negativo busca:

a. La reducción de la frecuencia de una conducta no deseada

b. La eliminación de una conducta

c. El moldeamiento de una conducta compleja

d. La promoción de nuevas conductas o el fortalecimiento de una conducta ya existente

637. Según la Ley básica reguladora de la autonomía del paciente, el consentimiento informado...

a. Será siempre por escrito

b. Podrá ser verbal en casos excepcionales

c. Solo será por escrito en caso de que el procedimiento suponga un riesgo vital para el paciente

d. Será por regla general verbal y por escrito en casos de intervención quirúrgica, procedimientos invasores y en aquellos que supongan riesgos o inconvenientes para la salud del paciente

638. Dolor en niños. Señale la FALSA

a. La sensación de dolor es subjetiva y debe ser aceptada por la enfermera

b. La respuesta al dolor es importante cuando se explora a un niño para diagnosticar su enfermedad y se puede demorar su tratamiento analgésico

c. Los padres al conocer a sus hijos son capaces de identificar cuando el niño tiene dolor

d. Los niños no toleran el dolor mejor que los adultos

639. Umbral para considerar consumo de riesgo de alcohol según la OMS y evidencias científicas:

a. Menos de 20 g/día en hombres y menos de 12 g/día en mujeres

b. Consumo regular de 12 g/día en mujeres y de 20 g/día en hombres

c. Consumo regular de 20-40 g/día en mujeres y de 40-60 g/día en hombres

d. Consumo regular de 24 g/día tanto en hombres como mujeres

640. Características de los planes de cuidados individualizados:

a. Pueden usarse como fuente de información para elaborar planes de cuidados estandarizados y para la investigación

b. Un plan de cuidados individualizado se basa en la valoración detallada del paciente/familia

c. Los cuidados y los resultados que se esperan de su aplicación podrían extrapolarse a otro paciente/familia

d. A y B son correctas

641. Dentro de los efectos físicos y mentales que la sobrecarga de trabajo tiene sobre la salud se encuentra el Karoshi, también denominado:

a. Muerte súbita por sobrecarga de trabajo

b. Suicidio por sobrecarga laboral

c. Adicción al trabajo

d. Síndrome del quemado

642. Las intervenciones multifactoriales para la prevención de caídas en ancianos frágiles incluyen

a. Consejo nutricional y ejercicio

b. Programa de estilos de vida saludables

c. Valoración del grado de dependencia y riesgo de caídas

d. Programa de actividad física, revisión de medicación y riesgos del hogar

643. Sobre alimentación-nutrición, es FALSO:

a. La alimentación es educable

b. La nutrición es un proceso voluntario

c. La nutrición incluye los procesos por los que el organismo recibe, transforma y utiliza los nutrientes

d. Hay muchas formas de alimentarse y solo una de nutrirse

644. La politica de seguridad y salud según la norma Ohsas 18001:2007 debe cumplir explicitamente con los requisitos siguientes EXCEPTO uno

a. Ser definida por la alta dirección

b. Incluir un compromiso de cumplir al menos con los requisitos legales

c. Identificar actividades rutinarias y no rutinarias

d. Estar a disposición de las personas o grupos, dentro o fuera del lugar de trabajo, que tenga interés o esta afectado por el desempeño del sistema de Seguridad y Salud de una organización

645. Entre las modificaciones del estilo de vida que la enfermera/o debe proponer para la prevención y el tratamiento de la hipertensión está:

a. Ganar peso

b. Aumentar el consumo de grasas saturadas

c. Incrementar la actividad física aeróbico

d. Suprimir el consumo de magnesio y calcio en la dieta

646. En el proceso de esterilización por autoclave de vapor, la temperatura y el tiempo que se requiere es:

a. de 93º y 20 min   b. de 120º y 20 min

c. de 90º y 50 min   d. de 80º y 60 min

647. Si realizamos una encuesta de satisfacción a los usuarios sobre los servicios prestados en Atención Continuada estaremos realizando una evaluación:

a. De proceso   b. De estructura

c. De resultados   d. Ninguna de las tres

648. Valores de una gasometría arterial considerados dentro de los parámetros normales en una persona adulta:

a. PaCO2 65mmHg, PaO2 80mmHg, pH 7,55

b. PaCO2 35mmHg, PaO2 110mmHg, pH 7,55

c. PaCO2 35mmHg, PaO2 90mmHg, pH 7,35

d. PaCO2 80mmHg, PaO2 35mmHg, pH 7,35

e. PaCO2 20mmHg, PaO2 90mmHg, pH 7,45

649. Desarrolló la valoración del paciente según patrones funcionales:

a. Florence Nightingale   b. Marjory Gordon

c. Callista Roy   d. Lydia Hall

650. Ante una paciente con demencia, el cuidador nos consulta qué hacer en caso de ansiedad y nerviosismo del enfermo. La enfermera le proporciona la siguiente información. Cuál es INCORRECTA:

a. Reducir la estimulación excesiva como los ruidos

b. Razonar para que comprenda que sus sentimientos de ansiedad son infundados

c. Simplificar el medio en que se mueve

d. Evitar discutir delante del paciente

651. La orina está formada en su mayor parte por:

a. Urea   b. Ácido Úrico

c. Amoniaco   d. Agua

652. Dinámicas grupales: un factor que favorece la cohesión grupal es:

a. La forma de iniciar la dinámica grupal

b. La atmósfera grupal

c. La colaboración entre los miembros

d. El ambiente físico en el que se desarrolle la dinámica grupal

653. Aspectos a explicar al paciente para la recogida de un urocultivo:

a. que coja el fresco y recoja toda la micción

b. que lave la zona genital y recoja la primera micción de la mañana

c. que lave la zona genital correctamente, que deseche la primera parte de la micción y tome la muestra de la mitad del torrente urinario directamente en un frasco estéril o en el tubo de ensayo, desechando la última porción del torrente urinario

d. que debe recoger una parte de la orina de 24 horas en un frasco estéril

654. Característica que comparten la mayoría de trastornos de síntomas somáticos:

a. Uno de los síntomas de alteración de la función motora y preocupación por la salud

b. La excesiva preocupación por padecer o contraer una enfermedad grave que origine inmovilidad

c. El pensamiento excesivo y persistente sobre la gravedad de los síntomas

d. La importancia de los síntomas somáticos asociados con malestar y deterioro significativo

655. Se puede administrar nutrición parenteral:

a. Por vía oral

b. A través de sondas nasoentéricas

c. A través de enterostomías

d. A través de un catéter de Hickman

656. Con un paciente con hipertensión intracraneal debemos:

a. Elevar la cabecera de la cama unos 30º y evitar la flexion del cuello

b. Ponerlo en Fowler con piernas flexionadas

c. Ponerlo en trendelembourg con las piernas elevadas 30ª

d. Ponerlo en decúbito lateral, con cambios posturales cada 2 horas

657. Descarga que recibe un paciente adulto durante una fibrilación ventricular con un desfibrilador bifásico:

a. 100 julios   b. 200 julios

c. 300 julios   d. 360 julios

658. A Juan le están realizando una toracocentesis, usted observa que el paciente comienza con palidez, disnea, taquicardia, dolor torácico y vértigo. Sospecha que está sufriendo

a. Infarto miocardio   b. Atelectasia

c. Neumotórax   d. Pleuritis seca

659. Uno de los principales test / pruebas que se utiliza con el fin de valorar el equilibrio es el de:

a. Kerning   b. Romberg

c. Golberg   d. Glasgow

660. ¿Qué intervención enfermera es una intervención directa?

a. Intercambio de información de cuidados sanitarios

b. Coordinación preoperatoria

c. Desarrollo de un programa

d. Presencia

661. Un paciente ha recibido un bloqueante neuromuscular no despolarizante para ser intervenido quirúrgicamente. ¿Qué tipo de fármacos podrán usarse para revertir el bloqueo?

a. Ninguno, ya que el bloqueo producido por estos fármacos es irreversible hasta su metabolización por las colinesterasas
b. Agonistas de los receptores de dopamina
c. Inhibidores de la acetil colinesterasa
d. Agonistas alfa adrenérgicos

662. Entre los potenciales problemas postoperatorios está la atelectasia que se define como:

a. Una inflamación de los alvéolos
b. Una enfermedad en la que se colapsan los alvéolos y no se ventilan
c. Un coágulo de sangre que se ha desplazado hasta los pulmones
d. Un volumen sanguíneo circulante inadecuado

663. Entre los roles facilitadores desempeñados dentro de un grupo se encuentra:

a. El el opinante   b. El del desertor
c. El del obstinado   d. El del dominador

664. El hierro es un oligoelemento necesario para una amplia variedad de funciones biológicas, como:

a. Trasportar a través de la sangre el oxígeno de los alveolos pulmonares a las células de órganos y sistemas corporales
b. Transportar a través de la sangre distintas sustancias de los tejidos hasta los riñones
c. Transportar a través de la sangre los micronutrientes esenciales para el funcionamiento de órganos y sistemas corporales
d. Transportar a través de la sangre los lípidos necesarios para formar el tejido adiposo que actúa como aislante térmico

665. Tipo de estudio epidemiológico que puede producir la evidencia más sólida a la hora de establecer relaciones causa-efecto:

a. Estudio transversal
b. Estudio de cohorte
c. Estudio de casos y controles
d. Ensayo clínico

666. 'Diagnóstico de enfermería':

a. Problema potencial o real que puede aparecer como complicación de la enfermedad primaria, pruebas diagnósticas, tratamientos médicos o quirúrgicos
b. Epígrafe que da una descripción concisa de un problema de salud
c. Problema de salud real o potencial (de un individuo, familia o grupo) que las enfermeras pueden tratar de forma legal e independiente, iniciando las actividades de enfermería para prevenirlo, resolverlo o reducirlo
d. Problema de salud que ha afectado puede afectar o afecta a un paciente o familia

667. En pacientes con sondaje vesical no hay que:

a. Observar posibles signos de infección de las vías urinarias
b. Evitar la presión sobre la uretra en la unión del pene con el escroto
c. Irrigar la sonda de forma sistemática
d. Evitar la tensión y tracción sobre la vejiga

668. Los estándares de enfermería son:

a. Clasificación de resultados (NOC) para la valoración de los cuidados
b. Guías de cuidados para problemas específicos, ligados a diagnóstico, enfermedad o proceso
c. Normas fijas de actuación
d. Organización procesual de intervenciones NIC

669. Una revisión sistemática ha evaluado el efecto de cuatro modalidades de intervenciones educativas guiadas por enfermeras en pacientes con cáncer. Para ello, midieron el impacto sobre su calidad de vida y el nivel de dolor. Se obtuvieron estos hallazgos sobre la mejora de la calidad de vida, expresados en términos de Número Necesario a Tratar (NNT)

Modelo educativo 1: NNT 12 (IC: 95% 8,7-16,1). Modelo educativo 2: NNT 37 (IC: 95% 26,2-62,9). Modelo educativo 3: NNT 125 (IC: 95% 75,2-148,0). Modelo educativo 4: NNT 237 (IC: 95% 216,3-321,8).

¿Cuál de los cuatro es más efectivo?
a. El 4   b. El 2   c. El 3   d. El 1

670. ¿Qué es un genograma?

a. Es una representación gráfica multigeneracional
b. Registra información sobre los miembros de una familia y sus generaciones
c. Tiene una estructura en forma de árbol
d. Todas son correctas

671. Conjunto de signos y síntomas de una enfermedad:

a. Etiología   b. Síndrome
c. Semiología   d. Patocronia

672. Código Deontológico de la Enfermería. Señale la INCORRECTA:

a. La/el Enfermera/o deben trabajar para asegurar y mantener unas condiciones laborales que respeten la atención al/a la paciente y la satisfacción de los/as profesionales
b. Salvo en caso de conflictos laborales y de suspensión organizada de los servicios profesionales, la/el Enfermera/o tendrá presente que su primera responsabilidad es atender a los intereses de los/as enfermos/as
c. La/el Enfermera/o que participe en un conflicto laboral, tiene el deber de coordinar y comunicar las medidas adoptadas para garantizar la continuidad de los cuidados que necesitan sus pacientes

673. La evaluación del producto enfermero, tipificado desde el punto de vista del tiempo NO puede ser:

a. Previa o inicial   b. Permanente
c. Periódica   d. Continua

674. Incontinencia urinaria más frecuente en personas mayores:

a. por rebosamiento   b. de urgencia
c. de estrés   d. funcional

675. Ley de Autonomía del paciente. Sobre las Instrucciones Previas, o Testamento Vital o Directrices Anticipadas:

a. Aunque se menciona en la Ley, no se ha llevado a efecto en las Comunidades Autónomas por lo complejo de su ejecución
b. Por este documento, una persona mayor de edad, capaz y libre, manifiesta anticipadamente su voluntad, con objeto de que esta se cumpla en el momento en que llegue a situaciones en que no sea capaz de expresarla personalmente, sobre cuidados y tratamiento de su salud o el destino de su cuerpo y órganos si fallece
c. Por este documento, una persona mayor de edad, capaz y libre, manifiesta anticipadamente su voluntad, aunque el facultativo que le atienda, no tiene que darle más importancia que aun dato complementario
d. Por este documento, una persona mayor de edad, capaz y libre, manifiesta anticipadamente su voluntad sobre el destino de su cuerpo y órganos cuando fallezca

676. Respecto a la intolerancia a la lactosa NO es correcto:

a. La enzima necesaria para su absorción se produce en la mucosa intestinal
b. Es una intolerancia alimentaria que se presenta fundamentalmente durante la etapa infantil
c. Los síntomas suelen aparecer entre las 3 y 6 horas después de la ingesta
d. La lactosa no digerida en el intestino delgado pasa al grueso y allí es fermentada por las bacterias de la flora intestinal

677. Extracción de líquido de la cavidad abdominal del paciente con fines diagnósticos y /o terapéuticos:

a. Ascitis
b. Paracentesis
c. Diálisis peritoneal
d. Drenaje evacuatorio.

678. Entre las adaptaciones físicas y fenómenos que ocurren en el puerperio, podemos citar 'los loquios', que son:

a. Heridas traumáticas producidas en la vulva
b. Vómitos producidos inmediatamente después del parto
c. Las sensaciones dolorosas, en forma de contracciones uterinas
d. La pérdida hemática que se inicia tras el alumbramiento

679. En la clasificación de las técnicas didácticas de Educación para la Salud se pueden incluir la entrevista, la clase y la charla como Métodos...

a. directos
b. indirectos
c. mixtos
d. trasversales

680. Los diagnósticos de enfermería posibles para un paciente con esquizofrenia son:

a. Ansiedad, en relación con un pensamiento desorganizado y con ideas delirantes
b. Alteración en el autoconcepto: autoestima en relación con apatía y falta de contacto con la realidad
c. Aislamiento social en relación con apatía autismo y déficit de comunicación
d. Todas las respuestas son correctas

681. El objetivo primario de la atención prehospitalaria del traumatizado es:

a. Desplazar a la víctima cuanto antes a un centro hospitalario
b. El rápido reconocimiento y tratamiento inicial de lesiones que produzcan amenaza vital
c. Movilizar a la víctima con cuidado
d. Controlar la hemorragia

682. Las principales manifestaciones clínicas que presenta un paciente con EPOc son: señale la INCORRECTA

a. Respiración con labios fruncidos
b. Dedos en palillo de tambor
c. Fase espiratoria disminuida
d. Tos productiva

683. En el caso de intoxicación está contraindicada la inducción del vómito:

a. Cuando el tóxico es un cáustico
b. Cuando el tóxico es un derivado del petróleo
c. Cuando el enfermo tiene disminuido el nivel de conciencia
d. En todas las anteriores

684. Al realizar una prueba diagnóstica, ¿cuáles de las siguientes opciones no es una característica probabilística?

a. Sensibilidad
b. Valor predictivo negativo
c. Especificidad
d. Límites patológicos

685. La Enfermería basada en la Evidencia es...

a. La aplicación consciente, explícita y juiciosa de la mejor evidencia científica disponible relativa al conocimiento enfermero para tomar decisiones sobre el cuidado de los pacientes
b. Hacer estudios de investigación en cuidados de enfermería
c. Administrar cuidados basados en las opiniones de los expertos
d. :a aplicación de cuidados de enfermería que han mostrado ser eficientes

686. ¿Cuál de los siguientes métodos anticonceptivos NO se considera de barrera?

a. Preservativo femenino
b. Diafragma con espermicida
c. Capuchón cervical
d. Dispositivo Intrauterino (DIU)

687. Dentro de los procedimientos físicos de esterilización, se considera de calor seco el siguiente:

a. Tindalización
b. Membranas filtrantes
c. Filtros laminares
d. Horno Poupinel

688. Señala la INCORRECTA. A efectos de la ley de ordenación de las profesiones sanitarias, tienen la consideración de funciones de gestión clínica:

a. Participación en comités internos de calidad
b. Participación en proyectos institucionales dirigidos a asegurar la ética asistencial
c. Jefatura de equipos asistenciales
d. Coordinación de unidades administrativas

689. ¿Quienes son titulares del derecho a la protección de la salud, según la ley general de sanidad?

a. Todos los españoles que cotizan a la Seguridad Social
b. Españoles y extranjeros que residan en territorio nacional
c. Todos los españoles, residan o no en territorio nacional
d. Todos los españoles mayores de edad

690. Conforme la Ley General de Sanidad, ¿quién es competente para el establecimiento de sistemas de información sanitaria y la realización de estadísticas de interés general y supracomunitario?

a. La Administración del Estado, sin menoscabo de las competencias de las Comunidades Autónomas
b. Exclusivamente las Comunidades Autónomas
c. Las Corporaciones Locales
d. Los Ayuntamientos

691. Los sistemas de alerta temprana incluyen uno de estos elementos:

a. Conocimiento y mapas de amenazas
b. Pronosticar futuros eventos
c. Proceso a las autoridades políticas
d. No hacer nada hasta que te lo digan

692. Posición quirúrgica indicada para la cirugía de los órganos pelvianos:

a. Decúbito supino
b. Sims
c. Litotomía
d. Trendelenburg

693. La temperatura corporal se altera cíclicamente a lo largo del día. Alcanza su punto máximo:

a. Durante el descanso nocturno
b. Después de comer
c. Entre las 16 y 20 horas
d. Entre las 4 y las 6 horas

694. Es una intervención enfermera de nivel comunitario:

a. Apoyo al cuidador principal
b. Control de enfermedades trasmisibles
c. Enseñanza proceso de enfermedad
d. Potenciación de la autoestima

695. Según la OMS entre los principios de un sistema de salud perfecto NO se encuentra:

a. La eficiencia
b. La participación de los gestores del sistema sanitario
c. La universalidad
d. La equidad en la distribución de recursos

696. Dentro de la clasificación TNM (Tumor, Ganglio [Node], Metástasis). ¿Qué indicaría la clasificación T1N0M0

a. No existe evidencia de tumor primario
b. Existe afectación de los ganglios regionales
c. Hay metástasis a distancia
d. No hay metástasis a distancia

697. NO es factor de riesgo de incontinencia urinaria en personas mayores

a. Función inadecuada del tracto urinario inferior
b. Hiperactividad del nervio hipogloso
c. Presencia de barreras arquitectónicas
d. Deterioro de la movilidad física

698. Paciente con cáncer de pulmón con metástasis que le limita en la realización de las actividades. Él se centra en expresar culpabilidad por el hábito que le llevó a tener la enfermedad e intenta que usted le diga, que si cambia ahora de forma de vida, podrá demorar o incluso mejorar la progresión de la enfermedad y sus consecuencias. ¿Qué fase de duelo de Kubler Ross es?

a. Negación
b. Ira
c. Aceptación
d. Negociación

699. Las responsabilidades de la enfermera después de la cateterización cardiaca incluyen:

a. Pautar la dosis de antibiótico
b. Valorar la presencia de pulsos periféricos en la extremidad afectada
c. Aplicar calor en el lugar de la inserción del catéter
d. Administrar oxigenoterapia a todos los pacientes durante al menos 4 horas

700. En la intoxicación por alcohol etílico es FALSO que:

a. La mayor parte se elimina por vía renal
b. La mayor parte se metaboliza por hígado
c. El tiempo de latencia es inferior a dos horas
d. La broncoaspiración es la complicación más frecuente

701. Pigmentación pardusca sobre el puente de la nariz y las mejillas durante el embarazo o en las mujeres que toman anticonceptivos orales:

a. Cistocele b. Impétigo
c. Cloasma d. Ciesis

702. Las células óseas que se encargan de la osteogénesis se denominan:

a. Osteoblastos b. Osteoclastos
c. Osteoclitos d. Osteocitos

703. No es típico de la conjuntivitis aguda:

a. Aumento brusco de la presión intraocular
b. Sensación ocular de cuerpo extraño
c. Fotofobia
d. Hiperemia conjuntival

704. La sonda de Levin se usa con mucha frecuencia, teniendo distinto calibre y presentando múltiples orificios en su extremo distal, ¿cuántas vías tiene este tipo de sondas?

a. Una sola vía
b. Dos vías
c. Tres vías
d. Dos vías y una de drenaje

705. Uno de estos ejercicios NO entraría en la metodología de un programa de fisioterapia respiratoria en geriatría:

a. Aprendizaje de la respiración diafragmática
b. Reeducación de la tos
c. Reeducación del hábito de respiración nasal
d. Un calentamiento andando a paso ligero y cada cual dentro de sus posibilidades

706. Respecto a la administración de las vacunas señale la INCORRECTA:

a. Para administrar vacunas por vía intramuscular la aguja debe perforar la piel con un ángulo de 90º
b. Cuando se deba administrar una vacuna y una gammaglobulina, deben inyectarse en extremidades distintas
c. La vacuna de la tuberculosis (BCG) se administra por vía intradérmica
d. La vacuna del rotavirus se administra por vía subcutánea profunda

707. En los estudios del doctorando D.N.F. se recoge el significado de la experiencia sufrida por alumnos de diferentes institutos de educación secundaria de la provincia de Málaga, que han sufrido acoso escolar en el año 2016. Sería un tipo de estudio:

a. Observacional b. Fenomenológico
c. Etnográfico d. Biográfico

708. Ante una hemorragia producida por anticoagulantes orales (cumarínicos) el antídoto sería:

a. Sulfato de protamina
b. Vitamina K
c. Estreptoquinasa
d. Ácido E-amino caproico

709. En la técnica de administración de la Nutrición Enteral, ésta NO se puede asministrar...

a. por vía oral
b. a través de S.N.G
c. a través de gastrotomia
d. por vía intravenosa

710. Una persona con un cuadro maniaco seguramente presentara manifestaciones de dependencia en la necesidad de trabajar y realizarse debido a:

a. Actividad incesante pero improductiva
b. Periodos de estrés laboral continuado
c. Cansancio excesivo y anhedonia
d. Miedo al fracaso

711. Una enfermera ha detectado, en diferentes ocasiones, un problema real en los pacientes que atiende que no se corresponde con ninguno de los diagnósticos contenidos en la clasificación NANDA. La forma de proceder para que pueda ser incluido en la taxonomía es proponer una estructura que contenga como mínimo:

a. El problema. La etiología. Los signos y los síntomas
b. El problema. La etiología. Los signos y los síntomas. Estudios de los casos y sus resultados
c. El problema definido. Las etiologías más comunes y las posibles. Características mayores y menores que indican la existencia del problema. Al menos los resultados de un estudio experimental
d. La Etiqueta. Definición. Características definitorias. Factores relacionados. Apoyo bibliográfico. Intervenciones y resultados apropiados
e. La Etiqueta. Definición. Características definitorias. Factores relacionados. Factores de riesgo. Apoyo bibliográfico. Intervenciones y resultados apropiados

712. Uno de los aspectos a valorar en un paciente que recibe alimentación por sonda nasogástrica es:

a. Las pupilas
b. La distensión abdominal
c. La ingurgitación yugular
d. Los edemas

713. Ante el tratamiento de la HTA, en general se recomienda la monoterapia-minidosis-unidosis. Qué significa:

a. Hay que comenzar el tratamiento con una sola terapia (farmacológica o modificaciones del estilo de vida. a la mínima dosis necesaria
b. Todos los fármacos deben tomarse en la mínima dosis necesaria y en la misma toma (hora y frecuencia)
c. Se recomienda iniciar el tratamiento con un solo fármaco, a la dosis mínima posible y con una toma diaria
d. Los fármacos y las modificaciones del estilo de vida deben prescribirse en un mismo bloque creando sinergias entre ambos

714. los ejercicios de Kegel:

a. Son flexiones abdominales
b. Son el tratamiento de elección en la IU por rebosamiento
c. Son el tratamiento de elección en la IU de esfuerzo
d. Deben ser recomendados por el especialista porque pueden afectar a tratamientos posteriores

715. Según la Ley General de Sanidad, en cada Comunidad Autónoma habrá:

a. Una Zona básica de Salud
b. Un Área de Salud
c. Un Sistema Nacional de Salud
d. Un Servicio de Salud

716. Según la clasificación de las lesiones del pie diabético (Wagner), la úlcera profunda con celulitis, absceso u osteítis es del Grado:

a. 0 b. 1 c. 2 d. 3

717. Sustancia indicada para antagonizar el efecto de las heparinas no fraccionadas en caso de Hemorragia:

a. Protamina b. Vitamina K
c. Acenocumarol d. Adrenalina

718. Para valorar las ABVD (Actividades Básicas de la Vida Diaria), se utilizan:

a. El índice de Katz y la escala de Barthel
b. La escala de Lawton y Brodie
c. El Dementia Ratting Scale de Blessed
d. Ninguna es correcta

719. Institución oficial que asumió la responsabilidad de formular diagnósticos de enfermería aceptables, y aprobó una taxonomía para la clasificación de tales diagnósticos y continúa en su desarrollo:

a. NIC b. NANDA c. NOC d. CIE-9

720. A un paciente con afectación renal, le daremos una dieta:

a. Hiperproteica   b. Pobre en colesterol
c. Astringente   d. Hipoproteica

721. La OMS clasifica la HTA atendiendo a la afectación de los órganos diana, ¿en qué fase se incluiría aquella hipertensión que produce signos de afectación orgánica, como, por ejemplo, la insuficiencia cardiaca?

a. I   b. II   c. III   d. IV

722. La Cartera de Servicios Comunes del Sistema Nacional de Salud:

a. Solo recoge prestaciones de Atención Primaria
b. Solo recoge prestaciones de Atención Especializada
c. Recoge prestaciones de Salud Pública, Atención Primaria, Atención Especializada, Atención de Urgencia, Prestación Farmacéutica, Prestación Ortoprotésica, de Productos Dietéticos y de Transporte Sanitario
d. Solo recoge prestaciones de Salud Pública

723. Según Lalonde, el nivel de salud de una comunidad viene determinado por la interacción de:

a. Biología humana
b. Medio ambiente y estilo de vida
c. El sistema de asistencia sanitaria
d. Todas las anteriores

724. Fármaco contraindicado en niños y adolescentes por haberse asociado epidemiológicamente con el Síndrome de Reye:

a. Ácido Acetil Salicílico   b. Paracetamol
c. Ibuprofeno   d. Diclofenaco

725. Sobre las medidas físicas a aplicar en el postoperatorio de una amputación de una extremidad inferior, es INCORRECTO:

a. Colocar una tabla debajo del colchón
b. Elevar los pies de la cama para evitar los edemas
c. Para el tratamiento del dolor del miembro fantasma, administrar analgésicos
d. Colocar almohadas debajo del muñón para reducir el edema

726. Mujer de 57 años que pesa 95 kg y tiene antecedentes de ingesta diaria de alcohol, tabaquismo, hipertensión arterial, ingesta alta de sodio y vida sedentaria. Identifique qué factor de riesgo es el más significativo relacionado con la enfermedad arterial periférica de esta mujer:

a. Sexo y edad
b. Tabaquismo e hipertensión
c. Peso e ingesta de alcohol
d. Estilo de vida sedentario

727. 'Secreto profesional' es el compromiso de no divulgar aquello que es conocido mediante el desempeño de una profesión...

a. ... compromiso que es adquirido por el profesional mediante un pacto tácito que realiza con la sociedad por el hecho de asumir una profesión
b. ... excepto en el ámbito profesional
c. ... excepto si es un dato irrelevante para la vida del paciente
d. ... compromiso que queda anulado si las condiciones laborales son malas

728. Estas técnicas se podrían utilizar en el desarrollo de un programa de Educación para la salud. Cuál se considera 'Técnica de Análisis':

a. Rejilla   b. Fotopalabra
c. Método del caso   d. Role-playing

729. Paciente de 76 años con antecedentes de insuficiencia cardiaca. Ingresa con edema pulmonar. Qué proceso fisiopatológico le está sucediendo:

a. La perfusión de los pulmones está reducida a causa de un émbolo pulmonar
b. La ventilación de los pulmones está reducida a causa de un tapón de mucosidad
c. En la mayoría de las ocasiones el edema pulmonar se debe a una infección urológica
d. El aumento de la presión hidrostática en los capilares pulmonares provoca que el líquido se extravase a los espacios intersticiales

730. De los siguientes factores determinantes de la salud. ¿cuál clasificaría como un factor ambiental?

a. Una alteración congénita
b. Las radiaciones ionizantes
c. El consumo de grasas saturadas
d. Una campaña de vacunación

731. La enfermera puede romper el secreto profesional cuando...

a. ... peligre la vida del paciente
b. ... se vea obligada por motivos legales
c. ... haya sufrido una agresión verbal y/o física por el paciente
d. ... lo solicite un facultativo o familiar directo

732. Señale la INCORRECTA:

a. El proceso enfermero favorece la individualización de la persona
b. El proceso enfermero asegura el éxito de las intervenciones enfermeras
c. El proceso enfermero impide omisiones y repeticiones de los cuidados
d. El proceso enfermero permite una buena comunicación entre enfermera y paciente

733. El índice de Barthel mide:

a. La depresión de los ancianos
b. El riesgo de fragilidad social
c. El estado cognitivo
d. La valoración funcional para las actividades de la vida diaria

734. El modelo de gestión total de la calidad define la calidad en función de:

a. Los beneficios
b. La eficiencia
c. La satisfacción de los clientes
d. La optimización de recursos

735. En la atención al paciente terminal, para una relación óptima entre los diversos niveles asistenciales, es necesario:

a. La información entre ambos niveles debe ser unidireccional y permanente
b. Todos los niveles asistenciales implicados deben intervenir, en primer lugar, a iniciativa del responsable asistencial
c. El paciente debe conocer o tener información de la existencia de los diversos niveles asistenciales
d. El Equipo de Atención Primaria es autosuficiente al plantearse como objetivo el bienestar del enfermo

736. En los componentes de un diagnóstico enfermero de la NANDA, a los factores ambientales y elementos fisiológicos, psicológicos, genéticos o químicos que incrementan la vulnerabilidad de un individuo, familia o comunidad ante un evento no saludable se les denomina:

a. Características definitorias
b. Factores de riesgo
c. Factores reales
d. Factores relacionados

737. Vamos a enseñar a tres pacientes que ya han sufrido un infarto agudo de miocardio cómo realizar actividades físicas ligeras. Estamos actuando en el nivel de prevención:

a. Primaria   b. Secundaria
c. Terciaria   d. Cuaternaria

738. En un paciente que se encuentra encamado en domicilio y presenta disfagia, tenemos que tener en cuenta que el riesgo más grave es:

a. Neumonía por broncoaspiración
b. Desnutrición
c. Dispesia
d. Odinofagia

739. ¿Cuál de los siguientes objetivos nos proponemos en el plan de cuidados del enfermo respiratorio crónico?

a. Mejorar la calidad respiratoria del enfermo
b. Identificar el microorganismo infectante
c. Determinar el tratamiento antibiótico más adecuado
d. Deambulación precoz

740. Un estudio evaluó la efectividad de un programa integrado hospital-Atención Primaria para la gestión de pacientes con insuficiencia cardiaca en una área integral de salud, frente a pacientes con insuficiencia cardiaca que recibían atención convencional, obteniendo que los pacientes con insuficiencia cardiaca incluidos en el programa obtuvieron una HR (Hazard Ratio) para la mortalidad de 0,92 (IC 95%: 0,86 – 0,97)

a. Si hubieran medido el riesgo relativo, los valores obtenidos habrían sido idénticos

b. No hay diferencias en la mortalidad entre los pacientes con insuficiencia cardiaca incluidos en el programa integrado y los no incluidos

c. Los pacientes con insuficiencia cardiaca incluidos en el programa integrado, tienen más riesgo de mortalidad que los que recibieron atención convencional

d. Los pacientes con insuficiencia cardiaca incluidos en el programa integrado, tienen menos riesgo de mortalidad que los que recibieron atención convencional

741. La triada clásica de síntomas asociados al síndrome hemolítico urémico consiste en

a. Anemia ferropénica, trombocitopenia y daño renal agudo

b. Anemia hemolítica, pancitopenia y daño renal crónico

c. Anemia hemolítica, trombocitopenia y daño renal agudo

d. Anemia hemolítica, pancitopenia y daño renal agudo

742. Al respecto del informe de auditoria, según el reglamento de los servicios de prevención, señale la INCORRECTA:

a. El informe de auditoría debe indicar la documentación que ha servido de base a la auditoría, incluida la información recibida de los representantes de los trabajadores, que se incorporará al informe

b. El informe de auditoría debe contener una descripción sintetizada de la metodología empleada para realizar la auditoría y, en su caso, identificación de las normas técnicas utilizadas

c. El informe de auditoría debe establecer conclusiones sobre la eficacia del sistema de prevención y sobre el cumplimiento por el empresario de las obligaciones establecidas en la normativa de prevención de riesgos laborales

d. El informe de auditoría es de uso exclusivo del empresario para mejorar el sistema de gestión, no siendo necesaria su presentación a la autoridad laboral ni a los delegados de prevención si así lo requieren

743. ¿Cuál es el agente antiarrítmico de elección en RCP?

a. Nitroglicerina   b. Amiodarona
c. Dobutamina   d. Dopamina

744. En la atención al niño inmigrante se debe realizar una supervisión del calendario vacunal ¿Y en el caso de no existir constancia documental de la vacunación en su país de origen?

a. Consideraremos al niño como no vacunado e iniciaremos el calendario vacunal en función de la edad

b. Siempre debemos realizar un estudio serológico para comprobar el estado de inmunización del niño

c. No administraremos ninguna vacuna y haremos un seguimiento de la salud del niño con visitas programadas más frecuentes

d. Siempre reiniciaremos la vacunación. En los países pobres se rompe con frecuencia la cadena de frío durante el transporte de las vacunas

745. Cuántas capas tiene el pericardio:

a. 1   b. 2   c. 3   d. 4

746. En el aparato respiratorio:

a. Los orificios que comunican las fosas nasales y la faringe se denominan ventanas nasales

b. La faringe forma parte de las cías respiratorias bajas

c. La epíglotis impide el paso del bolo alimenticio a la laringe durante la deglución

d. La glotis se encuentra situada en el interior de la faringe

747. El tratamiento de la fibrilación ventricular prioriza las descargas con el desfibrilador pero, ¿en qué momento administraría adrenalina?

a. Nunca

b. Después de la 1ª descarga

c. Después de la 2ª descarga

d. Solo si se confirma que la causa desencadenante es la hipovolemia

748. Alejandra, de 89 años, consciente y orientada, lleva institucionalizada en el hospital desde hace tres meses. El motivo de ingreso fue una fractura de húmero izquierdo, pero tras su intervención se complicó con un proceso de infección respiratoria que la ha mantenido ingresada y con mínima posibilidad de desplazamiento. La interacción social y su actividad diaria se han reducido considerablemente. Manifiesta aburrimiento y motivación para aumentar la actividad y los contactos sociales, sin embargo, el entorno no permite dedicarse a una actividad diaria parecida a su hábito en el domicilio. Etiqueta diagnóstica:

a. Estilo de vida sedentario

b. Déficit de actividades recreativas

c. Riesgo de síndrome de desuso

d. Temor

749. ¿Cuál de los siguientes efectos NO es propio de las benzodiacepinas?

a. Efecto ansiolítico

b. Efecto anticonvulsivante

c. Efecto antipsicótico

d. Efecto sedante

750. En estrés como proceso cognitivo:

a. Todas las personas reaccionan de la misma manera ante los estímulos

b. Solo hay un estímulo

c. Debemos de conceptualizarlo como algo más que un estímulo

d. Ninguna es correcta

751. En relación a la 'Patología dual':

a. Es un tipo de enfermedad mental

b. Coexisten una alteración mental y una adicción

c. Coexistencia de de dos tipos de alteraciones mentales

d. Coexistencia de dos tipos de adiciones

752. Las suturas del cráneo pertenecen a un tipo de articulación denominado:

a. Fontanelas   b. Anfiartrosis
c. Sinartrosis   d. Diartrosis

753. Para entender mejor el concepto de Salud-Enfermedad nos fijaremos en:

a. Concepción etiológica y social

b. Indicadores demográficos

c. Educación para la Salud

d. Estadística Sanitaria

754. Aparición de placas de color rojo brillante en el dorso de la lengua:

a. Lengua escrotal   b. Lengua geográfica
c. Lengua nigra   d. Lengua pilosa

755. Según la psicología cognitiva, la etiología de la enfermedad mental se produciría porque:

a. Las conductas de los sujetos están aisladas de los procesos del pensamiento

b. Los estímulos internos contradictorios e incongruentes elicitan respuestas alteradas en los sujetos

c. Existen alteraciones en el procesamiento de la información por parte del sujeto que originan los trastornos de la conducta

d. En los individuos existe una dificultad de elaborar los estímulos externos

756. Mediante qué técnica conseguimos la destrucción de todos los microorganismos, tanto patógenos como no patógenos, así como sus esporas, en material quirúrgico:

a. Una desinfección profunda

b. Una esterilización

c. No se puede erradicar todo microorganismo

d. Nada de lo anterior

757. En el registro de enfermería importa utilizar lenguajes estandarizados en la toma de decisiones y comunicación de la información sobre la efectividad del cuidado porque:

a. Se podrán imputar costes del cuidado enfermero

b. Mejorará la comunicación entre los enfermeros y entre enfermero/usuario asegurando la calidad y continuidad de cuidados

c. Permitirá desarrollar los sistemas de información de cuidados

d. Todas son ciertas

758. Entre las alteraciones de la afectividad que pueden presentarse en una persona con un trastorno esquizofrénico está la paratimia, que se caracteriza por:

a. La afectividad no se ajusta a la vivencia del momento
b. El sujeto permanece encerrado en si mismo
c. Incapacidad para experimentar ninguna emoción
d. Perdida de capacidad de respuesta afectiva

759. En relación con las medidas de prevención de las Infecciones de Transmisión Sexual (ITS). Es INCORRECTO

a. Para prevenir la trasmisión del virus del papiloma humano el Consejo Interterritorial del Sistema Nacional de Salud recomienda vacunar a las niñas a los 12 años de edad
b. El preservativo de látex y el diafragma se consideran métodos muy efectivos para la prevención de ITS
c. Los espermicidas no se consideran un método adecuado para prevenir las ITS
d. Las personas con una ITS diagnosticada deben recibir consejo sobre el periodo en el que ellas y sus parejas deben evitar tener relaciones sexuales

760. Uno de los consejos higiénico-dietéticos recomendados al paciente con reflujo gastroesofágico es...

a. Acostarse inmediatamente después de comer, para hacer bien la digestión
b. Ingesta habitual de café, te y chocolate para cerrar el esfínter
c. Elevar los pies de la cama 15 a 20 cm., para mejorar la circulación
d. No comer ni beber 2 h. antes de acostarse

761. Antes de iniciar la técnica de EEG, es necesario:

a. Presentar resultado de ecoencefalograma
b. Acudir en ayunas
c. Hacer glucemia basal
d. Todas son falsas

762. La pulsioximetría permite:

a. Determinar la actividad eléctrica cardiaca
b. Administrar fármacos
c. Conocer el hematocrito
d. Determinar la saturación de oxígeno

763. Concentración mantenida de un medicamento en el plasma durante una serie de dosis programadas:

a. Meseta
b. Comienzo de la acción
c. Pico del nivel de plasma
d. Vida media de un medicamento

764. La presbiacusia es:

a. La pérdida de visión debida a cambios de la edad
b. La pérdida de audición debida a cambios de la edad, asociada al envejecimiento
c. El aumento de audición debido a cambios de la edad
d. Un vértigo del sistema nervioso central

765. Volumen de aire remanente en los pulmones tras la exhalación máxima:

a. Volumen residual
b. De ventilación pulmonar
c. Capacidad de inspiración
d. Capacidad vital

766. Dentro de la demografía dinámica los cambios responsables de la dinámica poblacional están regulados por:

a. Los movimientos migratorios
b. Fecundidad
c. Natalidad
d. Las respuestas a y c son correctas

767. Para evitar la osteoporosis:

a. Evitar la actividad física
b. Aumentar la ingesta de calcio con la edad
c. El alcohol tiene un efecto beneficioso a dosis que no causan daño hepático
d. Llevar una dieta hiperproteica

768. Las manifestaciones psicológicas durante la salida del estado de anestesia, como imágenes vívidas, alucinaciones, pesadillas y delirio de salida (sensaciones disociativas o de flotación) caracterizan el anestésico:

a. Sevoflurano
b. Tiopental
c. Ketamina
d. Propofol

769. Se considera una verdadera contraindicación para la administración de una vacuna sistemática:

a. Enfermedad/infección aguda leve con fiebre < 38º C o sin fiebre
b. Tratamiento con antibióticos
c. Reacción alérgica grave a esa vacuna o a uno de sus componentes
d. Antecedentes de asma, eccema o atopia

770. 'Taxonomía de diagnósticos de enfermería'. Nos referimos a:

a. C.I.E.-10
b. W.O.N.C.A
c. C.I.E.-9
d. N.A.N.D.A

771. Cuál de los siguientes eslabones NO pertenece a la cadena epidemiológica de las infecciones:

a. Reservorio
b. Mecanismo de transmisión
c. Huésped
d. Susceptibilidad del individuo

772. Entre las actividades encaminadas a fomentar conocimientos y hábitos sanos entre los integrantes de la comunidad escolar NO se incluye:

a. Educación sanitaria de alumnos, padres, profesores y personal no docente
b. Desarrollo de actitudes y hábitos positivos para la salud
c. Conocimientos necesarios para la promoción y protección de la salud
d. Inspección del medio ambiente

773. Una ventaja de los registros de enfermería:

a. Garantizar la comunicación e información entre los miembros del equipo
b. Asesora a los clientes en sus decisiones sobre los cuidados en salud
c. Evitan olvidos, improvisaciones, duplicidades y facilitan la coordinación
d. Son verdaderas A y C

774. La piel es el órgano más extenso del cuerpo y recubre a todo el organismo. Para evaluar si está en buen estado valoraremos esto, EXCEPTO:

a. Color
b. Temperatura
c. Prurito
d. Tipo de lesión

775. Respecto de la pauta vacunal de hepatitis B

a. Hay que realizar sistemáticamente un screening serológico previo
b. La vacunación se administrará por vía subcutanea
c. La pauta habitual es en tres dosis a los 0-1-6 meses de la primera administración
d. Las tres son correctas

776. Las lesiones mesencefálicas del tercer par presentan pupilas:

a. mióticas y reactivas
b. mióticas arreactivas
c. midriáticas y reactivas
d. midriáticas arreactivas

777. ¿Es necesario administrar vacuna de recuerdo de difteria-tétanos en un paciente sano de 25 años correctamente vacunado en la infancia, que se ha cortado con el cristal de una botella y presenta una herida limpia?

a. Sí, habría que administrar una dosis de recuerdo de difteria-tétanos al haber transcurrido más de 10 años desde la última dosis
b. Sí, habría que administrar una dosis de recuerdo de difteria-tétanos y una dosis de gammaglobulina antitetánica al haber transcurrido más de 10 años desde la última dosis
c. No, se encuentra protegido y no sería necesario administrar dosis de recuerdo
d. Sí, siempre que se produce una herida incisa hay que administrar una dosis de recuerdo de vacuna antitetánica, independientemente del estado vacunal del paciente

778. Cuidados de enfermería a un niño con bronquiolitis. NO es correcto:

a. Humidificar las secreciones
b. La oxigenoterapia
c. Emplear broncodilatadores y antibióticos
d. Todo es correcto

779. Mientras espera para consulta en su Centro de Salud, un paciente de 74 años sufre dolor torácico opresivo severo con sudoración profusa. Su tensión arterial es 130/80 mmHg y su frecuencia cardíaca es de 90 latidos/minuto. Desgraciadamente el electrocar-diógrafo se estropeó ayer. ¿Qué haremos?

a. Administrarle nitritos por vía sublingual y esperar a que ceda el dolor
b. Administrarle nitritos por vía sublingual y una ampolla de metamizol magnésico vía intramuscular como analgesia y trasladarlo urgentemente a un hospital, ya que seguramente tiene un infarto de miocardio
c. Administrarle nitritos por vía sublingual y trasladarlo a un hospital si en media hora no cede el dolor, ya que no está claro si tiene un infarto de miocardio
d. Administrarle nitritos por vía sublingual y trasladarlo a hospital de forma urgente, ya que es síntoma de infarto de miocardio

780. Bebé sano, en sus primeros 18 meses ¿qué síntoma sería alarmante?

a. Pérdida del 10% del peso al nacimiento durante la primera semana de vida
b. Persistencia del reflejo de Moro a los 2 meses
c. Ausencia de transferencia contralateral de objetos a los 12 meses
d. Ganancia ponderal mensual inferior a 300 g entre los 15 y 18 meses

781. La anemia es una disminución de:

a. La concentración de Hemoglobina
b. La cifra de Hematíes
c. El Hematocrito
d. El volumen corpuscular medio de Hematíes

782. Al realizar una espirometría:

a. Mantener en ayunas 4-6 horas previas
b. No fumar durante 4-6 horas previas
c. Hacer ejercicios respiratorios previos
d. Recordar suspender en las 12 horas anteriores a la prueba los broncodilatadores de acción corta

783. Las vías de eliminación de fármacos más importantes son:

a. Sistema cardíaco
b. Sistema nervioso
c. Sistema renal y digestivo
d. Aparato locomotor

784. Los patrones funcionales descritos por Marjory Gordon agrupan los diagnósticos de enfermería, de forma que el diagnóstico, 'deterioro de la interacción social' está en el patrón:

a. Rol / Relaciones
b. Actividad / Ejercicio
c. Afrontamiento / Tolerancia al Estrés
d. Reposo / Sueño

785. Sexualidad. Señala la FALSA:

a. La sexualidad es una dimensión humana que abarca todo cuanto somos
b. Se desarrolla a lo largo de nuestra vida, de forma progresiva y evolutiva
c. Al pertenecer al ámbito de lo privado no está condicionada por la sociedad
d. Todos los humanos nos relacionamos sexualmente

786. En un paciente postoperado de una derivación urinaria, la enfermera debe vigilar el volumen urinario cada hora. ¿Por debajo de cuántos ml/h de orina puede indicar que el paciente está deshidratado o presenta algún tipo de obstrucción o pérdida interna?

a. 200 ml/h
b. 100 ml/h
c. 80 ml/h
d. 50 ml/h
e. 30 ml/h

787. Con respecto a los determinantes de salud según Lalonde, aquel que incluye todo lo propiamente endógeno, esto es, la herencia genética, el proceso de envejecimiento…:

a. Biología humana
b. Medio ambiente
c. Estilo de vida
d. Genética humana

788. Una contraindicación para la vacunación de la gripe es:

a. Alergia al huevo
b. Embarazo
c. Inmunodepresión
d. Las tres

789. En un restaurante un señor de 50 años se levanta con las manos en la garganta y muy agitado. Dice con voz estridente que se ahoga. Primera acción que deberíamos realizar:

a. Llamar a los servicios de emergencias
b. Darle 5 palmadas interescapulares
c. Animarle a que tosa enérgicamente
d. Realizarle la maniobra de Heimlich

790. En la realización de un electrocardiograma (ECG), colocación de los electrodos para las derivaciones de los miembros (brazo derecho, brazo izquierdo, pierna izquierda)

a. En la posición más proximal del miembro, cerca del corazón
b. En la posición más distal del miembro
c. Debe hacerse en una zona intermedia del miembro
d. En cualquier lugar del miembro

791. En la gestión y administración de servicios existe un método que fue propuesto por Hanlon para la priorización de problemas. Su fórmula se compone de cuatro criterios. Uno de ellos puede por sí solo hacer que el problema analizado obtenga un valor global de 0, dado cómo funciona dicho criterio dentro de la fórmula y el rango de valor que puede tener:

a. Severidad
b. Efectividad
c. Factibilidad
d. Magnitud

792. Embarazada de 39 años, grávida 1 para 0. a las 24 semanas de embarazo se le registra una tensión arterial de 150/95 mmHg, 80 latidos/minuto y un peso de 62,500 kg. antes del embarazo su peso era de 54,400 kg. Presenta una proteinuria de 350 mg/24 horas y edemas en las extremidades inferiores. No manifestó tener alteraciones visuales ni dolor de cabeza. Después de llevar un control estricto en su embarazo, tuvo un recién nacido de 3.800 kg por cesárea y decidió alimentarlo con lactancia natural. Ante esta situación, planificaría los cuidados siguiendo el protocolo de:

a. Embarazo ectópico
b. Hipertensión gestacional
c. Pre-eclampsia
d. Desprendimiento prematuro de placenta

793. En uno de los siguientes fármacos, la monitorización terapéutica se realiza mediante la evaluación farmacodinámica y no como es habitual con la determinación de concentración en suero:

a. Ácido Valproico
b. Tobramicina
c. Ciclosporina A
d. Warfarina y Acenocumarol

794. Tenemos que realizar una gasometría arterial. Arteria para la punción:

a. Cubital
b. Radial
c. Humeral

795. Los cuidadores familiares tienen un destacado papel en la atención de los pacientes inmovilizados y en general con atención domiciliaria. Responsabilidad de los profesionales de enfermería respecto a esos cuidadores:

a. Se realizarán actividades de educación sanitaria sistemática y de soporte a toda la familia
b. Recibir de los profesionales de enfermería sobre todo soporte emocional, para afrontar la enfermedad y colaborar en los cuidados
c. Se les prestará el apoyo necesario para superar la situación de angustia que supone la presencia de la enfermedad, proporcionándole conocimientos y destrezas suficientes para desempeñar aquellas actividades que el EAP delegue en ellos y fomentando la máxima autonomía y autorresponsabilidad en relación con la atención del paciente

796. Es manifestación clínica de diabetes:

a. Oliguria
b. Polidipsia
c. Buena hidratación de la piel
d. Pérdida de apetito

797. Una pareja en que ambos portan un gen recesivo para una determinada enfermedad. ¿Cuál es la probabilidad de tener un hijo enfermo?

a. 1   b. 0,75   c. 0,5   d. 0,25

798. Fallecido el paciente: derecho de acceso a la historia clínica de las personas vinculadas a él:

a. Se facilitará la historia clínica su totalidad, en todo caso

b. No se facilitará la información de la historia clínica que afecte a la intimidad del fallecido

c. No se facilitará la historia clínica

d. Se facilitarán solo las pruebas diagnósticas

799. Referente a la mecánica corporal, señala la INCORRECTA:

a. Al levantar un objeto pesado no hay que doblar la cintura

b. Se deben utilizar preferentemente los músculos de la espalda

c. Se debe ampliar la base de sustentación, separando los pies

d. Se debe trasladar el objeto manteniéndolo cerca del cuerpo

800. La PVC mide la presión de...

a. ... la aurícula derecha

b. ... la aurícula izquierda

c. ... el ventrículo izquierdo

d. ... el ventrículo derecho

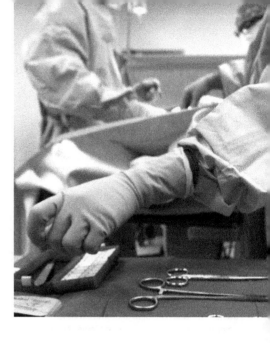

800

801. El señor Andrés tiene prescrita sueroterapia a razón de 2 litros de solución salina isotónica en 24 horas. ¿A cuántas gotas/minuto graduaría la perfusión?

a. 20   b. 24   c. 28   d. 32   e. 36

802. Desde el punto de vista de salud pública, definición de 'comunidad'

a. Conjunto de seres humanos, enfermos o no, que viven en un territorio definido por límites geográficos

b. Conjunto de personas que influyen y son afectadas por un determinado entorno educativo

c. Grupo social determinado por límites geográficos y/o intereses y valores comunes. Sus miembros se conocen e interaccionan entre ellos

d. Conjunto de diversas poblaciones que habitan un ambiente común en un determinado tiempo y que se encuentra en interacción recíproca

803. Existen determinadas situaciones en las que no se esta obligado a obtener el consentimiento informado (son excepciones al consentimiento informado). Una de ellas es:

a. Una situación denominada de 'Privilegio terapéutico'. No se proporciona información argumentando que está puede ser perjudicial para la situación en la que se encuentra el paciente

b. Cuando el médico lo decide

c. Cuando los laboratorios lo aconsejan

d. Cuando la familia no lo quiere y ha tomado la decisión sin consultar con el paciente

804. No es una etapa del proceso de Enfermería:

a. Entrevista   b. Valoración
c. Ejecución   d. Evaluación

805. Paciente sometido a una cirugía cardiaca reparadora de válvula mitral. Tras tres días en la unidad de Cuidados Intensivos continúa con ventilación mecánica en modo ventilatorio de presión soporte (PS). Observamos que presenta una frecuencia respiratoria de 8 respiraciones por minuto, evidenciándose un volumen corriente de 245 ml. Al extraer una gasometría arterial, se observa un pH de 7,28, una PCO2 de 63 mm Hg y un HCO3 de 28 mEq/L. ¿Cuál de los siguientes desequilibrios ácido-básicos presentará nuestro paciente?

a. Acidosis respiratoria

b. Alcalosis respiratoria

c. Acidosis metabólica

d. Alcalosis metabólica

806. A razón de la 'Guía de Práctica Clínica sobre Cuidados Perioperatorios en Cirugía Mayor Abdominal' publicada por el Ministerio de Sanidad, Servicios Sociales e Igualdad y en base a las recomendaciones de la (USPSTF) US Preventive Services Task Force, se considera INCORRECTA:

a. Se recomienda implementar un plan de cuidados perioperatorios que fomente la movilización precoz y progresiva del paciente, con el levantamiento de la cama el mismo día de la cirugía, y el inicio de la deambulación dentro de las primeras 24 horas postoperatorias

b. En pacientes que han sido intervenidos de cirugía colorrectal, cirugía del intestino del-

gado o cirugía abdominal ginecológica, se recomienda iniciar la ingesta oral de líquidos y sólidos lo antes posible, según la tolerancia del paciente, preferiblemente dentro de las primeras 24 horas después de la intervención quirúrgica

c. En pacientes no diabéticos que van a ser intervenidos de cirugía mayor abdominal electiva, se recomienda la administración de 200 a 400 ml de una bebida carbohidratada que contenga al menos 50 g de glucosa, hasta 2 horas antes de la intervención quirúrgica

d. Se recomienda el uso de premedicación sedante y/o ansiolítica de acción intermedia o larga en pacientes intervenidos de cirugía mayor abdominal

807. NO corresponde a un criterio de Lown para considerar peligrosos los extrasístoles ventriculares:

a. Presencia de más de 5 extrasístoles / min.

b. Rachas de tres o más seguidos

c. Procedencia de varios focos

d. Fenómeno de T sobre R

808. Con respecto a la 'hepatitis E':

a. El reservorio es el ser humano y en algunos casos animales

b. La transmisión es por vía parenteral

c. Precisa tratamiento de contacto

d. El período de incubación es de 7 días

809. Es un patrón funcional de Marjory Gordon:

a. Patrón Seguridad-Protección

b. Patrón Percepción-Manejo de la salud

c. Patrón Crecimiento-Desarrollo

d. Patrón Respiratorio

810. Incontinencias urinarias:

a. La incontinencia por rebosamiento afecta en mayor medida a los varones con hiperplasia benigna de próstata
b. La incontinencia de urgencia o imperiosa tiene etiología en la debilidad del esfínter externo
c. La incontinencia funcional se caracteriza por leves pérdidas de orina ante el aumento de la presión intraabdominal
d. La incontinencia de esfuerzo se caracteriza por grandes pérdidas de orina

811. Agentes celulares que tienen las funciones vitales de crecimiento y diferenciación celulares:

a. Oncogenes
b. Protooncogenes
c. Cocarcinógenos
d. Carcinógenos

812. 'Forma de actuar o de comportarse adquirida por aprendizaje y, sobre todo, por repetición'

a. Motivación
b. Personalidad
c. Hábito
d. Reforzamiento

813. Las actividades educativas en Atención Primaria deben dirigirse según la OMS a:

a. Aumentar el nivel de conocimientos de la población
b. Organizar campañas educativas
c. Fomentar estilos de vida sanos y la prevención y lucha contra la enfermedad
d. Fomentar la creación de áreas educativas específicas en los centros sanitarios

814. Factor de riesgo del cáncer de cuello uterino:

a. Consumo de tabaco
b. Multiparidad
c. Déficit de folatos
d. Todas correctas

815. Proceso analítico por medio del cual se etiquetan frases, temas o conceptos que resume lo tratado en el segmento del texto analizado:

a. Codificación
b. Microanálisis
c. Resumen analítico
d. Método de comparación constante

816. La asistencia técnica y administrativa al Gerente de Salud de área es una función de:

a. La División Técnica
b. La División Administrativa
c. La División Técnica y Administrativa
d. Todas las anteriores son falsas

817. La disminución de la matriz ósea del hueso recibe el nombre de:

a. Osteomalacia
b. Osteoporosis
c. Osteomielitis
d. Fibroma

818. Son fármacos de acción local:

a. Jarabes
b. Pomadas
c. Colirios
d. Son correctas B y C

819. Las crisis evolutivas:

a. Constituyen las crisis anticipadas de la evolución humana
b. Están constituidas por las eventualidades estresantes y traumáticas de naturaleza externa
c. No pueden ser anticipadas en ningún supuesto
d. Las enfermedades mentales constituyen ejemplos de situaciones de crisis evolutivas

820. El aparato que se utiliza para medir la capacidad pulmonar se llama:

a. Espirómetro
b. Broncoscopio
c. Laringoscopio
d. Manómetro

821. Eslabones clásicos de la cadena epidemiológica que determina la aparición de una enfermedad infecciosa:

a. Reservorio, portador precoz y temperatura de la habitación
b. Reservorio, virulencia y huésped susceptible
c. Temperatura de la habitación, fuente de infección y reservorio
d. Reservorio, mecanismo de transmisión y huésped susceptible

822. En cuanto a la administración de medicación mediante inhalación, los inhaladores presurizados

a. Se emplean, casi exclusivamente, en pacientes con vía respiratoria natural mediante efecto Venturi
b. Proporcionan una cantidad precisa de medicación, pero su uso es complicado en pacientes con vía respiratoria natural, ya que precisa sincronización de la inspiración
c. Se emplean en pacientes con vía respiratoria natural. No precisan sincronización pero requieren un alto flujo inspiratorio
d. Utilizan un cuarzo piezoeléctrico que impone vibraciones de alta frecuencia a la solución aerolizada

823. Se recomienda excluir de la dieta de un paciente diagnosticado de colitis ulcerosa:

a. Pan y galletas
b. Carne
c. Leche y derivados
d. Pescado

824. En las actividades recomendadas por el PAPPS (Programa de Actividades Preventivas y de Promoción de la Salud) Cuál de las siguientes pertenece al paquete mínimo infantil:

a. Prevención de malos tratos
b. Prevención de alergias
c. Vacunaciones especiales
d. Cribado de metabolopatías

825. ¿Cuál de las siguientes patologías se considera contraindicación ABSOLUTA para la lactancia materna?

a. Virus de la Hepatitis C
b. Infección por virus de la Leucemia Humana de células T (HTLV)
c. Tuberculosis activa
d. Varicela

826. Al retirar una sonda nasogástrica:

a. Dejar al enfermo unas horas a dieta absoluta
b. Colocar al enfermo en posición de decúbito supino
c. Despinzar la sonda
d. Informar al enfermo y solicitar su colaboración

827. ¿Qué apartado NO forma parte de una propuesta de investigación?

a. Experiencia personal
b. Resumen
c. Recursos disponibles
d. Método de investigación

828. El efecto anticonceptivo del dIU (dispositivo intrauterino) se puede deber a:

a. Acción espermicida del cobre
b. Cambios que produce en el útero
c. Cambios en el moco cervical
d. Todas las respuestas son correctas

829. La técnica de cateterización vascular percutánea descrita por Seldinger en 1953 y modificada por Judkins en 1967 expresa algunos de los siguientes pasos para el abordaje arterial femoral. Cuál NO:

a. Inserción de la aguja con la punta orientada hacia el pulso arterial y el bisel hacia arriba
b. Soltar la aguja y sentir el 'salto arterial'
c. Estabilizar la aguja con una mano y con la otra introducir el extremo blando de una guía de 0.035 pulgadas
d. Cuando la guía está en aorta ascendente se retira la aguja dejando la guía

830. Escala de sobrecarga de Zarit, señale la INCORRECTA:

a. Es un cuestionario autoadministrado
b. Se aplica a cuidadores de personas dependientes
c. En su aplicación se valoran 24 ítems
d. Una puntuación mayor de 55-56 puntos indica sobrecarga intensa

831. Con respecto a la espirometría, el volumen máximo que se puede movilizar en un ciclo respiratorio forzado se corresponde con:

a. Capacidad Residual Funcional
b. FEV1 o máximo volumen espirado en 1 segundo
c. Capacidad Vital
d. Volumen de Reserva Inspiratorio

832. Cuando se quiere estudiar si existe relación entre una variable cuantitativa en tres grupos diferentes de individuos, ¿qué test no paramétrico se debería utilizar?

a. Test de Kruskal-Wallis
b. Test de Anova
c. Test de la suma de rangos de Wilcoxon
d. Test de Student

833. En un paciente sometido a tracción esquelética tibial, ¿cuándo deben retirarse las pesas de tracción?

a. En los cambios posturales, con el fin de permitir una adecuada movilización del paciente

b. Durante los momentos de aseo e higiene del paciente, para facilitar la labor de los profesionales

c. No deben retirarse las pesas de tracción esquelética hasta el fin de su prescripción, a menos que ocurra una situación que ponga en riesgo la integridad del paciente

d. Se pueden retirar las pesas cuando el paciente deba abandonar la habitación para someterse a pruebas diagnósticas de imagen. En ese caso, podrá suspenderse temporalmente la tracción

834. Los pacientes con cirrosis hepática pueden presentar ascitis por:

a. Alteración de los factores de la coagulación

b. Hipertensión portal e hipoalbuminemia sérica

c. Disminución de la presión hidrostática

d. Irritación de la membrana peritoneal por las sales biliares

e. Traumatismos postquirúrgicos y abdominales

835. En el trastorno psicótico NO encontraremos una distorsión de:

a. Juicio de la realidad

b. Capacidades de cálculo

c. Capacidades cognitivas

d. Expresión emocional

836. En las quemaduras por electricidad:

a. La gravedad depende del tipo e intensidad de la corriente

b. La corriente alterna tiene el mismo mecanismo de actuación que la corriente continua

c. La corriente continua produce contracciones tetanicas

d. La corriente alterna afecta más al corazón que la corriente continua

837. Entre los antisépticos y desinfectantes eficaces contra las bacterias, virus, esporas tuberculosas y hongos, está el peróxido de hidrógeno. ¿Qué otro compuesto tiene las mismas cualidades?

a. El Gluconato de clorhexidina

b. El fenol

c. La lejía

d. El Alcohol isopropílico etílico

838. El virus de la hepatitis B se puede aislar en los siguientes líquidos biológicos, EXCEPTO en:

a. Sangre

b. Saliva

c. Esperma

d. Orina

839. Respecto a absorción y vaciado gástrico de un fármaco es FALSO:

a. Algunos medicamentos solo se disuelven bien en el estómago

b. El vaciado gástrico puede modificarse en caso de cefalea migrañosa

c. El vaciado gástrico se modifica de forma fisiológica

d. Cualquier circunstancia que modifique el vaciamiento gástrico puede alterar la absorción

840. Objetivo primario de la evaluación en urgencias :

a. La delimitación casual

b. La evaluación de la situación de crisis en la que se encuentra

c. Los trastornos somáticos prevalentes

d. Siempre debe derivarse a los pacientes

841. La Clasificación de Intervenciones de Enfermería (NIC) incluye 514 intervenciones y está organizada en:

a. 14 Necesidades Básicas

b. 11 dominios

c. 7 campos y 30 clases

d. 30 campos de intervención

842. Plan de prevención y atención de agresiones para los profesionales del SSPA, como acción preventiva, y siempre que exista una sentencia firme que indique la necesidad de proteger al profesional y previo el informe preceptivo del Servicio de Medicina Preventiva y/o de PRL, el director de la institución, a petición del profesional agredido, podrá proponer:

a. La situación de baja médica del profesional agredido

b. Conceder un permiso al profesional agredido, por el periodo que determine la sentencia

c. Iniciativas que permitan la adscripción temporal del profesional agredido a otro centro de trabajo, por el periodo que determine la sentencia

d. Conceder un permiso indefinido al profesional agredido

843. 'Cuidar' es *'mantener la vida asegurando la satisfacción de un conjunto de necesidades indispensables para la vida, pero que son diversas en su manifestación. Las diferentes posibilidades de responder a estas necesidades vitales crean e instauran hábitos de vida propios de cada grupo'*

a. D. Orem   b. V. Henderson

c. M.F. Colliére   d. H. Peplau

844. *"Cualquier tratamiento basado en el conocimiento y juicio clínico, que realiza un profesional de enfermería para favorecer los resultados en el paciente"*; es la definición de:

a. Intervención de Enfermería (NIC)

b. Resultado de Enfermería (NOC)

c. Procedimiento

d. Protocolo

845. Sobre la gestión de los residuos sanitarios, señale la INCORRECTA:

a. Los viales y jeringas con restos de vacunas (vivas y atenuadas) no suponen riesgo biológico y serán eliminadas como residuos sanitarios asimilables a urbanos

b. Los residuos del Grupo I y II son transportados en las mismas condiciones que los residuos sólidos urbanos

c. Los colores de las bolsas que se utilizan en la gestión de residuos no peligrosos son: negra y marrón

d. Para la recogida de los residuos de citostáticos se utilizará contenedor de un solo uso, de color rojo

846. Ley General de Sanidad: Cada provincia contará, en todo caso, con:

a. 1 Área de salud   b. 2 Áreas de salud

c. 3 Áreas de salud   d. 4 Áreas de salud

847. Apertura de la línea de sutura antes de que la incisión haya cicatrizado:

a. Queloide   b. Dehiscencia

c. Evisceración   d. Epitelización

848. Acude al domicilio de Roberto, que ha recibido tratamiento de radioterapia por un cáncer de boca. Él refiere no saber cómo cuidarse la piel de la zona expuesta a la radiación. Qué recomendación le daría:

a. Dejar al aire la zona sin cubrir

b. Lavar la piel solo con agua

c. Evitar contacto con otras personas

d. Aplicarse calor en la zona

849. Modelo de Enfermería cuyo centro son las 12 Actividades de Vida (AV), y sobre esta base la Enfermería se define como: *'ayuda a las personas a prevenir, aliviar, solucionar o afrontar los problemas relacionados con las actividades de su vida diaria'*:

a. Neuman   b. Roper, Logan y Tierney

c. Rogers   d. Hildegard Peplau

850. ¿Qué actividad de las siguientes NO debemos tener en cuenta en el plan de cuidados de enfermería de un paciente afectado de artritis gotosa?

a. Mantener el peso adecuado

b. Limitar el consumo de leche y fruta

c. Reducir e incluso suprimir el consumo de bebidas alcoholicas

d. Restringir los alimentos ricos en purinas

851. Relación entre compresiones-ventilaciones con dos reanimadores:

a. 15:2   b. 30:2   c. 5:1   d. Otra

852. Las fuerzas que favorecen la filtración glomerular son:

a. La presión oncótica capilar y la presión hidrostática de la cápsula de Bowman

b. La presión hidrostática capilar y la presión oncótica de la cápsula de Bowman

c. Solo interviene la presión oncótica capilar

d. Solo interviene la presión hidrostática en la cápsula de Bowman

853. Paciente inmovilizado en posición supina. Es más probable que aparezcan úlceras por presión en:

a. Dedos de los pies   b. Talón
c. Rodilla   d. Espinas ilíacas

854. Indique la afirmación INCORRECTA en relación a la degeneración macular relacionada con la edad

a. Los pacientes con degeneración macular relacionada con la edad experimentan a menudo metamorfopsia
b. Existen dos formas clínicas de degeneración macular relacionada con la edad, la seca o atrófica y la neovascular o húmeda, siendo la seca o atrófica más prevalente que la húmeda o neovascular
c. Entre los factores de riesgo relacionados con su aparición está el tabaquismo
d. Afecta fundamentalmente a la visión periférica

855. Necesidades fundamentales que tiene un ser integral, completo e independiente, según (V. Henderson)

a. 10   b. 11   c. 14   d. 8

856. La oxigenoterapia domiciliaría en un paciente con EPOc debe ser:

a. A alto flujo durante las horas de sueño y en los momentos de intensa disnea
b. A bajo flujo durante un mínimo de 15 horas al día incluyendo las horas de sueño
c. A alto flujo a demanda del paciente
d. A bajo flujo las 24 horas del día

857. Vendaje NO correcto:

a. en vuelta circular   b. en espiral
c. rectangular   d. en ocho

858. Diferentes diseños que presenta la investigación cuantitativa:

a. Experimentales, correlacionales y cuasiexperimentales
b. Investigación histórica, exploratorios y descriptivos
c. Fenomenológicos, predictivos y explicativos
d. Etnográficos, experimentales y evaluativos

859. En un estudio se ha recogido información de 200 personas que se han seguido durante un año en la planta de gastroenterología de un hospital de Madrid. Se quiere estudiar el número de casos nuevos de Hepatitis B en estas 200 personas que han tenido todos el mismo tiempo de seguimiento. ¿Qué medida de frecuencia utilizaría?

a. Incidencia acumulada   b. Prevalencia
c. Densidad de incidencia   d. Riesgo relativo

860. Proceso de atención de enfermería

a. Valoración, Planificación, Entrevista, Diagnóstico y Ejecución
b. Estudio, Planificación, Diagnóstico, Evaluación, Ejecución
c. Planificación, Estudio, Ejecución, Valoración, Diagnóstico
d. Valoración, Diagnóstico, Planificación, Ejecución, Evaluación

861. Función principal de los apósitos de plata en el tratamiento de heridas:

a. Reducir la carga microbiana en heridas agudas o crónicas infectadas
b. Impedir la barrera antimicrobiana en heridas agudas o crónicas infectadas
c. Eliminar el olor de las heridas crónicas
d. Eliminar el exudado de las heridas crónicas

862. NO es una causa que exima del deber de secreto profesional:

a. Ante posibles delitos
b. Por orden de un superior
c. Ante mala praxis profesional
d. En la vista de un juicio

863. Mujer de 61 años en tratamiento de diálisis por insuficiencia renal que ha manifestado en las últimas horas diarrea y parestesias en las extremidades. Durante la valoración halla una disminución sustancial del ritmo cardiaco habitual junto con un pulso irregular. Qué tipo de desequilibrio electrolítico sospecharemos:

a. Hipopotasemia   b. Hipomagnesemia
c. Hipermagnesemia   d. Hiperpotasemia

864. Hepatitis que se transmite por vía fecal-oral:

a. B   b. C   c. D   d. E

865. Hipocaliemia es déficit de:

a. calcio   b. sodio
c. magnesio   d. potasio

866. En el sondaje vesical en una mujer NO es correcto:

a. Exponer el meato uretral, separando los labios con el pulgar y el índice
b. Introducir la sonda hasta que la orina comience a salir
c. Ambas son correctas.

867. Vacuna de un solo tipo antigénico:

a. Polivalente   b. Combinada
c. Monovalente   d. Pentavalente

868. Dentro de la Cartera de Servicios de Atención Primaria se recoge el servicio de Cirugía Menor, que incluye la realización de procedimientos terapéuticos o diagnósticos. Que deben...

a. Ser de baja complejidad y mínimamente invasivos
b. Tener un riesgo medio de hemorragia
c. Se practican sin anestesia local y no requieren cuidados postoperatorios
d. No pueden tener finalidad diagnóstica

869. En relación a la lectura de los resultados del Mantoux:

a. Será positivo si se produce una induración mayor o igual a 5 mm
b. Será negativo si no se produce induración o ésta es menor de 5 mm
c. Ambas son ciertas

870. Alimentos a evitar antes análisis de sangre oculta en heces:

a. Verdura/fruta cruda   b. Hidratos de carbono
c. Lácteos   d. Pastas y Arroces

871. La 'Pediculosis' son infestaciones producidas por:

a. Hongos   b. Protozoos
c. Bacterias   d. Parásitos

872. El profesional de enfermería no debe introducir, porque se inactiva, un bolo de adrenalina por una vía por la que se esté infundiendo...

a. Solución glucosada   b. Lincaína
c. Ringer lactado   d. Bicarbonato sódico

873. Eva ha empezado este año sus estudios universitarios. En una semana tendrá su primer examen. Ella no quiere estudiar para el examen, así que decide que esta tarde va a ir al cine para tener relajarse antes del mismo. Esta forma de pensamiento justifica que vaya al cine en vez de estar estudiando. Mecanismo de defensa que utiliza Eva para justificarse:

a. Minimización   b. Racionalización
c. Negación   d. Intelectualización

874. La vacuna de la gripe es inactivada e induce a una inmunidad de corta duración, por eso debe administrarse en:

a. Julio o agosto   b. Mayo o junio
c. Enero o febrero   d. Octubre o noviembre

875. NO se corresponde con 'condrocalcinosis' o 'pseudogota'?

a. Es más frecuente en hombres
b. Se debe al depósito de cristales de pirofosfato cálcico dihidratado en el cartílago articular
c. Aparece sobre todo en edades muy avanzadas
d. Se debe al depósito de cristales de pirofosfato cálcico dihidratado en los tendones periarticulares

876. En Educación para la salud, la técnica 'Información con discusión':

a. Aportar información oral sobre un tema, facilitando las preguntas y la discusión
b. Repetir los contenidos esenciales para su mejor comprensión y fijación
c. Verificar la comprensión de los puntos claves del contenido
d. Llamar la atención sobre aspectos que la persona no expresa o lo hace de forma difusa

877. El 'plano frontal' divide al cuerpo en dos partes:

a. Izquierda y derecha   b. Anterior y posterior
c. Superior e inferior   d. Próxima y distal

878. Los lactantes no tienen grandes venas en la fosa antecubital. Las muestras de sangre para análisis se extraen habitualmente de:

a. Las venas de los pies
b. La vena yugular externa
c. Las venas de los dedos de las manos
d. La vena yugular interna

879. Durante un shock hipovolémico NO se da:

a. Alteración del nivel de conciencia
b. Hipertensión
c. Taquipnea
d. Piel fría y sudorosa

880. En la prevención de la trombosis en el circuito extracorpóreo durante la cirugía cardiaca y vascular se emplea el anticoagulante

a. Acenocumarol   b. Ticlopidina
c. Clopidogrel   d. Heparina

881. En los estados de hipotensión aguda, como los que pueden aparecer después de una simpatectomía, de una extirpación de un feocromocitoma o tras anestesia espinal, se emplea una catecolamina como es

a. Dihidroergotamina   b. Noradrenalina
c. Terbutalina   d. Isoprenalina

882. La atención individual y comunitaria en atención primaria es:

a. Contradictoria   b. Excluyente
c. Complementaria   d. Inmediata

883. Las personas que regulan formal o informalmente el acceso a un campo de investigación se denominan

a. Observadores   b. Porteros
c. Analistas   d. Expertos

884. Indique la INCORRECTA en relación a la hipertermia maligna:

a. Es trastorno hereditario autosómico recesivo
b. Sintomatológicamente se caracteriza, a corto plazo, por el aumento del dióxido de carbono teleespiratorio que no responde a la ventilación y por la presencia de taquipnea y taquicardia
c. El fármaco de elección en el tratamiento de la hipertemia maligna será la succinilcolina
d. Si el trastorno no se controla conducirá a mioglobinuria observándose así la orina de color oscuro

885. Dentro de las actividades preventivas en la gestación se encuentra:

a. Administración de ácido fólico en mujeres de alto riesgo de 2 mg/día
b. Administración de ácido fólico en mujeres de bajo riesgo de 0,2-0,3 mg/día
c. Administrar vacuna de la gripe con virus activados
d. Ig humana anti D a todas las gestantes RH- no sensibilizadas en torno a las 28 semanas de gestación

886. La programación del ocio en un centro escolar de disminuidos psíquicos, es función del:

a. Cocinero   b. Terapeuta ocupacional
c. Administrador   d. B y C son correctas

887. Qué acción bioética de los profesionales sanitarios aumenta la seguridad del paciente:

a. Utilizar el mínimo de procedimientos con riesgos disponibles
b. Disminuir la estancia hospitalaria a niveles óptimos
c. No usar procedimientos innecesarios
d. Todas las anteriores son verdaderas

888. La 'Instilación vesical' consiste en:

a. Drenaje continuo de la vejiga
b. Lavado continuo de la vejiga
c. Técnica diagnóstica del aparato urinario
d. Introducción de una solución medicamentosa en la vejiga

889. Existen varios tipos de intervención en educación para la salud. Cuando se realizan intervenciones programadas dirigidas a un colectivo de la comunidad, asociaciones, grupos de pacientes u usuarios, nos estamos refiriendo a:

a. Intervenciones de Acción y dinamización social
b. Intervenciones de Información y comunicación
c. Educación para la salud en grupo
d. Consejo y asesoramiento

890. 'Umbral crítico de inmunidad colectiva' es:

a. La reducción de infección o enfermedad en un grupo no inmunizado como consecuencia de la inmunización de una proporción de la población
b. El nivel de inmuidad de la población que previene la aparición de epidemias
c. La protección del individuo no inmunizado por la interrupción virtual de la transmisión del agente infeccioso
d. El número medio de transmisiones esperadas a partir de un único caso primario introducido en una población totalmente susceptible

891. Carta presentada en la Primera Conferencia Internacional de Promoción de la Salud celebrada en Ottawa el 21 de noviembre de 1986:

a. Se define por primera vez el concepto de salud planteada por la Organización Mundial de la Salud (OMS)
b. La Carta de Ottawa identifica diez acciones de promoción de salud
c. La salud se contempla como un recurso para la vida cotidiana, no como el objetivo de la vida
d. Entre sus objetivos plantea promover el concepto de la atención primaria de salud en todos los países

892. Cuando acude a una sesión bibliográfica en su Unidad o Centro de Salud, recibe formación...

a. pregrado   b. postgrado
c. continuada   d. estructural

893. Según los criterios de la vulnerabilidad sería más importante:

a. Las enfermedades que pueden originar las vacunas
b. Las diarreas
c. Las úlceras por presión
d. La reducción de la mortalidad

894. NO es un signo de dificultad respiratoria en el neonato:

a. Aleteo nasal
b. Cianosis
c. Quejido espiratorio
d. Disociación toraco-abdominal

895. Puede causar hipoglucemia en paciente diabético tratado con insulina

a. Falta de ejercicio   b. Omitir una comida
c. Infección   d. Situaciones estresantes

896. Ley 41/2002. Sobre el derecho a la información asistencial:

a. La información se proporcionará, como norma general, por escrito
b. El médico responsable decidirá, discrecionalmente, si se informa sobre los riesgos de una intervención
c. Incluye el derecho a que se respete la voluntad del paciente de no ser informado
d. La información asistencial solo se facilitará cuando el paciente así lo hubiese solicitado por escrito

897. Número de personas que presentan el problema en un momento en el tiempo/Número de personas en la población en ese momento:

a. Indice de tasa   b. Prevalencia
c. Incidencia   d. Indice de Swaroop

898. Acude a la consulta Mar con su hijo de 18 meses y su madre Carmen, viuda de 67 años que actualmente cuida de su nieto. Durante la entrevista Mar refiere *"mi madre está siempre intentando que mi hijo coma un huevo al día porque dice que es necesario para que crezca fuerte"*. Esta afirmación confirmada por Carmen refleja en la abuela el concepto de:

a. Acción de autocuidado
b. Creencia sobre la salud
c. Conducta positiva de salud
d. Protección ineficaz

899. A la hora de definir el hipotiroidismo nos referimos a:

a. El estado metabólico que resulta del exceso de hormonas tiroideas T3 y T4
b. El estado metabólico que resulta de la alteración de la glándula tiroides
c. El estado metabólico que resulta de la deficiencia de hormonas tiroideas T3 y T4
d. Una alteración de las glándulas adrenales

900. Es función de los carbohidratos:

a. Absorción   b. Energética
c. Contracción muscular d. Almacenamiento

901. Maslow (1967): *"para que el ser humano se realice plenamente debe"*...

a. Satisfacer sus metanecesidades (necesidades B), una vez satisfechas sus necesidades básicas
b. Satisfacer sus necesidades básicas (necesidades D)
c. Ser productivo y maduro
d. Integrar sus impulsos más básicos en formas de acción culturalmente viables

902. El músculo abductor mayor

a. Extiende y aduce la articulación de la cadera
b. Está inervado por el nervio femoral
c. Forma la pared anterior del tubérculo aductor
d. Se inserta en la rama superior del pubis

903. Se da sesgo de selección cuando:

a. El error se comete en la recogida de datos
b. El análisis es inapropiado
c. La población de estudio no representa a la población diana
d. Hay un error por la relación que mantienen variables con la exposición y el efecto dentro de la población base

904. Escala de Norton. Es FALSO :

a. Fue desarrollada en 1962 por Norton, McLaren y Exton-Smith en el curso de una investigación sobre pacientes geriátricos
b. Es una herramienta de valoración de riesgo de desarrollo de úlceras por presión
c. Dado que una mayor puntuación indica un menor riesgo, decimos que es una escala de tipo 'positivo'
d. El punto de corte de la escala está en 16

905. 'Grupo de las parasomnias':

a. Insomnio primario e insomnio idiomático
b. Pesadillas, terrores nocturnos y sonambulismo
c. Insomnio psicofisilógico y trastornos primarios
d. Apneas y narcolepsias

906. NO pertenece al equipo de intubación endotraqueal

a. Laringoscopio   b. Pinzas de Magill
c. Fiador   d. Sonda nasal

907. Al realizar la educación sanitaria del paciente y de la familia sobre el uso de broncodilatadores inhalados se debe hacer hincapié en la necesidad de enjuagarse la boca después de tomar la medicación, ya que los restos de medicación pueden producir:

a. Temblores e hipocaliemia
b. Taquicardia
c. Candidiasis orofaríngeas
d. Sangrados orales

908. El trastorno de déficit de atención con hiperactividad (TDAH) se caracteriza por:

a. Patrón recurrente de conductas negativistas y desafiantes
b. Patrón persistente de falta de atención o de hiperactividad impulsividad
c. Patrón de falta de funcionamiento social y escolar
d. Patrón de mala adaptación cultural

909. El diagnóstico principal del señor Juan es Exceso de volumen de líquidos m/p anasarca, ingurgitación yugular r/c mecanismos de regulación comprometidos, ha sido intervenido quirúrgicamente en el día de ayer de una prótesis de rodilla izquierda. En la analítica de hoy presenta una hemoglobina de 7.4 gr/dl y el médico solicita la transfusión de un concentrado de hematíes de 250 cc de volumen. ¿Cuál es su velocidad de infusión?

a. De 250 a 125 ml/h   b. De 125 a 85 ml/h
c. De 85 a 65 ml/h   d. De 65 a 50 ml/h

910. La cama articulada consta de los siguientes elementos:

a. somier rígido, sin articulaciones
b. somier metálico, formado por dos o tres segmentos móviles que se accionan con una manivela o eléctricamente
c. marco que sujeta unas varillas metálicas, situadas por encima de la cama, para acoplar unas poleas que, mediante cuerdas, soportan diferentes sistemas de pesas
d. dos armazones metálicos circulares, unidos entre sí por un plano rígido que gira sobre los anteriores

911. La escala de FIM de MEASURE valora:

a. ... la función motora y cognitiva en rehabilitación
b. ... la esfera mental
c. ... el estado nutricional
d. ... la continencia

912. Qué posición sería la correcta para realizar un lavado por sonda nasogástrica en caso de intoxicación

a. En trendelemburg
b. En decúbito lateral derecho
c. En sedestación
d. En decúbito prono

913. Hobre de 58 años que ha comenzado recientemente con tratamiento de acenocumarol. Acude a su consulta para valoración y educación sanitaria. Usted le informará sobre:

a. La interacción con medicamentos como el ácido acetilsalicílico es insignificante

b. La interacción de la verdura de hoja ancha debido a que este tratamiento actúa potenciando la acción de la vitamina K
c. La interacción de la verdura de hoja ancha debido a que este tratamiento actúa inhibiendo la acción de la vitamina K
d. La interacción con ciertos procesos intercurrentes es poco significativa por el amplio margen terapéutico de este tratamiento

914. Dentro de la entrevista semiestructurada, según Borrell, la fase en que recogemos información para definir la naturaleza del problema, la repercusión sobre el paciente, sus creencias y expectativas se denomina:

a. Resolutiva   b. Enunciativa
c. Exploratoria   d. De escucha

915. Respecto al desbridamiento quirúrgico en una úlcera por presión:

a. Es un método de cura húmeda
b. No está contraindicado en pacientes terminales
c. Es el método más rápido y conviene administrar analgésicos previos via oral o anestésicos locales
d. Es el método en el cual se utiliza la colagenasa

916. En relación a la alimentación y nutrición:

a. La alimentación es voluntaria y la nutrición involuntaria
b. La nutrición es voluntaria y la alimentación involuntaria
c. No existe diferencia entre ambas
d. Ambas son voluntarias

917. La prueba diagnóstica 'Índice-tobillo-brazo' es un método que permite al enfermero/a valorar:

a. Grado de movilidad articular de extremidades inferiores y superiores
b. Grado de estenosis arterial de las extremidades inferiores
c. Grado de estenosis arterial de las extremidades superiores
d. Grado de insuficiencia venosa en extremidades inferiores

918. En una depresión leve es típico:

a. Realizar tareas complejas
b. Realizar tareas sociales que no sean altamente gratificantes
c. El llanto
d. Reflejos motores exacerbados

919. El puerperio inmediato son:

a. Las primeras 24 horas después del parto
b. Las primeras 48 horas después del parto
c. Los 3 primeros días después del parto
d. Los 4 primeros días después del parto

920. Es factor de riesgo de padecer cáncer de mama:

a. La nuliparidad
b. Edad y sexo
c. Menarquía prematura y menopausia tardía
d. Todas las anteriores

921. Complicación más común de un estoma

a. Retracción   b. Hundimiento   c. Hernia

922. Según el modelo transteórico de las etapas del cambio de Prochaska y Diclemente, cuando una persona es consciente de que el hábito tabáquico es nocivo para su salud y piensa en dejarlo pero aún no se ha comprometido. Se encuentra en fase:

a. Precontemplativa   b. Contemplativa
c. Preparativa   d. De acción

923. La enfermedad de Crohn es un proceso inflamatorio que se caracteriza por que:

a. Afecta a la mucosa superficial del colon
b. Cursa generalmente con hemorragia rectal
c. La afectación es uniforme, produciendo lesiones continuas
d. La colectomía cura la enfermedad
e. Afecta a cualquier tramo del tubo gastrointestinal

924. Respecto a las guías clínicas de enfermería, es FALSO que:

a. La experiencia clínica constituye la mejor evidencia para su elaboración
b. Han experimentado un desarrollo importe en los últimos años
c. Están basadas en la mejor evidencia científica disponible
d. Se elaboran mediante una evaluación sistemática de la evidencia

925. En una pseudodemencia:

a. La evolución es lenta y empeora por la noche
b. El comienzo es vago
c. Es de evolución rápida
d. No suele existir conciencia de enfermedad

926. Característica de asfixia neonatal:

a. Hiperxemia, hipercapnia y acidosis
b. Hiperxemia, hipocapnia y acetosis
c. Hipoxemia, hipocapnia y cetosis
d. Hipoxemia, hipercapnia y acidosis

927. Entre las normas de educación sanitaria de un enfermo con diagnóstico médico de enfermedad pulmonar obstructiva crónica (Epoc), están:

a. Enseñarle medidas de higiene bronquial
b. Enseñar a utilizar, cuidar y limpiar el equipo respiratorio
c. Enseñarle a evitar la exposición a posibles infecciones
d. Todas las anteriores son ciertas

928. El efecto Flash-backs se produce en las adicciones a:

a. Alucinógeno   b. Anfetamina
c. Éxtasis   d. Fenciclina

929. Una solución de 100 ml contiene 20 mcg de un medicamento. ¿Qué cantidad de solución deberá pasar para administrar 13 mcg de medicamento?

a. 55ml   b. 60ml   c. 65ml   d. 70ml

930. C.R., de 50 años, es un enfermo alcohólico que afirma sentir dolor y sensación de quemazón en el pie. Es probable que padezca:

a. Síndrome de abstinencia   b. Ataxia
c. Deshidratación   d. Neuropatía

931. Factor de riesgo no modificable de padecer enfermedad cardiaca coronaria:

a. Sexo   b. Tabaquismo
c. Hipertensión   d. Estrés

932. Farmacología de la secreción del aparato digestivo, ¿qué fármaco antiácido se incluye dentro del grupo de los que neutralizan químicamente al ácido clorhídrico?

a. Omeprazol   b. Cimetidina
c. Carbonato cálcico   d. Famotidina

933. Las precauciones universales son medidas que deben observarse:

a. Solo ante sangre de una persona con SIda
b. Ante un contacto con sangre o ciertos fluidos de cualquier persona
c. Solo ante personas de las que no conocemos su historia clínica
d. Solo en caso de accidente profesional

934. Andrea tiene un glioblastoma por el que ya ha recibido tratamiento, y actualmente recibe un tratamiento paliativo. Hasta hacía poco tiempo había continuado con sus clases de pintura y se reunía con sus compañeros, pero desde hace unos días ha dejado de ir, dice que ya le da igual ir, encogiéndose de hombros, y que no tiene sentido continuar las clases, 'no puedo'. Además, presenta una actitud pasiva y no mantiene el contacto visual:

a. Déficit de actividades recreativas
b. Impotencia
c. Afrontamiento eficaz
d. Desesperanza

935. Cuál de los siguientes edulcorantes NO subirá la glucemia en una persona con diabetes tipo 1:

a. Fructosa   b. Sorbitol
c. Xilitol   d. Aspartamo

936. Labor del enfermero circulante:

a. Mirar el libro de incidencias de turnos anteriores
b. Recepción del enfermo quirúrgico
c. Comprobar los datos preoperatorios del enfermo
d. Todas son correctas

937. Cuando realizamos una valoración de enfermería en pacientes geriátricos/as y utilizamos el denominado índice de Katz valoramos...

a. Estado social del individuo
b. Vida sexual del/de la anciano/a
c. Estado afectivo del/de la anciano/a
d. Actividades básicas de la vida diaria

938. 'Infección nosocomial':

a. que es endémica en una zona de país
b. que es estacional
c. que aparece solo en los niños
d. que se contrae en el hospital

939. En investigación cualitativa, muestreo en el que la obtención de datos está guiada por los conceptos derivados de la teoría que se está construyendo:

a. Muestreo de conveniencia
b. Muestreo con propósito
c. Muestreo teórico
d. Muestreo en bola de nieve

940. Para paliar la acidosis en un paciente durante una parada cardiorrespiratoria administraremos:

a. Cloruro Sódico 0,9%
b. Lidocaína al 5%
c. Bicarbonato Sódico al 1 Molar
d. Hemocé

941. Conjunto de maniobras dirigidas a revertir el estado de parada cardiorrespiratoria:

a. Reanimación cardiopulmonar
b. Maniobra de Heimlich
c. Cuidados de reanimación
d. Cadena de supervivencia

942. En relación con la prestación del consentimiento informado:

a. Se prestará siempre por escrito
b. El paciente no tiene derecho a revocar libremente su consentimiento en cualquier momento
c. Independientemente de la forma de prestación del consentimiento, deberá constar en la historia clínica la información facilitada al paciente durante su proceso asistencial y el carácter de su consentimiento
d. Es un deber del paciente

943. Primeros que actúan en la zona de mayor impacto de una catástrofe:

a. La policía   b. Los bomberos
c. Los sanitarios   d. Los supervivientes

944. Respecto a las características de los Antibióticos:

a. La administración oral de Vancomicina es el tratamiento de elección en tratamiento de las infecciones respiratorias bacterianas graves
b. Una de las ventajas de los Antibióticos Aminoglucósidos es su excelente biodisponibilidad tras la administración por vía oral
c. Los Macrólidos actúan impidiendo la síntesis de Ácido Fólico en las bacterias
d. Los Antibióticos Betalactámicos impiden la síntesis de la pared bacteriana

945. Paciente Hipertenso al que se ha pautado un betabloqueante. Además de la Tensión Arterial qué otro signo debe monitorizarse en los controles:

a. Pulso
b. Temperatura
c. Glucemia
d. Diuresis

946. El resultado de La escala OARS de recursos sociales se valora en puntos entre:

a. 1 y 5
b. 1 y 4
c. 1 y 6
d. 1 y 8

947. Se utiliza Glasglow para

a. medir la gravedad de la lesión neurológica
b. estudiar el patrón respiratorio
c. medir el nivel de conciencia
d. medir el estado de shock

948. Se realiza una valoración de seguimiento de Ramona para el diagnóstico 'Exceso del volumen de líquidos' mediante la escala de cuatro puntos de valoración del edema:

a. La fóvea hasta dos mm se registra como 0
b. La fóvea de 2 hasta 7 m se valora como 2+
c. La fóvea de 7 m se registra como 3+
d. La fóvea mayor de 5 m se valora como 4+

949. En las dimensiones de la calidad de la atención sanitaria, 'efectividad' es:

a. Provisión de un nivel determinado de calidad al menor coste posible o la consecución del más alto nivel de calidad con una cantidad de recursos fija y predeterminada, relaciona servicio con costes
b. Medida en la que el servicio o procedimiento se corresponde con las necesidades del paciente o población
c. La medida en que una determinada práctica o atención sanitaria mejora el estado de salud del individuo o de la población atendida
d. Facilidad con que los servicios sanitarios pueden ser obtenidos con distintas barreras

950. Entre las recomendaciones de distintos organismos internacionales sobre alimentación saludable, cuál NO se encuentra:

a. Incrementar la ingesta diaria de frutas, verduras y hortalizas hasta alcanzar, al menos 400 g/día
b. Moderar el consumo de azúcares simples como golosinas, dulces y refrescos
c. Aumentar el consumo de legumbres, cereales integrales y frutos secos
d. Consumir al menos un 30% de la ingesta calórica procedente de ácidos grasos saturados

951. Que un niño sano pueda sostener un objeto con la mano al quinto mes de vida es una respuesta evolutiva:

a. Es un parámetro que atiende a movimientos bruscos
b. De motor fino
c. De desarrollo psicosocial
d. De motor grueso

952. En un individuo con normopeso las necesidades energéticas diarias, en cuanto a proteínas, son de:

a. 0,8 mg/kg/día
b. 5 mg/kg/día
c. 0,6 mg/kg/día
d. Ninguna es correcta

953. Inyección justo por debajo de la epidermis:

a. intramuscular
b. intravenosa
c. hipodérmica
d. intradérmica

954. Para determinar los factores de riesgo de trombosis venosa profunda valorará:

a. Hipertensión arterial, diabetes e hipercolesterolemia
b. Tabaquismo, hipertensión y obesidad
c. Estasis venosa, lesión en la pared vascular e hipercoagulabilidad
d. Lesión en la pared vascular, diabetes, sedentarismo e hipertensión arterial

955. En la atención a un paciente con úlceras por presión, ¿qué método de desbridamiento es susceptible de lesionar las zonas que rodean a la úlcera si no se utiliza de forma adecuada o circunscrita a la lesión?

a. Método mecánico, por irrigación de la herida
b. Método autolítico, con cura húmeda sobre la lesión
c. Método enzimático/químico
d. Método osmótico

956. NO es medida estadística de localización:

a. Cuartiles
b. Percentiles
c. Moda
d. Rango

957. Los planes de cuidados estandarizados:

a. Son pautas determinadas que guían a la enfermera para intervenir en una situación determinada
b. Son protocolos
c. Son procedimientos.

958. Asociado al delirium, un diagnóstico enfermero (nanda) prioritario es:

a. Confusión aguda
b. Afrontamiento Ineficaz
c. Ansiedad
d. Confusión crónica

959. De entre las indicaciones absolutas (según ACC/AHA Practice Guidelines) sobre el trasplante cardiaco es INCORRECTA:

a. Deterioro hemodinámico debido a insuficiencia cardiaca
b. Shock cardiogénico rebelde al tratamiento
c. Isquemia miocárdica grave con limitación de la actividad normal y no susceptible de cirugía de revascularización o angioplastia percutánea
d. VO2max <15ml/kl/mn habiendo alcanzado el umbral anaeróbico

960. Para que la lectura de la PVC sea precisa:

a. El paciente debe estar relajado y el punto cero del manómetro debe estar siempre a nivel de la aurícula derecha (línea axilar media)
b. No se debe usar el catéter venoso central para tomar muestras de sangre
c. El paciente debe ser colocado en la misma posición para todas las lecturas.

961. Modificaciones físicas en el anciano: el intestino grueso sufre hipotonía y ello va a producir:

a. Diarreas
b. Estreñimiento
c. Vómitos
d. Ninguna de las tres

962. Es una etapa del duelo:

a. Choque y desorganización
b. Sentimientos de vacío
c. Sentimientos de culpa
d. Depresión

963. Madre primeriza de un recién nacido a término de 16 horas de vida. Al valorar una toma observa que el neonato arquea la espalda y se resiste a cogerse al pecho. Ella afirma que el niño llora en menos de una hora después de haber comido y que la situación le crea ansiedad. Diagnóstico de enfermería:

a. Interrupción de la lactancia materna
b. Riesgo de alternación de la diada materno/fetal
c. Lactancia materna ineficaz
d. Riesgo de proceso de maternidad ineficaz

964. Qué teórica describe los niveles de práctica "cualificada, principiante, principiante avanzada, competente, eficiente y experta":

a. Patricia Benner
b. Dorothea Orem
c. Callista Roy
d. Kari Martinsen

965. Es objetivo de cualquier Sistema Sanitario Público:

a. Potenciar la dependencia de este tipo de pacientes
b. Potenciar la atención domiciliaria de forma que el paciente pueda permanecer en su domicilio en compañía de su familia el mayor tiempo posible y en las mejores condiciones
c. Disminuir el personal sanitario que atiende a este tipo de enfermos
d. Rentabilizar los programas puestos en marcha para reducir costes

966. Según la ley 14/1986 General de Sanidad, como regla general y sin perjuicio de excepciones, el área de salud extenderá su acción a una población no inferior a:

a. 500.000 hab.
b. 200.000 hab.
c. 300.000 hab.
d. 100.000 hab.

967. Paciente al que han realizado una extracción dental. Tiene dolor y sangrado. Intervenciones a planificar:

a. Eliminación del coagulo o restos del mismo por irrigación y colocación de un apósito compresivo utilizando algodón envuelto en una gasa, directamente sobre la zona de extracción durante 30' o hasta que se resuelva la hemorragia

b. Se dan instrucciones al paciente para que evite alimentos duros y calientes

c. Se administran analgésicos

d. Todas son correctas

968. La extracción de órganos procedentes de donantes vivos para su ulterior trasplante en otra persona podrá realizarse si se cumplen las siguientes condiciones y requisitos:

a. El donante debe gozar de plenas facultades mentales y de un estado de salud adecuado

b. El donante debe ser mayor de edad, gozar de plenas facultades mentales y de un estado de salud adecuado

c. El donante debe ser mayor de edad y gozar de plenas facultades mentales

d. El donante debe ser mayor de edad y gozar de un estado de salud adecuado

969. ¿Con qué otro nombre se conocen los fármacos parasimpaticolíticos?

a. Bloqueantes adrenérgicos

b. Antagonistas muscarínicos

c. Agonistas colinérgicos

d. Simpaticomiméticos

970. Hueso de la cara que es impar:

a. maxilar superior   b. molar

c. nasal   d. maxilar inferior

971. 'Educación sanitaria' debe darse en

a. Centros de atención primaria

b. Hospitales

c. Centros de rehabilitación

d. Puede darse en todos los niveles de atención al/a la paciente

972. El test de O'Sullivan consiste en:

a. 50 g de glucosa oral y determinar la glucemia basal y una hora postingesta

b. 100 g de glucosa oral y determinar la glucemia basal y una hora postingesta y dos horas postingesta

c. 100 g de glucosa oral y determinar la glucemia basal, y tres determinaciones postingesta separadas de una hora en cada una

d. 50 g de glucosa oral y determinar la glucemia basal y dos horas postingesta

973. En cuidados preoperatorios, los objetivos primarios en la entrevista con el paciente son éstos, EXCEPTO

a. Obtener información de la salud del paciente

b. Determinar las expectativas del paciente acerca de la cirugía y de la anestesia

c. Determinar si la cirugía del paciente debe realizarse como ingresado, ambulatoria o el mismo día del ingreso

d. Valorar el estado emocional del paciente y su preparación para la cirugía

974. Uno de los fundamentos para la realización de sondaje uretral es:

a. Irrigar la vejiga

b. Evitar la infección en el caso de poliuria

c. Aliviar los signos de infección de la vejiga.

975. Según la OMS ¿Cómo debería organizarse la atención enfermera en Atención Primaria?

a. Organización por servicios y programas especializados

b. Proporcionar asistencia familiar y atención domiciliaria a un número limitado de familias

c. Organización en equipo médico de familia-enfermera

d. Organizar equipos especializados en atención domiciliaria y enfermeras generalistas en consultas

976. Qué vacuna no puede ser administrada en situaciones normales a partir del cuarto mes de embarazo

a. Hepatitis B   b. Gripe

c. Difteria-Tétanos- Pertusis   d. Varicela

977. Si un paciente tiene pautado codeína en su tratamiento para el dolor, ¿en qué escalón de la escalera de la OMS se encuentra?

a. Primer escalón   b. Segundo escalón

c. Tercer escalón   d. Cuarto escalón

978.Tras quedarse viudo, Roberto ha perdido sus creencias en el poder espiritual. Además muestra una actitud pasiva, sin implicación en los cuidados y sin iniciativa. ¿Cuál es la situación final que puede producirse?

a. Aflicción crónica   b. Impotencia

c. Deterioro del rol   d. Desesperanza

979. Obtener conclusiones inapropiadas a nivel individual a partir de estudios basados en áreas geográficas:

a. Falacia ecológica   b. Sesgo de selección

c. Inferencia causal   d. Factor de confusión

980. En la historia natural de las enfermedades se distinguen varios periodos, señala el INCORRECTO:

a. Prepatogénico   b. Patogénico

c. Resultado o solución   d. Sintomático

981. Principal fuente documental secundaria española:

a. Revistas de colegios profesionales-especialidades

b. Revista Metas de Enfermería

c. La revista de enfermería ROL

d. Index de enfermería

982. Sobre el neumotórax. Es FALSO:

a. Es presencia de aire en la cavidad pleural

b. El neumotórax espontaneo secundario se observa en personas con neumopatía

c. El neumotórax a tensión pone en peligro la vida

d. El neumotórax traumático se debe siempre a una lesión penetrante

983. De los siguientes tipos de residuos procedentes de actividad asistencial, cuál NO perteneciente al grupo III:

a. Objetos cortantes y punzantes

b. Vacunas vivas o atenuadas

c. Citostáticos

d. Hemoderivados

984. Para el diseño muestral de una investigación se decide seleccionar aleatoriamente un número de distritos de una ciudad. Posteriormente, sobre estos distritos se eligen un número de secciones censales al azar, de las cuales se incluyen para el estudio todas las personas que viven en dichas secciones. Se trata de:

a. Un muestreo polietápico

b. Un muestreo sistemático

c. Un muestreo estratificado polietápico

d. Un muestreo semiprobabilístico

985. Se presenta un usuario con una herida y constatamos su estado de vacunación. Según los Patrones funcionales de Marjory Gordon estaríamos ante el patrón:

a. Nutricional/ metabólico

b. Percepción/ mantenimiento de la salud

c. Actividad/ejercicio

d. Sueño/descanso

986. En un adulto consciente, la maniobra de Heimlich se realiza mediante compresiones bruscas en:

a. Tórax   b. Esternón

c. Apéndice Xifoides   d. Epigastrio

987. 'Diagnóstico de enfermería real' es:

a. Un juicio clínico que indica que es probable que se presente un problema

b. Es un diagnóstico en el cual las pruebas de que existe un problema de salud no están claras o son insuficientes

c. Un problema del paciente que está presente en el momento de la valoración de enfermería

d. Es un diagnóstico que se asocia a un grupo de otros diagnósticos

988. En la colostomía sigmoidea las heces son:

a. Sólidas   b. Semi blanda

c. blandas   d. Líquidas

989. Raquel acude a realizarse el pertinente examen de salud laboral en su empresa, al valorar el electrocardiograma de ésta observamos que cada onda P va seguida de un complejo QRS, pero con un intervalo PR prolongado de forma constante (>0,20 segundos). Según ese electrocardiograma sospechamos que presenta

a. Bloqueo auriculoventricular de primer grado

b. Bloqueo auriculoventricular de segundo grado tipo Mobitz I

c. Bloqueo auriculoventricular de segundo grado tipo Mobitz II

d. Bloqueo auriculoventricular de tercer grado

990. En el preoperatorio inmediato de una mujer que va a ser sometida a una mastectomía que implique la extirpación de ganglios linfáticos se debe:

a. Verificar siempre la retirada de los anillos de la paciente
b. Rasurar la cabeza
c. Permitir que las uñas estén pintadas
d. Recomendar que ingiera líquidos

991. La localización más frecuente de los aneurismas cerebrales es

a. Arteria Comunicante Anterior
b. Arteria Carótida Interna
c. Arteria Basilar
d. Arteria Cerebral Media

992. La encefalopatía hepática es un complejo síndrome neuropsiquiátrico caracterizado por trastornos del estado mental y de la función neuromuscular. Se clasifica en cuatro grados dependiendo de la afectación neurológica. Definición del grado II:

a. Agitación y estupor con respuestas a estímulos verbales, conducta agresiva e incontrolable, flapping intenso, rigidez muscular e hiperreflexia, trastorno del lenguaje
b. Incoordinación motora leve, alteración del ritmo del sueño, bradipsiquia, cambio de carácter
c. Coma de profundidad variable, convulsiones y postura de descerebración
d. Desorientación temporo-espacial, pérdida de memoria, letargia, flapping tremor

993. La escala de coma de Glasgow es la suma del resultado de la evaluación de tres áreas:

a. Apertura ocular, respuesta verbal, respuesta motora
b. Apertura ocular, respuesta verbal, niveles electrolíticos
c. Respuesta verbal, respuesta motora, respuesta cardiaca
d. Apertura ocular, respuesta parenquimatosa, respuesta motora

994. La medición del pulso arterial se hará preferentemente de la arteria:

a. Femoral   b. Carótida
c. Radial   d. Temporal

995. Incapacidad para controlar el flujo de orina al mismo tiempo que aumenta la presión intraabdominal (por ejemplo, por tos, estornudos o risa):

a. Incontinencia total
b. Enuresis
c. Incontinencia de esfuerzo
d. Incontinencia por urgencia

996. Características de la relación enfermera-paciente. Es INCORRECTO:

a. La relación terapéutica y la relación social deben ser consideradas cualitativa y cuantitativamente distintas
b. Para desarrollar una relación de ayuda se requieren conocimientos y habilidades específicas
c. La relación terapéutica no tiene una estructura y evoluciona de acuerdo a un proceso indeterminado
d. La relación terapéutica implica un proceso de crecimiento personal

997. En investigación cualitativa, al estudio que se realiza sobre un grupo de personas se le denomina:

a. Ensayo clínico
b. Estudio de campo
c. Estudio de caso
d. Estudio descriptivo

998. Clasificación TNM. ¿Qué indicaría la T1N1M1?

a. Incremento progresivo del volumen y ataque tumoral, grados crecientes de anormalidad demostrable en ganglios linfáticos regionales, hay metástasis a distancia
b. Incremento progresivo del volumen y ataque tumoral, grados crecientes de anormalidad demostrable en ganglios linfáticos regionales, no hay metástasis a distancia
c. Incremento progresivo del volumen y ataque tumoral, los glanglios linfáticos regionales no muestran anormalidad, hay metástasis a distancia
d. No hay metástasis a distancia

999. La liberación de la vía aérea mediante la elevación de la mandíbula, se llama 'Maniobra...:

a. de Gowers   b. de Heimlich
c. Frente-mentón   d. de Credé

1000. La escala de Norton permite identificar a los enfermos...:

a. ...de alto riesgo de desarrollar úlceras por presión
b. ...diabéticos
c. ...deshidratados
d. ... con problemas cardíacos

1000

1001. El procedimiento para aplicar una escayola incluye:

a. Elegir una venda de 10 cm de ancho
b. Cubrir la vuelta precedente con un tercio del ancho del vendaje
c. Manejar la escayola en proceso de secado con las palmas de las manos
d. Apoyar el miembro escayolado sobre una superficie dura
e. Cubrir la escayola para permitir su fraguado

1002. Cuál de estos cuidados del enfermo postintubado es INCORRECTO:

a. Desinflar el balón cada 2 o 3 horas
b. Auscultar periódicamente ambos campos pulmonares
c. Cambios posturales cada 4 horas
d. Fisioterapia respiratoria

1003. En sus inicios la epidemiología estuvo relacionada exclusivamente con las enfermedades:

a. crónicas   b. infecciosas
c. coronarias   d. Las tres

1004. La cumplimentación de la Historia Clínica, en los aspectos relacionados con la asistencia directa al paciente, es responsabilidad:

a. Del Centro Sanitario
b. De los profesionales que intervienen en ella
c. Exclusivamente del personal facultativo
d. De la Gerencia de Área

1005. ¿Qué tipo de error se comete cuando se rechaza la hipótesis nula H0, cuando ésta es cierta?

a. Error tipo I o de primera especie
b. Error tipo II o de segunda especie
c. Error tipo ß
d. Error de precisión

1006. Paciente asmático de 60 años. Fu- desde hace 15. Al realizar la valoración de enfermería, en la necesidad de respirar normalmente, se encuentra que presenta: disnea, cianosis, sonidos respiratorios adventicios, está agitado y produce esputo con frecuencia. Diagnóstico de enfermería:

a. deterioro del intercambio gaseoso
b. Patrón respiratorio eficaz
c. Limpieza ineficaz de las vías aéreas
d. Ninguna respuesta es correcta

1007. En el uso de Contracepción Hormonal Combinada sería contraindicación absoluta la siguiente:

a. Obesidad(IMC=30-34),

b. Obesidad(IMC=35-39)

c. Historia de enfermedad trombólica en familiar de primer grado

d. Hepatitis viral activa

1008. Cuál de los siguientes es un proceso de soporte:

a. Cuidados paliativos

b. Embarazo, parto y puerperio

c. Nutrición Clínica y Dietética

d. Demencias

1009. Una de estas actividades se programa en terapia ocupacional:

a. Lavado del enfermo   b. Laborterapia

c. Alimentación pasiva   d. Ninguna de las tres

1010. Valor que la comunidad otorga al problema o enfermedad de que se trate y las consecuencias que dicho problema conlleva (pérdida de horas de trabajo, etc.)

a. Vulnerabilidad   b. Consecuencia

c. Trascendencia   d. Relación coste-beneficio

1011. Uno de los siguientes factores de la coagulación es sintetizado por las células del parenquima hepático:

a. Factor VIII   b. Factor VII

c. Factor XIII   d. Factor XII

1012. Respecto a accidentes infantiles:

a. En los países desarrollados constituyen la 1ª causa de muerte en los mayores de 1 año

b. Estos accidentes suelen ser imprevisibles

c. Es necesario establecer límites a la libertad de movimientos de los niños para prevenir estos accidentes

d. La responsabilidad frente a la prevención de los accidentes infantiles es únicamente de los padres

1013. 'Presión Venosa':

a. Carga o volumen que distiende el ventrículo izquierdo antes de la contracción o sístole

b. Presión de la sangre medida a nivel de la unión de la vena cava con la aurícula derecha

c. Carga o volumen que distiende la aurícula izquierda antes de la relajación o diástole

d. Carga o volumen que distiende la aurícula derecha antes de la relajación o diástole

1014. La edad de crecimiento óseo y la osificación de forma longitudinal se prolonga:

a. En niñas hasta 16 años y en niños hasta 18

b. En niñas hasta 18 años y en niños hasta 16

c. En ambos hasta los 16

d. En ambos hasta los 18

1015. Para lavarle a un paciente la parte posterior del cuello y la espalda le colocaremos en la posición:

a. Decúbito supino   b. Decúbito lateral

c. Decúbito prono   d. En trendelemburg

1016. En 'apoyo al cuidador principal':

a. La 'carga' hace referencia a la magnitud con que el cuidador percibe su situación emocional o física, la vida social y el estado financiero como consecuencia del cuidado que presta a su familiar

b. La terapia familiar puede ayudar a mejorar la 'carga' del cuidador y su autocontrol

c. La depresión se observa prácticamente en la mitad de los cuidadores

d. Todas son correctas

1017. ¿En qué etapa de la vida se elabora una 'crisis de identidad'?

a. La infancia   b. La vejez

c. La adolescencia   d. La edad adulta

1018. Intercambio de gases entre los alvéolos y la sangre:

a. Perfusión   b. Absorción

c. Resorción   d. Difusión

1019. Ante la presencia de un AVC, se recomienda estudiar la posibilidad de administrar tratamiento trombolítico...

a. Paciente entre los 18 y 80 años, con AVC hemorrágico de menos de 6 h. de evolución

b. Paciente entre los 10 y 75 años, con AVC isquémico de menos de 12 h. de evolución

c. Paciente entre los 18 y 80 años, con AVC isquémico de menos de 3 h. de evolución

d. Paciente entre los 40 y los 90 años, con AVC hemorrágico de menos de 6 h. de evolución

1020. Hombre de 72 años. Presenta una herida tras una caída hace unos días. El lecho está seco, y se aprecia una placa dura y ennegrecida que dificulta la cicatrización. Dentro de los tipos de desbridamientos disponibles y en relación al desbridamiento autolítico:

a. Las células encargadas del desbridamiento autolítico son los macrófagos y fagocitos

b. Ocurre de forma natural en todas las heridas, pero puede inhibirse por el uso de hidrogeles de estructura amorfa

c. Una de las ventajas es que presenta una acción más corta en el tiempo

d. Constituye un tipo de desbridamiento traumático y poco selectivo

1021. Valoración de daño psíquico a una mujer que sufre malos tratos. Como respuesta inmediata cabe esperar:

a. Molestias inespecíficas

b. Baja autoestima

c. Negación de lo sucedido

d. Síntomas psicosomáticos

1022. En Atención Primaria curamos la herida de una paciente. ¿Qué tipo de residuo se ha generado?

a. Residuos sanitarios asimilables a residuos municipales o de tipo I

b. Residuos sanitarios no específicos o de tipo II

c. Residuos sanitarios específicos de riesgo o de tipo III

d. Residuos tipificados en normativas singulares o de tipo IV

1023. Entre las fases del sueño, el 'paradójico' se caracteriza por:

a. Movimientos de los ojos de forma rápida (MOR). Difícil de despertar

b. Fase de adormecimiento

c. No hay moviento ocular. Fácil de desvelar

d. No hay movimientos oculares y el sueño es muy profundo

1024. Mecanismo de transmisión directo con más trascendencia en el mundo sanitario:

a. El movimiento del aire

b. Las manos del personal sanitario

c. Los termómetros

d. El material de curas

1025. Ley General de Sanidad. Las administraciones públicas, a través de sus servicios de salud y de los órganos competentes en cada caso, desarrollarán:

a. La promoción y mejora de la salud mental

b. El control y mejora de la calidad de la asistencia sanitaria en todos sus niveles

c. El control sanitario y la prevención de los riesgos para la salud derivados de los productos alimentarios, incluyendo la mejora de suscualidades nutritivas

d. Todas las respuestas son correctas

1026. Un hijo de madre portadora de HB recibirá la 2ª dosis de vacuna HB al:

a. Al mes de vida

b. Al 2 mes de vida

c. No se vacuna, pues esta inmunizado

d. Al 3 mes de vida

1027. Proporción de individuos de una población que padece una determinada enfermedad:

a. Incidencia   b. Riesgo relativo

c. Prevalencia   d. Probabilidad

1028. Analgésico que es aproximadamente 100 veces más potente que la morfina, actuando sobre los mismos receptores:

a. Buprenorfina   b. Codeína

c. Pentazocina   d. Fentanilo

1029. En el cuidado del sondaje vesical es necesario:

a. Aplicar vaselina local

b. Una buena higiene diaria en la zona genital y perianal

c. Ducharse cada dos días

d. Una buena higiene cada tres días en la zona genital y perianal

1030. La Declaración de Yakarta identifica como una prioridad en el trabajo en promoción de salud

a. Incrementar la capacidad de la comunidad y el empoderamiento de los individuos

b. Reorientar los servicios públicos

c. Desarrollar habilidades personales

d. Promover el concepto de atención primaria en todos los países

1031. Ritmo de goteo para administrar 3.000 cc de suero glucosado en 24 h. con un sistema de suero normal

a. 42 gotas/min   b. 54 gotas/min
c. 63 gotas/min   d. 72 gotas/min

1032. Una vacuna viva o atenuada (de microorganismos vivos) produce:

a. Inmunidad de aparición inmediata
b. Inmunidad de corta duración
c. Inmunidad de aparición tardía y duradera
d. A y B son correctas

1033. Al vacunar NO se da una de las siguientes contraindicaciones:

a. Episodios alérgicos en fase aguda
b. Neoplasias en fase evolutiva
c. Tratamiento con antibióticos
d. Hipersensibilidad a algún componente

1034. Para detectar anticuerpos libres en suero en los bancos de sangre se utiliza el test:

a. de Coombs directo   b. de Coombs indirecto
c. de reptilase   d. de etanol

1035. En la visita domiciliaria haremos una valoración integral que incluya:

a. Valoración clínica, valoración funcional, valoración mental, valoración social y valoración de la carga del cuidador principal
b. Valoración de la dependencia, valoración afectiva, valoración de las actividades instrumentales y valoración social
c. Valoración clínica, valoración del domicilio y valoración del cuidador principal
d. Valoración de la dependencia, valoración del plan de cuidados y valoración social

1036. El tratamiento correcto durante la fase maníaca en una psicosis maniacodepresiva es:

a. Neurolépticos sedantes   b. Antidepresivos
c. Electrochoque   d. Antieméticos

1037. Escala propuesta por la NIC para valorar el riesgo de UPP:

a. Norton   b. Braden
c. Emina   d. Nova-4

1038. ¿Cuál es la complicación más frecuente de la quimioterapia?

a. Aplasia medular   b. Mucositis
c. diarrea   d. Síndrome confusional

1039. Su hospital pertenece a una red mayor de centros sanitarios. En su centro, los ordenadores están interconectados para poder ver en todo momento la información que sea precisa para el adecuado cuidado de sus pacientes. También están conectados a ordenadores de los otros centros sanitarios que conforman la red. Este tipo de red extendida que le permite visualizar datos de ordenadores alejados físicamente se denomina:

a. LAN   b. WAN
c. Periférico   d. Software

1040. NO es característica de las alteraciones producidas por un accidente isquémico transitorio de territorio carotídeo:

a. Pérdida brusca de la visión monocular que puede acompañarse de hemiapnosia homolateral o de hemiparesia contralateral
b. Afectación sensitiva (hipostesias o parestesias) de todo un hemicuerpo o extremidad afectando a hemicara y hemilengua
c. Transtornos del lenguaje de tipo disártrico o afásico
d. Diplopia y síndrome vertiginoso

1041. ¿Cuál es la reacción del lactante en el reflejo de Babinski?

a. Una abducción de las extremidades
b. Una hiperextensión o abertura en abanico de los dedos de los pies
c. Una flexión de los brazos en un movimiento de abrazo
d. Una flexión de los dedos de los pies hacia abajo

1042. NO es premisa para la organización del equipo de atención primaria

a. Trabajo programado
b. Participación de todos los componentes en la planificación de las actividades a desarrollar
c. Participación de todos los componentes en la ejecución y evaluación de las actividades a desarrollar
d. Trabajo jerarquizado de los distintos profesionales

1043. Respecto al Alzheimer:

a. En la fase inicial la alteración de la memoria es total
b. En la fase inicial el lenguaje es incoherente
c. En la fase terminal existen solo problemas de orientación espacio-tiempo
d. Ninguna es correcta

1044. En el estudio que está usted realizando sobre el aumento de peso entre lactantes con lactancia materna exclusiva, lactancia mixta y lactancia exclusiva con fórmulas de leche preparada, la báscula que usted utiliza indica siempre un peso de 200 gramos superior al peso real. Esto causaría un error de tipo:

a. Sistemático   b. De selección
c. Aleatorio   d. De falseamiento

1045. Mujer embarazada que acude a la urgencia del hospital por una cefalea intensa que no remite con los analgésicos (paracetamol). Primigesta, presenta una gestación única de 17+1 semanas, en la exploración se obtienen cifras de Tensión Arterial de 160/100 mmHg no presentando proteínas en la orina. Puede ser una:

a. Hipertensión gestacional
b. Hipertensión crónica no diagnosticada
c. Preeclampsia
d. Preeclampsia sobreañadida a una hipertensión crónica

1046. Endurecimiento del cuerpo que se produce de 2 a 4 horas tras la muerte:

a. Algor mortis   b. Rigor mortis
c. Livor mortis   d. Muerte cerebral

1047. Inmunidad producida por la formación de anticuerpos en el curso de una enfermedad:

a. natural activa   b. artificial pasiva
c. natural pasiva   d. artificial pasiva

1048. En un enfermo con diagnóstico médico de angina de pecho, ¿cuál de las siguientes intervenciones de enfermería no es inmediata?

a. Monitorización cardiaca continua para detectar posibles arritmias
b. Suministro de oxígeno complementario
c. Obtención de una vía de acceso intravenoso purgada con suero fisiológico
d. Sondaje vesical

1049. ¿Cuándo se considera positivo el resultado del Mantoux?

a. Cuando la induración es de 2 mm
b. Cuando la induración es de 3 mm. excepto en los vacunados con BCG
c. Cuando la induración es de 5 mm. o más, excepto en los vacunados con BCG
d. Cuando la induración es de 1 mm

1050. Ángulo en que se debe introducir la aguja para la venopunción:

a. 65º   b. 25º   c. 45º

1051. La evaluacion inicial de riesgos debe revisarse en los siguientes supuestos EXCEPTO:

a. Cuando se detecte un deterioro por el transcurso del tiempo
b. Con una periodicidad mínima de 5 años
c. Con la periodicidad que acuerde el Comité de Seguridad y Salud
d. Cuando se hayan detectado daños para la salud de los trabajadores

1052. Es una contraindicación para el uso del dispositivo intrauterino:

a. Un frotis de Papanicolau normal
b. Enfermedad inflamatoria de pelvis recurrente
c. Tener 30 años
d. Tener frigidez

1053. A Marta, de 5 días, le han realizado la prueba de Potenciales Evocados de Tronco Cerebral Automatizados antes de salir del hospital donde ha nacido Es una prevención de qué tipo:

a. Primaria   b. Secundaria
c. Terciaria   d. Cuaternaria

1054. NO es una ventaja de la modalidad de cirugía mayor ambulatoria:

a. Atenuación de la ansiedad del paciente
b. Acortamiento de los tiempos medios de la Incapacidad Laboral Transitoria
c. No precisa estudio preoperatorio.

1055. Temperatura ideal de almacenamiento de las vacunas es:

a. Superior a 10ºC   b. De 2ºC a 8ºC
c. Inferior a 0ºC   d. De 15ºC a 30ºC

1056. Cuidados paliativos son:

a. Los cuidados prequirúrgicos
b. La atención integral de aquellos enfermos en los que su enfermedad no responde a tratamientos curativos
c. La atención al enfermo con una patología grave que responde al tratamiento
d. Los cuidados Post-mortem

1057. Los enfermeros de enlace:

a. Son las responsables de que el paciente y sus cuidadores alcancen los objetivos previstos en el plan de cuidados, integrando el plan asistencial de todos los profesionales implicados
b. Son las responsables de la aplicación del plan de cuidados a los pacientes incluidos en el programa de atención a domicilio
c. Son las encargadas de realizar las visitas domiciliarias programadas por el EAP
d. Acompañan siempre al médico en las visitas que éste realiza a los pacientes incluidos en el programa de atención a domicilio

1058. Aprobó las normas deontológicas que rigen la Enfermería en España:

a. Organización Mundial de la salud
b. NANDA
c. NURSING
d. Consejo General de Enfermería

1059. En relación a las características de la relación enfermera-paciente es INCORRECTO:

a. La relación terapéutica y la relación social deben ser consideradas cualitativa y cuantitativamente distintas
b. Para desarrollar una relación de ayuda se requieren conocimientos y habilidades específicas
c. La relación terapéutica no tiene una estructura y evoluciona de acuerdo a un proceso indeterminado
d. La relación terapéutica implica un proceso de crecimiento personal

1060. NO es una ventaja del informe de enfermería al ingreso (IEI)

a. Favorecer la confianza y la comunicación interprofesional
b. Contribuir a la eficaz gestión del alta
c. Permitir la evaluación periódica de la evolución del usuario desde su ingreso hasta el momento del alta
d. Recomendar la valoración posterior para los profesionales de atención primaria

1061. Un drenaje quirúrgico debe retirarse generalmente:

a. A las 48 horas
b. 24 horas después del cese de emisión de contenido
c. A las 24 horas.

1062. Con respecto al asma bronquial, es FALSO:

a. Afecta al 10-15% de la población infantil
b. Afecta al 30% de la población adulta
c. Es de etiología multifactorial
d. La tendencia va en aumento en las últimas décadas

1063. En el proceso de valoración a un paciente que presenta incontinencia urinaria hay que saber que la incontinencia de esfuerzo o de estrés…

a. Ocurre cuando el paciente siente que necesita orinar pero es incapaz de inhibir la micción
b. Se refiere a los casos de pacientes con alteración cognoscitiva grave con imposibilidad de acudir al baño para orinar
c. Se caracteriza por pérdidas frecuentes o constantes de orina por la vejiga distendida
d. Es la emisión involuntaria de orina por la uretra sana como resultado de un aumento repentino de presión intraabdominal

1064. A razón del sistema de clasificación de la American Society of Anesthesiologist (ASA) para estimar el riesgo anestésico, un sujeto con Diabetes Mellitus tipo 1 mal controlada se clasificará como:

a. ASA I   b. ASA II   c. ASA III   d. ASA IV

1065. El modelo de atención domiciliaria es parte de un proceso de atención:

a. Continuado, integral y multidisciplinario
b. Específico de una patología concreta
c. Específico para pacientes en edad avanzada
d. Exclusivo para el paciente, ya que no se interviene con los elementos familiares y del entorno comunitario

1066. La trasmisión de la Hepatitis B se realiza principalmente por vía:

a. Digestiva   b. Parenteral
c. Tópica   d. Ótica

1067. La mayoría de las infecciones gonocócicas en las mujeres son asintomáticas, hasta que suceden complicaciones como la enfermedad pélvica inflamatoria. Los dos síntomas más frecuentes son la disuria y la leucorrea. Los síntomas generales suelen ser leves, excepto cuando la gonococia aparece antes de la menstruación, pudiendo ser en este caso de aparición tormentosa y de evolución rápida a salpingitis. Los lugares más frecuentes de infección primaria son; señale la INCORRECTA:

a. Exocérvix   b. Endocérvix
c. Uretra   d. Recto

1068. Qué fuente de información científica contiene específicamente revisiones sobre un determinado tema:

a. Medline   b. Cochrane Library
c. Scielo   d. Cuiden

1069. Para realizar Educación para la Salud en la escuela, lo recomendable:

a. Constituir una asignatura específica sobre la salud
b. Organizar charlas por expertos en la escuela
c. Introducir la Educación para la Salud transversamente en los currículos escolares
d. Informar a los padres y profesores de los principales problemas de salud

1070. En epidemiología, el riesgo relativo se halla a través de la fórmula:

a. Tasa de incidencia de expuestos entre 1.000
b. Tasa de incidencia de expuestos entre tasa de incidencia de no expuestos
c. Tasa de incidencia de expuestos menos tasa de incidencia de no expuestos
d. Ninguna es correcta

1071. Fármaco para el tratamiento de asma aguda grave:

a. Salmeterol   b. Salbutamol
c. Indacaterol   d. Olodaterol

1072. En la valoración inicial de un paciente politraumatizado:

a. asegurar la permeabilidad de la vía aérea con control de la columna cervical
b. control de la respiración
c. control de la circulación y de la hemorragia
d. todas las anteriores son correctas

1073. Cuál es bacteriana viva atenuada:

a. Tétanos   b. B.C.G
c. Sarampión   d. Polio

1074. Necesita una transfusión pero no se dispone de ese tipo de sangre, ¿Segunda opción?

a. Grupo A   b. Grupo B
c. Grupo AB   d. Ninguna de las tres

1075. La hiperglucemia sin cetosis se considera urgencia cuando...

a. ... la glucemia basal es superior a 130 mg/dl
b. ... existen resistencias a la insulina
c. ... no se puede realizar ejercicio físico
d. Nunca

1076. Tras reacción anafiláctica a una vacuna se da lo siguiente EXCEPTO:

a. Inicio en los primeros 30 min.
b. Taquicardia
c. Sensación de frío y palidez
d. Rubicundez

1077. La quemadura NO se considera grave:

a. Si la extensión es mayor del 10% en las de tercer grado
b. Si la extensión es menor del 10% en las de tercer grado y afecta a un muslo
c. Si es de segundo grado y la extensión es menor del 5% y afecta a la cabeza
d. Si la extensión es menor del 10% de segundo grado y afecta a una axila

1078. Posición que debería EVITARSE en caso de aumento de la presión intracraneal tras una cirugía cerebral?

a. Decúbito supino con cabeza elevada
b. Posición de Trendelemburg
c. Posición de Anti Trendelemburg
d. Cabeza en posición neutral, centrada en la línea media

1079. Fármaco quimioterápico del grupo de los antimetabolitos:

a. Ciclofosfamida
b. Doxorrubicina
c. Anastrazol
d. 5-Fluorouracilo

1080. Qué habilidad tiene que poseer el profesional de enfermería en la relación de ayuda eficaz:

a. Saber dar consejos
b. Complacer al paciente
c. Realizar críticas constructivas.

1081. Los grupos de autoayuda han demostrado lo siguiente, EXCEPTO:

a. Pueden mejorar la calidad de vida de sus participantes mejorando sus habilidades para afrontar la enfermedad
b. Mejoran la integración social de sus miembros
c. Provocan cambios personales en los individuos con conductas adictivas
d. Aumentan la capacidad de los individuos para afrontar su situación de salud, mejorar el cumplimiento terapéutico y su autoestima

1082. En epidemiología, entre las medidas de frecuencia de la enfermedad está:

a. Prevalencia
b. Riesgo relativo
c. Proporción atribuible
d. Riesgo atribuible

1083. Fallecimientos de personas de 50 años o más en un año, dividido entre el total de fallecimientos del año, multiplicado por 100. Se trata del:

a. Índice de Swaroop
b. Índice de Sundbarg
c. Índice de Friz
d. Índice de Burgdöfer

1084. NO es una característica utilizada en la valoración de la cicatrización por segunda intención en una herida quirúrgica:

a. Exudado o tejido necrótico
b. Bordes de la herida
c. Tipo de sutura
d. Tejido de granulación

1085. La vacuna del Virus del Papiloma Humano (VPH) es de tipo:

a. Atenuada
b. Muerta
c. Conjugada
d. Toxina Inactiva

1086. El Penrose es un material específico de:

a. Exploración
b. Sutura
c. Drenaje
d. Anestesia

1087. Conjunto de procesos mediante los que, tras la ingesta del alimento, el ser vivo utiliza, transforma e incorpora a sus propias estructuras una serie de sustancias que recibe del mundo exterior:

a. Alimentación
b. Nutrición
c. Eliminación
d. Anabolismo

1088. La pérdida de conciencia en un ataque epiléptico corresponde a:

a. Fase clónica
b. Fase tónica
c. Periodo poscrítico
d. Estado de sopor

1089. Varón de mediana edad, constitución media-fuerte, estado nutricional correcto y sin patología alguna. ¿Cómo será su respiración si se encuentra relajado y con movimientos respiratorios rítmicos?

a. Costo-clavicular
b. Torácica
c. Abdominal
d. De atleta

1090. En la cuarta fase del parto uno de los signos de desprendimiento placentario consiste en la observación del descenso espontáneo de la pinza del cordón que asoma por la vulva:

a. Signo de Küstner
b. Signo de Fabre
c. Signo de Strassman
d. Signo de Ahlfeld

1091. Para conseguir una entrevista de enfermería satisfactoria:

a. Crear una relación de confianza con el paciente, adoptar una actitud de escucha activa y mantener una observación continua
b. Hay que practicar la técnica de formulación de preguntas abiertas
c. El examen visual cuidadoso y global es lo que más ayuda
d. En la entrevista hay que tener en cuenta todas las fuentes significativas, como la familia, los allegados, las anotaciones escrita de los demás profesionales del equipo

1092. Clínica de la meningitis:

a. Aparición de convulsiones
b. Vómitos y cefaleas
c. Signo de Brudzinsky y signo de Kerning positivos
d. Todas son correctas

1093. Ante un enfermo con ideas autolíticas:

a. Retirar del alcance los objetos susceptibles de producir lesiones
b. Cuidar el aspecto físico para que mejore la autoimagen de éste
c. Estimular las relaciones con otras personas, y si se halla retraido, acompañarle
d. Animar al paciente a explicar la influencia de los conflictos sobre su autoconcepto

1094. Reacción adversa sistémica relacionada con las vacunas:

a. Fiebre/afectación del estado general
b. Signos articulares (artralgías)
c. Erupciones cutáneas
d. Todas son correctas

1095. Una 'vía crítica' o mapa de cuidados es:

a. Una progresión temporal de intervenciones y procedimientos establecidos para la estandarización del cuidado a través de todo el proceso
b. Un protocolo de actuación que recoge la mejor evidencia de intervenciones disponible para lograr los mejores resultados en un grupo de pacientes
c. Un plan de cuidados estandarizados que recoge la mejor evidencia de intervenciones disponible y donde queda implícita la responsabilidad de actuación de la enfermera
d. Un método que indica la forma de proceder de la enfermera ante una determinada respuesta humana del paciente

1096. Dentro de las medidas que se usan en epidemiología están las denominadas 'de asociación', como...

a. Odds Ratio
b. Prevalencia
c. Incidencia
d. Tasa de incidencia

1097. ¿Cuál de las siguientes acciones está contraindicada realizar durante una crisis convulsiva tonicoclónica?

a. Proteger su cabeza para evitar fracturas durante la convulsión
b. Apartar los objetos que puedan representar un peligro durante la convulsión
c. Sujetarle suavemente los brazos acompañando los movimientos convulsivos
d. Introducir un objeto entre los dientes para mantener la apertura de la boca

1098. En caso de una 'enfermedad biliar' se recomienda dieta:

a. Blanda
b. Hiposódica
c. Hipersódica
d. Baja en grasas

1099. Forman la Comisión de evaluación del Plan de 'Atención a Cuidadoras Familiares de Grandes Discapacitados' en cada Centro de Salud:

a. El adjunto de enfermería, el director del C.S., la ECE y el trabajador social
b. El adjunto de enfermería, la ECE, el director del C.S., la enfermera de familia y el trabajador social
c. La ECE, el adjunto de enfermería, la enfermera de familia
d. El adjunto de enfermería, el director del C.S. y la ECE

1100. NO constituye una de las etapas de un proceso de investigación

a. Fase preliminar
b. Recogida de datos
c. Fase hipotética
d. Fase de planificación

1101. Células del estómago que se encargan de la secreción de ácido clorhídrico:

a. Las células principales
b. Las células G
c. Las células parietales
d. Los enterocitos
e. Los mucositos de superficie

1102. NO es factor de riesgo de estreñimiento:

a. Edad avanzada
b. Sexo masculino
c. Factores dietéticos: ingesta baja de fibra, ingesta calórica baja
d. Otros: consumo de fármacos, depresión, historia de abuso físico o sexual

1103. Consejo para una embarazada:

a. En los viajes en coche debe utilizar el cinturón de seguridad de 2 puntos
b. Debe utilizar ropa holgada con tejidos elásticos
c. Es absolutamente necesario utilizar la faja elástica abdominal a partir de la segunda mitad del embarazo
d. Solo utilizará calzado totalmente plano durante el embarazo

1104. Técnica de investigación cualitativa que consiste en encuentros reiterados cara a cara entre el investigador y los informantes para comprender sus perspectivas vitales:

a. Observación participante
b. Entrevistas en profundidad
c. Grupos de discusión
d. Grupos focales

1105. En relación a los problemas clínicos que con mayor prevalencia pueden presentar los recién nacidos prematuros de muy bajo peso:

a. La causa principal de las alteraciones que se presentan en la función respiratoria del recién nacido prematuro (enfermedad de la membrana hialina) es la administración prenatal tardía de corticoides
b. La depleción de volumen intravascular es la causa más frecuente de hipotensión en prematuros de muy bajo peso, siendo la expansión con coloides (albúmina al 5% diluida al medio) la terapia de elección
c. La persistencia del conducto arterioso (ductus) produce las manifestaciones clínicas típicas de cortocircuito derecha-izquierda
d. La vulnerabilidad del neonato prematuro a la hipoxia e hipertensión arterial se asocian a un mayor riesgo de presentación de hemorragia intraventricular

1106. Manifestación clínica del shock cuando los mecanismos compensadores comienzan a fallar:

a. La diuresis es inferior a 20 ml/hora
b. Aparece rubor en el tórax y abdomen acompañado de sudoración profusa
c. Inicialmente la Presión Arterial se mantiene o puede incrementarse
d. Mantiene pulsos periféricos fuertes y regulares

1107. En el proceso de aprendizaje de educación para la salud, ¿qué técnica podría ayudar a las personas a desarrollar habilidades concretas que les sirvan para introducir los cambios que se hayan propuesto?

a. Confrontar incongruencias
b. Demostración con entrenamiento
c. Rejilla
d. Phillips 66

1108. La hemorragia traumática es el tipo más frecuente y se debe a la lesión directa sobre cualquier sector del árbol vascular. Puede estar producida por algún agente traumático, como:

a. Procesos infecciosos o microbianos, que por mecanismos inflamatorios provoquen la rotura del vaso
b. Procesos ulcerados, como la enfermedad ulcerosa gastroduodenal
c. Producidas por heridas contusas
d. Proceso tumorales, benignos y malignos, que pueden sangrar por necrosis tumoral y ulceración de un vaso arterial o venoso

1109. En la menopausia NO es una contraindicación o riesgo de la terapia hormonal:

a. La endometriosis
b. El tromboembolismo activo venoso
c. Mujer menor de 50 años
d. El lupus eritematoso

1110. Equipos de administración de soluciones intravenosas que producen 60 gotas por cada milímetro de solución en la cámara de goteo:

a. Goteros
b. Macrogoteros
c. Microgoteros
d. Minigoteros

1111. Oximorfona, mepedina, codeína, pentazocina y fentanilo pertenecen al grupo de

a. Alucinógenos
b. Anfetaminas clásicas
c. Opiáceos
d. Cannabinoides

1112. La propuesta de inclusión de una nueva técnica, tecnología o procedimiento en la cartera de servicios comunes del Sistema Nacional de Salud se acompañará de una memoria técnica que recoja los resultados de:

a. Las repercusiones bioéticas y sociales y una memoria económica que contenga la valoración del impacto positivo o negativo que pueda suponer
b. La evaluación y una memoria económica que contenga la valoración del impacto positivo o negativo que pueda suponer
c. La evaluación, la opinión de un panel de expertos, las repercusiones bioéticas y sociales y una memoria económica que contenga la valoración del impacto positivo o negativo que pueda suponer
d. La evaluación, las repercusiones bioéticas y sociales y una memoria económica que contenga la valoración del impacto positivo o negativo que pueda suponer

1113. En consulta de crónicos de un Centro de Salud atiendes a un hombre de 61 años, con hipertensión arterial, dislipemia, sobrepeso y fumador. ¿Qué parámetros necesitarías para valorar su riesgo cardiovascular con la tabla SCORE?

a. Presión arterial, colesterol, edad, sexo y consumo de tabaco
b. Presión arterial, antecedentes familiares de enfermedad cardiovascular prematura, sexo, índice de masa corporal y consumo de tabaco
c. Presión arterial, triglicéridos, edad, sexo y perímetro de cintura
d. Presión arterial, colesterol, perímetro de cintura, presencia de diabetes, consumo de tabaco

1114. La lactogénesis es:

a. La eyección láctea producida mediante la succión o la estimulación del neonato sobre el pezón
b. El crecimiento y desarrollo de la glándula mamaria
c. El inicio de la secreción láctea producida por la disminución brusca de estrógenos y progesterona y el aumento de prolactina
d. El mantenimiento de la secreción láctea debido al aumento brusco de estrógenos, progesterona y prolactina

1115. La taxonomía NANDA consta de:

a. 11 dominios
b. 47 dominios
c. 13 dominios
d. 8 dominios

1116. Bradicinesia, rigidez y temblor de reposo son característicos de

a. Esclerosis Lateral Amiotrófica
b. Enfermedad de Parkinson
c. Corea de Huntington
d. Enfermedad de Alzheimer

1117. Uno de los acontecimientos históricos que han influido en la enfermería psiquiátrica y de salud mental, descritos por Shives, es que:

a. En 1952 Hildergard Peplau escribió la obra Interpersonal Relations in Nursing, texto que constituyo la base del desarrollo del papel terapéutico en la relación enfermero-paciente

b. En 1940 se crea el Comité Conjunto de Enfermedad y Salud Mental de EEUU para estudiar y evaluar las necesidades y recursos

c. En 1947 la Asociación Psiquiátrica Mundial estudió las consecuencias sociales de la enfermedad mental

d. En 1955 se crearon 50 programas universitarios de enfermería psiquiatrita en EEUU

1118. Documento que incluye 'la estructura organizativa, las responsabilidades, las funciones, las prácticas, los procedimientos, los procesos y los recursos necesarios para realizar la acción de prevención de riesgos en la empresa, en los términos que reglamentariamente se establezcan':

a. Plan de Prevención

b. Manual del sistema de Gestión de la Prevención

c. Manual del Servicio de Prevención

d. Planificación de la Prevención

1119. En la fase exploratoria de la entrevista semiestructurada, para facilitar la verbalización del paciente es útil el apoyo narrativo, ¿cuál NO sería apropiado utilizar?

a. Frases de repetición

b. Señalamiento

c. Alta reactividad

d. Silencio funcional

1120. Andrea ha sido operada hace ocho horas de una fractura de tibia y tiene colocada una escayola. Llama porque tiene mucho dolor a pesar de haber tomado el analgésico pautado hace una hora. Sospechamos de un síndrome compartimental agudo. NO estaría indicado:

a. Valorar los bordes de la escayola por si le están dañando la piel y si está demasiado apretada

b. Darle la analgesia pautada y volver a evaluar su eficacia al cabo de una hora

c. Hacer una valoración neurovascular a intervalos periódicos comprobando la temperatura, el movimiento y la sensibilidad y avisar de inmediato al médico responsable en el caso de que haya alteraciones

d. Aplicar hielo y elevar la pierna afectada

1121. Para realizar inferencias causales en la relación exposición–enfermedad, cuál es la mejor medida:

a. Riesgo relativo   b. Odds ratio

c. Riesgo atribuible   d. Tasa de incidencia

1122. Al establecer niveles de priorización asistencial, los pacientes con potencial riesgo de deterioro que necesitan cuidados rápidos, se incluirían en el:

a. Nivel I   b. Nivel II   c. Nivel III   d. Nivel IV

1123. ¿En cuál de los siguientes proyectos de Educación para la Salud (EpS) es conveniente que estén presentes familia y/o cuidador principal?

a. EpS para niños asmáticos

b. EpS para pacientes con diabetes

c. EpS en obesos

d. Todas son correctas

1124. Posición quirúrgica en la que el paciente se coloca con los muslos en abducción, las rodillas y caderas flexionadas, y los pies quedan suspendidos con estribos o perneras que se fijan a la mesa:

a. Posición de litotomía

b. Posición de Trendelemburg invertida

c. Posición de Kraske

d. Posición de sedestación

1125. La intercepción postcoital farmacológica

a. Se debe utilizar solo antes de las 12 horas

b. Se debe utilizar solo antes de las 24 horas

c. Se debe utilizar antes de las 72 horas

d. Es más eficaz si se usa entre las 12 y 24 h

1126. En un Centro de salud se ha llevado a cabo una intervención en Educación para la Salud con 15 pacientes, dirigida a reducir la prevalencia de trastornos de ansiedad. Los evaluadores analizaron el tiempo que duró cada sesión y el grado de participación. Se ha realizado una Evaluación...

a. de impacto   b. de resultado

c. de proceso   d. implementadora

1127. Qué objetivo NO corresponde al proceso de 'Adaptar los servicios a la ciudadanas y ciudadanos':

a. Adaptar los procesos administrativos al ciudadano

b. Adaptar los servicios al entorno social de los centros

c. Consolidar y ampliar un sistema de garantías al ciudadano

d. Impulsar el desarrollo profesional en la organización

1128. No es un factor que influya en la determinación del riesgo quirúrgico:

a. Situación inmunológica

b. Patología cardiovascular

c. Obesidad

d. Buena alimentación

1129. Paciente con hipertensión intracraneal y drenaje ventricular izquierdo. Para prevenir y controlar un aumento de la presión intracraneal...

a. Mantenerlo en posición de Trendelemburg

b. Colocarlo en decúbito lateral derecho

c. Colocalo con el cabecero de la cama entre 15 y 30 grados sobre la horizontal

d. Colocarlo en decúbito lateral izquierdo

1130. Grado o magnitud en que una determinada intervención o procedimiento tiene resultados beneficiosos en condiciones teóricas ideales:

a. Eficacia

b. Efectividad

c. Eficiencia

d. Enfermería Basada en la Evidencia

1131. Vacunas recomendadas para el personal sanitario por su mayor riesgo a contraer enfermedades:

a. Sarampión, Rubéola, Parotiditis y Varicela

b. Hepatitis B, Gripe, Sarampión, Rubéola, Parotiditis y Varicela

c. Hepatitis B, Hepatitis A, Sarampión, Rubéola, Parotiditis y Varicela

d. Sarampión, Rubéola, Parotiditis y Varicela y Hepatitis B

1132. El sistema de 'doble pesada' se puede utilizar para:

a. Medir la diuresis en niños que no controlan los esfínteres

b. Controlar la cantidad de comida ingerida

c. Ambas cosas

d. Ninguna de las dos

1133. Rubén ingresa en Medicina Interna para tratarse de neumonía bilateral. Actualmente se le está infundiendo por vía intravenosa una concentrado de hematíes, un suero salino con 10 miliequivalentes de potasio intravenoso y un antibiótico de amplio espectro. Comienza a tener escalofríos, dolor lumbar, hipotensión, taquicardia y ligera hematuria. Primera actuación:

a. Detener la transfusión

b. Avisar al médico responsable del paciente

c. Esperar y reevaluar al paciente a los 10 min

d. Esperar y reevaluar al paciente a los 15 min

1134. Predomina en adultos jóvenes de unos 20-50 años, mayoritariamente hombres. Su patrón clásico es su localización orbitaria, unilateral, constante, con dolor intenso y profundo. Tiende a presentarse por la noche, tras unas dos horas después de conciliar el sueño, sin ser precedida de aura. Aparece constantemente cada día, durante un periodo de hasta seis o doce semanas, tras lo cual desaparece por varios meses, o incluso años'. Qué tipo de cefalea es:

a. Cefalea postraumática

b. Neuralgia del trigémino

c. Cefalea en racimos

d. Migraña menstrual

1135. Los inhaladores son fármacos que se administran por vía:

a. Tópica
b. Respiratoria
c. Bucofaríngea
d. Nasal

1136. Un cuidadoso examen de las mamas es de gran importancia para detectar precozmente lesiones malignas. NO es propio de la clínica del cáncer de mama:

a. Enrojecimiento de la piel
b. Retracción o edema del pezón
c. Ingurgitación mamaria debido a la lactancia materna
d. Venas acentuadas en la superficie de la mama o aumento de la vascularización

1137. La característica clínica principal de los TO (trastornos obsesivos) la constituyen los pensamientos obsesivos que se caracterizan por:

a. Su carácter insólito, intruso y parásito, que se vivencian como extraños
b. El control inconsciente de conductas automáticas
c. Conductas estereotipadas que se repiten una y otra vez
d. Un temor acusado y persistente, excesivo, irracional y parasitario

1138. Metabuscador que permite hacer búsquedas en formato PICO:

a. Trip Database
b. Epistemonikos
c. NHS Evidence
d. PubMed Health

1139. Un paciente está tratado de depresión con un antidepresivo inhibidor selectivo de la recaptación de serotonina, ¿Cuál de los siguientes fármacos estará recibiendo?

a. Amitriptilina
b. Imipramina
c. Mirtazapina
d. Fluoxetina

1140. Para realizar un electrocardiograma hay que fijar al tórax un determinado número de electrodos: las derivaciones bipolares, las derivaciones monopolares y las derivaciones torácicas o precordiales. En un electrocardiograma de 12 derivaciones, ¿cuántas son monopolares?

a. 2
b. 3
c. 4
d. 6

1141. Como profesional de Enfermería en un Centro de Salud recibe un aviso urgente para acudir a un domicilio con la información de pérdida de consciencia de un varón de 53 años. A la llegada al lugar encuentra a la persona en el suelo de un patio en obras y la mujer refiere que ha estado toda la mañana trabajando a pesar del calor que hace. El paciente muestra una flexión anormal de las extremidades, a la llamada emite sonidos incomprensibles y solo abre los ojos ante el dolor. Indique la puntuación que presenta en la escala de Glasgow

a. 3 + 2 + 1 = 6
b. 4 + 1 + 1 = 6
c. 3 + 3 + 1 = 7
d. 3 + 2 + 2 = 7

1142. Entre los programas psicoeducativos que han mostrado ser eficaces para prevenir las recaídas están los que se basan en:

a. El concepto de vulnerabilidad propia y ajena
b. El concepto de salud/enfermedad
c. El desarrollo de la esperanza
d. El concepto de emoción expresada

1143. Con respecto al ECG en la angina de pecho:

a. Un trazado estrictamente normal descarta casi con seguridad la existencia de cardiopatía isquémica
b. El ECG realizado en el momento del dolor anginoso tiene una sensibilidad de aproximadamente el 90 %
c. La sensibilidad del ECG fuera de la crisis anginosa es prácticamente 0
d. El ECG en el momento de dolor anginoso tiene poco valor diagnóstico

1144. En el test de la tuberculina:

a. No debe aplicarse encima de una vena
b. La lectura se hace a las 12 horas
c. Se utiliza un antiséptico con colorante
d. Se administra una cantidad superior a 1 ml

1145. Según la OMS y UNICEF, cuándo se recomienda realizar la primera toma de lactancia materna:

a. Entre la segunda y tercera hora de vida
b. Entre la primera y segunda hora de vida, pero una vez probada tolerancia con suero glucosado
c. Entre la media hora y la primera hora de vida
d. Cuando la madre esté descansada

1146. Es material de 'Hemostasia':

a. Pinzas de Pean y Kocher
b. Separadores autorretentivos
c. Pinzas de Pean y Depresor Lingual
d. Pinzas de Duval y Michael

1147. Volumen de aire que queda en los pulmones tras realizar una espiración máxima:

a. Volumen de reserva espiratoria
b. Volumen residual
c. Espacio muerto
d. Capacidad residual funcional

1148. El servicio de admisión del centro hospitalario adjudica al paciente un número, único, que se mantendrá durante todas sus asistencias al hospital tanto de forma ambulatoria como en régimen de internado. Es el 'Número':

a. de episodio
b. CIAS
c. de Seguridad Social
d. de Historia Clínica

1149. Proporción de individuos sanos confirmados como negativos por el resultado de un test:

a. La sensibilidad
b. La especificidad
c. El Valor Predictivo positivo
d. El valor Predictivo negativo

1150. Punto de referencia anatómico en el tórax que se aproxima a la posición del vértice del corazón:

a. Ángulo esternal
b. Tercer espacio intercostal izquierdo
c. Quinto espacio intercostal izquierdo
d. Apófisis xifoides esternal

1151. Es un desinfectante:

a. Sustancia química que se utiliza en heridas
b. Sustancia química que destruye los microorganismos y que es de aplicación tópica
c. Sustancia química que elimina los microorganismos de los materiales inertes
d. La clorhexidina

1152. Para realizar el test de la ureasa necesitamos que el paciente ingiera una solución de:

a. Bicarbonato sódico
b. ácido cítrico
c. Yoduro potasio
d. ácido acetil salicílico

1153. Es una vía de transmisión directa:

a. Alimentos
b. Boca
c. Baños
d. Suelo

1154. Participamos en un proceso de acreditación de un centro sanitario y señalamos que 'Existe un protocolo de traslado de pacientes a otra organización para atender sus necesidades de continuidad de la atención' Estamos haciendo referencia a:

a. Un estándar
b. Un indicador
c. Un criterio
d. Una obligación

1155. 'Esterilización' es:

a. A una técnica de desinfección
b. Al uso de Técnicas Sépticas
c. Al uso de productos que evitan la infección
d. Es un procedimiento que destruye todos los microorganismos, incluidas esporas y virus

1156. Grado máximo de profundidad de una quemadura:

a. primer grado
b. segundo grado
c. tercer grado
d. cuarto grado

1157. Según las recomendaciones de la European Resuscitation Council, ¿qué es lo primero que debemos hacer al comprobar que un individuo está inconsciente y no respira?

a. Pedir ayuda
b. Ponerlo en posición lateral de seguridad
c. Comenzar con las maniobras de reanimación cardiopulmonar
d. Comprobar el pulso

1158. Grupo de mujeres que surgió en Europa en el siglo XII y que tuvo gran importancia en los cuidados de pobres y enfermos:

a. Diaconisas
b. Hermanas de la Caridad
c. Beguinas
d. Siervas Seglares

1159. No es signo o síntoma de IRA (insuficiencia renal aguda):

a. Anemia
b. Fetor urémico
c. Prurito
d. Todas son ciertas

1160. Se corresponde con diagnóstico de HTA en un adulto, tomando el valor como la media de los valores de cada toma un TAS igual o superior a:

a. 150 en 2 tomas
b. 140 en 3 tomas
c. 90 en 2 tomas
d. 80 en 3 tomas

1161. Primera recomendación en el tratamiento de una fractura:

a. Inmovilizar el miembro
b. Explorar motilidad y pulsos distales
c. Cambiar de posición y mantener más elevado el miembro afecto para favorecer el retorno venoso
d. Retirar anillos, relojes, pulseras

1162. El déficit de vitamina C provoca:

a. Raquitismo
b. Escorbuto
c. Trastornos digestivos
d. Anemia

1163. Algunos antiinflamatorios no esteroideos (AINE), como los inhibidores de la ciclooxigenasa 2, son significativamente menos agresivos que otros AINE para la mucosa gastrointestinal, empleándose en pacientes con antecedentes de riesgo gastrointestinal. Uno de ellos es:

a. Piroxicam
b. Celecoxib
c. Indometazina
d. Fenilbutazona

1164. Diarrea, retortijones, miosis, visión borrosa, sudación intensa, salivación, vómitos y bradicardia...

a. Colocar una vía
b. Preparar material para un lavado gástrico
c. Preparar jeringuilla con sulfato de atropina
d. Todas las anteriores son correctas

1165. 'Case-Mix' hace referencia a:

a. Un concepto presupuestario
b. Un protocolo de atención sanitaria
c. Un sistema de clasificación de pacientes
d. Un modelo de cuidados

1166. Ante accidente biológico sucedido en Atención Continuada:

a. Comunicar el accidente de inmediato dejando constancia por escrito con el parte de accidente y seguir el protocolo de actuación
b. Si no está el servicio de prevención de riesgos disponibles, esperar y notificarlo cuando éste esté operativo
c. Realizar la extracción de muestra para la serología al paciente fuente del accidente
d. A y C son correctas

1167. NO forman parte de los grupos de riesgo de HTA:

a. Adultos mayores de 50 años
b. Familiares de hipertensos en primer grado
c. Personas expuestas a un medio psicosocial adverso
d. Personas diabéticas

1168. Primer objetivo de la entrevista clínica:

a. Obtener toda la información posible
b. Conocer la historia del paciente
c. Elaborar el plan de actuación
d. Establecer buen contacto con el paciente

1169. ABVD es un esquema de tratamiento utilizado en la terapia de personas que tienen enfermedad de HODGKIN. La componen 4 fármacos: Adriamicina, Bleomicina...

a. ...Vinorelbina y Dacarbacina
b. ...Vincristina y Doxorrubicina
c. ...Vinblastina y Dacarbacina
d. ...Vinflunina y Doxorrubicina

1170. El enfermo en la técnica de EEG deberá colocarse:

a. De pie, mirando a la ventana
b. Sentado, de lado
c. Tumbado de lado
d. Tumbado boca arriba

1171. La jubilación forzosa del Personal Estatutario se producirá:

a. En todo caso al cumplir los 65 años
b. A los 65 años, salvo que se solicite y obtenga autorización para la permanencia en servicio hasta los 70 años
c. A los 60 años, salvo que se solicite y obtenga autorización para la permanencia en servicio hasta los 65 años
d. En todo caso al cumplir los 60 años

1172. Con respecto al test de O'Sullivan:

a. Valora la glucemia una hora después de la ingesta oral de 50 gr. de glucosa
b. Es un test diagnóstico para la diabetes
c. Se realiza a todas las gestantes con riesgo alto y moderado entre las 24-28 semanas de gestación
d. A y C son ciertas

1173. Adolescente con alteración del nivel de consciencia. Sus amigos comentan que ha 'bebido mucho'. Niegan el consumo de otras sustancias tóxicas. A la exploración, el paciente es incapaz de mantener la bipedestación sin ayuda, responde con 'gruñidos' y retirada lenta a la estimulación dolorosa abriendo los ojos al llamarle contundentemente por su nombre. Presenta pupilas mióticas y simétricas, con reactividad a la luz enlentecida. Estabilizar al paciente (ABC) y...

a. ...realización de test rápido de tóxicos y glucemia en sangre capilar para poder establecer el plan terapéutico. Traslado al hospital
b. ...posición de seguridad, protección térmica, monitorización y canalización de vía venosa periférica para administración de fluidoterapia con suero glucosado al 5%, previa administración de 100 mg de tiamina, corrección de hipoglucemia y acidosis, según datos analíticos. Determinación rápida de tóxicos y administración de antídoto, cuando proceda. Traslado al hospital
c. ...administración de carbón activado sin provocar el vómito hasta que esté totalmente consciente, y naloxona intra muscular (0,2-0,4 mg). Traslado al hospital
d. ...posición de seguridad y canalización de vía venosa central para administración de carga con glucosa hipertónica al 50%, bolo de bicarbonato 1M (5 mEq/kg) y posterior instauración de fluidoterapia rápida con solución Ringer®. Traslado al hospital

1174. Influye en la tasa de filtración glomerular (TFG):

a. La presión arterial
b. El flujo sanguíneo renal
c. La autorregulación por respuestas miogénicas y retroalimentación tubuloglomerular
d. Las hormonas como la Angiotensina II y las neuronas del sistema nervioso simpático
e. Todas son correctas

1175. La teoría de las Necesidades Humanas ha sido desarrollada por:

a. Nancy Roper
b. Virginia Henderson
c. Dorotea Orem
d. Callista Roy

1176. Sobre cuestiones normativas en materia de vacunación:

a. La vacunación es obligada cuando la marca el Consejo Interterritorial del Sistema Nacional de Salud a nivel estatal, pero de carácter voluntario si la marcan las comunidades autónomas
b. La vacunación infantil es obligada si la marca el Consejo Interterritorial del Sistema Nacional de Salud, para lograr la protección a la infancia como objetivo internacional de la OMS
c. La vacunación no posee carácter de obligatoriedad salvo en caso de epidemia, cuando existe un riesgo colectivo para la salud pública. En ese caso es legalmente posible imponer la vacunación
d. La voluntariedad en la vacunación no tiene excepciones legales y es independiente a las situaciones que se den

1177. Los estudios de casos y controles:

a. Permiten calcular la incidencia o la prevalencia de la enfermedad
b. Son útiles para estudiar varias enfermedades simultáneamente
c. No se introducen errores sistemáticos fácilmente
d. Son útiles para estudiar enfermedades poco frecuentes

1178. Si deseamos conocer el riesgo de forma directa de padecer HTA consumiendo una dieta muy alta en grasas utilizaremos un diseño:

a. Cohortes
b. Experimental
c. Odd-ratio
d. Ninguna de las tres

1179. Las infecciones nosocomiales se asocian a:

a. promiscuidades
b. trabajar en centros sanitarios
c. relaciones sexuales
d. transmisión por heces

1180. Existen varias diferencias anatómicas en la vía aérea del niño con respecto al adulto, que hay que tener presentes al realizar la intubación. Señale la INCORRECTA:

a. La lengua es proporcionalmente mayor
b. La laringe es más ancha y corta
c. La epíglotis es proporcionalmente más larga
d. En menores de 8 años el mayor estrechamiento está a nivel del cartílago cricoides

1181. Herramienta más utilizada para la evaluación de los pacientes oncológicos terminales:

a. Escala de Braden
b. Índice de Katz
c. La escala de Karnofsky
d. Ninguna de las anteriores

1182. Un paciente con tuberculosis clínicamente activa recibe tratamiento con isoniazida, rifampicina, pirazinamida y etambutol. ¿Qué hallazgos son los que indican mejor la eficacia de este tratamiento?

a. La desaparición de las cavidades en la radiología torácica
b. La negatividad de la prueba cutánea de la tuberculina
c. La desaparición de la fiebre y la tos en el paciente
d. La negatividad del cultivo de esputo realizado tras varias semanas de tratamiento

1183. Amanda se encuentra en casa recién operada de un cáncer de páncreas. Su hija y su marido acuden a la consulta para solicitar cita con su enfermero. La hija pregunta si su madre va a morir y si a ella también le pasará lo mismo. Qué diagnóstico presenta:

a. Afrontamiento familiar comprometido
b. Procesos familiares disfuncionales
c. Ansiedad ante la muerte
d. Temor

1184. ¿En cuál de los siguientes tipos de anemia se pueden observar alteraciones del sistema nervioso relacionadas con procesos de desmielinización?

a. Anemia ferropénica
b. Anemia hemolítica
c. Anemia por déficit de ácido fólico
d. Anemia por déficit de vitamina B12

1185. Postura del paciente que va a ser sometido a toracocentesis:

a. Sentado en la cama, pies apoyados en una silla, brazos sobre la mesa, cabeza sobre los brazos
b. De pie, brazos sobre la cabeza
c. Semisentado en la cama con un brazo sobre la cabeza y sin moverse
d. a y c ambas posiciones son correctas

1186. Andrés está diagnosticado de un tumor de laringe con lesiones supraglóticas pequeñas. los síntomas a vigilar durante el tratamiento con radioterapia son:

a. Pérdida del sentido del gusto, disfasia, xerostomía, dolor y mucositis
b. Hemorragia, hipoxia, obstrucción
c. Pérdida del habla, edema agudo y hemorragia
d. Obstrucción, disfasia, e hipoxia

1187. Paciente sometido a cirugía de reemplazo articular total de cadera: Recomendación:

a. Como ejercicio que contribuye a su rehabilitación, debe cruzar la pierna operada y dirigir la rodilla al tórax, varias veces al día
b. Es preciso que, al usar el inodoro, esté lo más bajo posible, con el fin de que la cadera operada se encuentre en una posición inferior a la rodilla
c. Cuando esté en la cama, utilizará almohadas o dispositivos adecuados entre las piernas para mantener una ligera abducción del miembro operado
d. Como elemento de rehabilitación precoz se ejercitará flexionando la cadera operada más de 90 grados, varias veces al día

1188. Según el RD 286/2006 sobre ruido laboral que establecen las disposiciones mínimas en materia de protección de los trabajadores contra los riesgos para su seguridad y su salud, se establece que el valor límite de exposición no deben sobrepasar en ningún caso:

a. 80 dB (A)
b. 85 dB (A)
c. 87 dB (A)
d. 90 dB (A)

1189. El estado epiléptico (o status epiléptico) en un paciente pediátrico se define como 'Descarga neuronal excesiva en la corteza cerebral con duración igual o mayor a...

a. 5 min.
b. 15 min.
c. 30 min
d. 60 min

1190. Mujer con anorexia nerviosa. Uno de los diagnósticos enfermeros (Nanda) o problema interdependiente, que identificaríamos sería:

a. Trastorno de la imagen corporal
b. Trastorno de la identidad
c. Aislamiento social
d. Déficit de actividades recreativas

1191. Cuál de las siguientes posiciones quirúrgicas es la más usada en las intervenciones de la espina dorsal:

a. Trendelenburg
b. Decúbito prono
c. Litotomía
d. Morestin

1192. Pueden tanto dificultar como fomentar el pensamiento crítico

a. Desarrollo moral
b. Experiencia, Autoconfianza
c. Habilidades para la escritura, manejo del lenguaje
d. Conocimiento de la situación y los recursos

1193. ¿Qué elementos podemos considerar para valorar el riesgo de exclusión social?

a. Vivienda, trabajo, ingresos, relaciones sociales y derechos sociales/sanitarios
b. Vivienda, trabajo, salud, relaciones personales y acceso al sistema de salud
c. Trabajo, transporte, vivienda, idioma y etnicidad
d. Vivienda, trabajo, ingresos, relaciones personales y salud

1194. Tipo de obesidad que es propia de los adultos y que se caracteriza por un aumento del volumen de los adipocitos:

a. Hiperplásica
b. Mixta
c. Hipertrófica
d. Preobesidad

1195. NO es objetivo de la valoración geriátrica:

a. Mejorar la exactitud diagnóstica y la identificación de los problemas
b. Conocer la situación del paciente que nos permitirá predecir su evolución y observar cambios en el transcurso del tiempo
c. Asegurar una utilización apropiada de los recursos
d. Realizar una valoración especial, más amplia que en los pacientes jóvenes

1196. La cavidad pleural es:

a. El espacio que ocupan los pulmones en la inspiración
b. El espacio que ocupan los pulmones en la espiración
c. El espacio existente entre los pulmones
d. El espacio existente entre la pleura visceral y parietal

1197. Paciente intervenido de prótesis de cadera: ¿qué movimiento evitaría la luxación de la cadera intervenida?

a. Flexionar la cadera más de 60°
b. Aducción de la pierna intervenida
c. Abducción de la pierna intervenida
d. Rotación de la cadera intervenida

1198. Paciente de 62 años sin antecedentes cardiológicos ingresado por neumonía basal derecha. Presenta una temperatura axilar de 39ºC, TA de 110/50 mmHg y un pulso rítmico de 120. ¿qué debe sospecharse ante esta frecuencia cardíaca?

a. Taquicardia ventricular
b. Fibrilación auricular
c. Bloqueo auriculoventricular de tercer grado
d. Taquicardia sinusal

1199. Los agentes implicados en un proceso de participación comunitaria son tres:

a. Servicios que incluyen técnicos y profesionales, ciudadanía y la administración
b. Profesionales de Trabajo Social, Medicina y Enfermería
c. Políticos, personal sanitario y personal del ámbito educativo
d. Personal sanitario, personal del ámbito educativo y personal del sector social

1200. Primera causa de muerte evitable en las mujeres de 45 a 50 años:

a. Cáncer de cuello de útero
b. Enfermedades cerebro vasculares
c. Enfermedades digestivas
d. Cáncer de mama

1201. La hormona luteinizante:

a. Inicia la fase folicular
b. Disminuye los niveles de estrógenos y pro-gesterona
c. Al aumentar se inicia la fase ovulatoria
d. Provoca engrosamiento del endometrio

1202. El déficit de qué vitamina puede producir raquitismo:

a. Tiamina
b. Ácido Fólico
c. Calciferol
d. Niacina

1203. En un paciente con posible lesión medular, lo primero a realizar:

a. Inmovilizar el cuello con collarín cervical rígido
b. Alienar las extremidades al tronco
c. Alienar la cabeza, cuello y columna
d. Alienar la pelvis y la columna

1204. ¿Qué entiende Freud por 'libido'?

a. El comienzo de la etapa fálica
b. El estadio final de la madurez del adulto
c. La motivación subyacente a la evolución humana, la energía, el instinto de la vida
d. La fuente principal del placer donde surgen los sentimientos de dependencia

1205. Ión necesario para la coagulación sanguínea:

a. Sodio
b. Potasio
c. Calcio.
d. Cloro

1206. Eres enfermero/a de familia en un Centro de Salud y se ha incorporado a tu cupo un paciente con Enfermedad Pulmonar Obstructiva Crónica, que persiste en el hábito tabáquico y rechaza acudir a los grupos de terapia para el abandono del tabaco. La enfermera que lo atendía anteriormente le diagnosticó hace un año Gestión Ineficaz de la Salud. Si persiste el diagnóstico enfermero podrías detectar en la valoración del paciente...

a. Decisiones ineficaces en la vida diaria para alcanzar los objetivos de salud
b. Exagera la retroalimentación negativa sobre sí mismo
c. Irritabilidad
d. Interacción disfuncional con otras personas

1207. Para una exploración médica, el paciente colocado en posición genupectoral se apoyará sobre:

a. la espalda y el sacro
b. las rodillas, con el tronco inclinado hacia delante
c. el pecho y los talones
d. ninguna de las anteriores

1208. Según Furnari (en Johnson, 2000) entre individuos pueden darse tres posibles tipos de relaciones:

a. Interpersonales, atípicas y íntimas
b. Interpersonales, atípicas y terapéuticas
c. Sociales, interpersonales y terapéuticas
d. Sociales, íntimas y terapéuticas

1209. Se considera zona semicrítica de infección en el hospital:

a. Pediatría
b. Neonatologia
c. Fisioterapia
d. Urología

1210. La alfabetización en salud hace referencia:

a. A las habilidades sociales y cognitivas que determinan el nivel de motivación y la capacidad de una persona para acceder, entender y utilizar la información de forma que le permita promover y mantener una buena salud
b. A los cambios de comportamiento de los usuarios secundarios a un abordaje desde las condiciones sociales, ambientales, económicas y de uso de los sistemas sanitarios
c. Al fortalecimiento de las capacidades de los individuos, ofreciendo no solo información, sino los conocimientos y las habilidades necesarias para que puedan hacerse responsables de su salud
d. A las modificaciones individuales de comportamiento, determinado por las características personales y los factores socioculturales

1211. Es vía de transmisión del VIH/SIDA:

a. el estornudo
b. el uso del retrete
c. la picadura de insectos con VIH/SIDA
d. madre portadora del VIH/SIDA a su hijo a través de la lactancia

1212. De acuerdo con la clasificación NANDA, una característica definitoria para el diagnóstico 'Desequilibrio nutricional por defecto', es que la persona experimente una pérdida de peso igual o superior a:

a. 5% de su peso corporal en 24 horas
b. 10% de su peso ideal
c. 20% de su peso corporal en una semana
d. 20% de su peso ideal

1213. NO realizaría durante una crisis epiléptica:

a. Colocar al paciente en decúbito supino
b. Colocarle algo blando bajo la cabeza
c. Introducir unas gasas o pañuelo en la boca
d. Alejarlo de objetos con los que se pueda dañar

1214. En relación con la tuberculina, señale la FALSA:

a. La tuberculina recomendada por la OMS para Europa es la PPD-R23
b. Se recomienda la que lleva 2UT x 1000
c. Las condiciones de conservación más importantes son 4ºC y apartada de la luz
d. Una vez abierto el vial puede utilizarse hasta las 72 horas (conservado en nevera), una vez pasado este tiempo se altera la estabilidad y potencia del principio activo

1215. Qué miembro del equipo quirúrgico tiene que desarrollar su trabajo en condiciones de esterilidad:

a. Anestesista
b. Enfermero/a circulante
c. Enfermero/a instrumentista
d. Enfermero/a perfusionista

1216. Con respecto al pensamiento crítico, cuál de los siguientes términos utilizados por Richard Paul como características de los pensadores críticos es INCORRECTA. Los pensadores críticos son:

a. Humildes
b. Realistas
c. Reactivos
d. Buenos comunicadores

1217. Prevención del síndrome de muerte súbita del lactante ¿cuál es la actividad preventiva principal?

a. Mantener la habitación del bebé entre 23-24º C
b. Desaconsejar la ingesta de alcohol durante el embarazo
c. Proporcionar al bebé suficiente ropa de abrigo durante la noche (mantas)
d. Evitar la posición en prono durante los primeros 6 meses de vida

1218. Corresponde a una manifestación clínica de la enfermedad de Alzheimer

a. Disfunción de la percepción sensorial que le provoca problemas para interpretar los objetos
b. Durante la fase aguda, puede presentar incontinencia urinaria
c. Afectación visual con riesgo de lesión
d. Afectación de movimiento provocando dificultades para caminar, caídas, contracción generalizada

1219. La determinación de prioridades es una subetapa de la etapa de:

a. Diagnóstico
b. Ejecución
c. Planificación
d. Evaluación

1220. Sistema Sanitario:

a. Conjunto de hospitales y centros de salud que componen la red pública sanitaria
b. Conjunto de instituciones públicas y privadas implicadas directamente en el cuidado de la salud
c. Conjunto de establecimientos y profesionales sanitarios encargados de la curación de los individuos
d. Modelo público estructural que cubre las necesidades de salud de la población

1221. En relación con el NNT:

a. El NNT (Número Necesario para Tratar) es una herramienta que evalúa la efectividad de una intervención
b. Los NNT calculados de las revisiones sistemáticas y metanálisis de ensayos clínicos controlados y aleatorizados, son los que proporcionan el más bajo nivel de evidencia
c. El NNT se calcula como el inverso de la RRR (Reducción Relativa del Riesgo)
d. La efectividad de una intervención terapéutica es mayor cuando el valor del NNT se aproxima al 100%

1222. Empresario con alto cargo, de 48 años, casado y con 2 hijos. Fumador hasta hace 5 años. En su trabajo sufre un episodio de pérdida de conciencia con parada cardiorrespiratoria. Sus compañeros de trabajo inician maniobras de RCP básica a la espera del Servicio de Emergencias. A su llegada, 7 minutos después, se encuentra inconsciente, sin pulso y mientras se continúa con las compresiones y ventilaciones, se monitoriza observándose en el electrocardiograma (ECG) una fibrilación ventricular. Primera medida a adoptar:

a. Continuar con RCP durante 2 minutos, con un ritmo de 30 compresiones y 2 ventilaciones, y reevaluar la situación
b. Continuar con RCP mientras se canaliza una vía venosa y se administran 300 mg de amiodarona
c. Aplicar una descarga de 200 J Bifásicos e inmediatamente comenzar con las compresiones, con ciclos de 30 compresiones y 2 ventilaciones
d. Aplicar una descarga de 360 J Monofásicos y reevaluar el ritmo mientras se administra 1 mg de adrenalina

1223. El primer Estudio Nacional de Efectos Adversos ligados a la Hospitalización (ENEAS) tuvo como hallazgo principal:

a. Un 8,4% de pacientes presentan efectos adversos relacionados con la asistencia sanitaria
b. El 37,4% de los efectos adversos en los hospitales está relacionado con el uso de los medicamentos
c. El 35% de los efectos adversos en los hospitales está relacionado con las infecciones hospitalarias
d. El 50% de los efectos adversos se consideran evitables

1224. La fase de planificación del proceso enfermero implica

a. Obtener, Recoger, Organizar, Validar y Valorar
b. Identificar, Validar, Inferir e Interpretar
c. Priorizar, Definir criterios de Resultados y Estrategias
d. Actualizar datos, Actuar, Favorecer la relación de ayuda

1225. Tipos de estudios de investigación, ordenados de mayor a menor grado de evidencia:

a. Casos y series, Opinión de expertos, Estudio de cohortes
b. Estudio de casos y controles, Ensayos clínicos, Opinión de expertos
c. Ensayos clínicos, Estudios de cohortes, Opinión de expertos
d. Estudio de Casos y controles, Ensayos clínicos, Opinión de expertos

1226. 'Promoción de la salud':

a. Conjunto de medidas necesarias para evitar el desarrollo de enfermedades
b. Intervenciones orientadas a evitar la aparición de enfermedades específicas, reduciendo su incidencia y predominio en las poblaciones
c. Consiste en proporcionar a los pueblos los medios necesarios para mejorar su salud y ejercer un mayor control sobre la misma
d. Es la asistencia sanitaria esencial basada en métodos y tecnologías prácticos, científicamente fundados y socialmente aceptables, puesta al alcance de todos los individuos y familias de la comunidad mediante su plena participación y aun costo que la comunidad y el país puedan soportar

1227. Acude al domicilio de Juan de 20 años que ha sufrido un traumatismo craneoencefálico tras un accidente de tráfico. La madre informa de que desde entonces Juan no es capaz de atender 'a dos cosas' al mismo tiempo. Tiene afectada la atención...

a. Atención dividida   b. Atención alternante
c. Atención selectiva   d. Atención focalizada

1228. En investigación cualitativa: 'combinación de diferentes métodos, teorías, datos e investigadores, o cualquiera de estos elementos':

a. Credibilidad   b. Triangulación
c. Dependibilidad   d. Idoneidad

1229. La prestación de la atención de urgencias, se define como la atención que se presta al paciente:

a. En los casos que su situación clínica obliga a una atención sanitaria inmediata
b. Para el mantenimiento y recuperación de la salud
c. Para mejorar la calidad de vida y autonomía del paciente
d. Para proteger y promover la salud

1230. El sondaje intermitente está indicado en:

a. Vejiga flácida
b. Incontinencia por esfuerzo
c. Enuresis.

1231. Microorganismo más veces aislado en infecciones urinarias nosocomiales:

a. Pseudomona aeruginosa   b. E. coli
c. Treponema pallidum   d. Neisseria

1232. Almacenamiento de las vacunas en el frigorífico. Se recomienda que:

a. las más sensibles al calor estén situadas en el congelador
b. se deben guardar en los estantes del puerta para que estén más accesibles
c. se saquen las vacunas de su envase original, para que reciban mejor el frío
d. se guarden en los estantes centrales del frigorífico, evitando que toquen las paredes laterales

1233. El U.S. Preventive Task Force (USPSTF) recomienda la adopción de la estrategia de intervención de las 5 Aes para la ejecución de intervenciones conductuales y de consejo sobre los principales factores de riesgo. En qué orden:

a. Assess (**Averiguar**); Agree (**Acordar**); Advice (**Aconsejar**); Assist (**Ayudar**); Arrange (**Asegurar**)
b. Assess (**Averiguar**); Advice (**Aconsejar**); Agree (**Acordar**); Assist (**Ayudar**); Arrange (**Asegurar**)
c. Assess (**Averiguar**); Assist (**Ayudar**); Advice (**Aconsejar**); Arrange (**Asegurar**); Agree (**Acordar**)
d. Assess (**Averiguar**); Advice (**Aconsejar**); Agree (**Acordar**); Arrange (**Asegurar**); Assist (**Ayudar**)

1234. La causa más frecuente de la consulta oftalmológica es el ojo rojo. Hacemos tinción con fluoresceína y vemos que es positiva en el siguiente diagnóstico:

a. Glaucoma agudo   b. Conjuntivitis
c. Erosión corneal   d. Escleritis

1235. La enfermera en atención primaria realiza su actividad en:

a. Centro de Salud
b. Centro de Salud y domicilio
c. Centro de Salud, domicilio y hospital
d. Centro de Salud, domicilio y comunidad

1236. Realización de la Prueba del Mantoux. Cuál es INCORRECTA:

a. Inyectar 0,1 cc en inyección intradérmica
b. Utilizar preferentemente jeringa con aguja de acero de de 25 a 27G con bisel corto
c. Inyectar con el bisel hacia arriba, intentando que quede intradérmica y no subcutánea
d. Debe utilizarse preferentemente la zona anterior del brazo, en la unión del tercio medio e inferior del no dominante

1237. En relación al Sistema de Triaje de Manchester (Manchester Triage System o MTS) utilizado en urgencias, señale la INCORRECTA:

a. Tiene un formato electrónico

b. Funciona en base a situaciones clínicas o categorías sintomáticas abiertas

c. Incorpora discriminantes clave, que son factores que permiten determinar el nivel de urgencia en pacientes que se presentan con una sintomatología parecida o que se pueden catalogar dentro de una misma categoría sintomática

d. Puede utilizarse en pacientes con conducta suicida

1238. La menopausia se diagnostica por:

a. La presencia de ciclos más frecuentes y abundantes de lo que corresponde al patrón propio de cada mujer

b. La ausencia de menstruación en doce meses consecutivos

c. Los síntomas derivados de la deprivación estrogénica, como el insomnio, los sofocos o la sequedad de piel y mucosas

d. El espaciamiento de las reglas, que se hacen cada vez más infrecuentes

e. Analíticas hormonales, densitometría, mamografía y citología

1239. Para valorar el estado nutricional materno, variable a tener en cuenta:

a. Peso, talla, edad materna

b. Peso, edad gestacional y materna

c. Peso, talla, edad gestacional

d. Altura uterina, peso materno, peso del feto

1240. En un estudio epidemiológico un factor que está relacionado con la exposición y el efecto se conoce como

a. Sesgo de información

b. Sesgo de selección

c. Factor de confusión

d. Es un efecto muy raro en epidemiología

1241. El número de ejes de la Taxonomía II de la NANDA es:

a. 7   b. 11   c. 13   d. 25

1242. De las siguientes formas de retirar unos puntos una es INCORRECTA:

a. Todas las suturas se retiran entre el 7º día del postoperatorio

b. Quitar las suturas con pinzas y tijeras de punta fina, estériles, evitar usar bisturíes

c. Ir quitando los puntos alternativamente, uno sí uno no

d. Quitar uno o dos puntos de la zona infectada o que se sospecha que lo está

1243. Suma de volumen de reserva inspiratoria, volumen corriente y volumen de reserva espiratoria:

a. Capacidad pulmonar total

b. Capacidad vital

c. Índice Tiffenau

d. Capacidad residual funcional

1244. Los cuestionarios de satisfacción del cliente miden el elemento:

a. Proceso   b. Resultado

c. Competencia profesional   d. Estructura

1245. La gestante ARH acude a consulta ya que el especialista le ha enviado a la consulta de inmunología del embarazo del hospital de referencia para saber si es necesario la administración de la gamma globulina anti-D. La administración de la gamma globulina anti-D debe ser administrada

a. En mujeres Rh positivo, en las 72 horas postparto si el recién nacido presenta el Rh positivo

b. En mujeres Rh positivo, en las 72 horas postparto si el recién nacido presenta el Rh negativo

c. En mujeres Rh negativo, en las 72 horas post-parto si el recién nacido presenta el Rh positivo

d. En mujeres Rh negativo, en las 72 horas post-parto si el recién nacido presenta el Rh negativo

1246. Puede producir disminución de la tensión arterial:

a. Estrés   b. Calor exterior

c. Fiebre   d. Obesidad

1247. La asistencia de enfermería en la fase oligúrica de una insuficiencia renal aguda NO tiene como objetivo:

a. Controlar los signos de sobrecarga de líquido

b. Ayudar al/a la paciente a regular la ingesta de líquidos

c. Mantener un gasto de energía compatible con el estado del/ de la paciente

d. Mantener un aporte elevado de líquidos para favorecer la hidratación del/de la paciente

1248. Sobre las insulinas es ERRÓNEO:

a. El masaje sobre la zona inyectada aumenta la absorción de la insulina

b. La jeringa precargada en uso puede mantenerse a temperatura ambiente durante 4 semanas, siempre que la temperatura no exceda de los 37ºC

c. Las insulinas de acción intermedia aplicadas por vía intravenosa tienen su inicio de acción a los 10 minutos de su administración

d. La insulina se absorbe con mayor rapidez a partir del tejido subcutáneo abdominal que del antebrazo o del muslo

1249. Material verde oscuro o negro que se encuentra en el intestino grueso de un lactante a término y es el primer excremento evacuado por el neonato:

a. Meconio   b. Melena

c. Sangre en heces   d. Líquido amniótico

1250. Relacionado con la necesidad de alimentación en personas que han sufrido problemas neurológicos, señale la INCORRECTA:

a. Es conveniente mezclar alimentos sólidos con líquidos para facilitar la deglución

b. Se deben evitar elementos de distracción durante el momento de la alimentación

c. La persona debe mantener una postura erguida, sentado y con ligera flexión anterior del cuello

d. Se debe realizar una adecuada higiene oral tras la ingesta

1251. La higiene bucal en un paciente inconsciente se realiza:

a. con el método del cepillado vertical

b. con el paciente en posición de Roser

c. con una torunda mojada con el antiséptico bucal y la cabeza ladeada

d. con una jeringa cargada de antiséptico bucal

1252. Crisis de angustia. Uno de los síntomas que pueden darse es:

a. Ideas deliroides de somatización

b. Vivencias de Flash backs de acontecimientos traumáticos

c. Vivencias súbitas de despersonalización y extrañeza de sí mismo

d. Trastornos de conversión

1253. Paciente al que se va a realizar una artroplastia. La enfermera explica que el objetivo del procedimiento es:

a. Fusionar una articulación

b. Limitar amplitud de movimientos de la articulación

c. Evaluar la extensión de la lesión articular

d. Reemplazar la articulación y mejorar su función

1254. Diferentes estudios ponen de manifiesto la elevada prevalencia de desnutrición y riesgo de desnutrición en personas dependientes atendidas en su domicilio. Señale el parámetro que NO es valorado con el Mini Nutritional Assessment

a. Pérdida de apetito

b. Pérdida de peso reciente

c. Consideración del propio paciente sobre su estado de salud en comparación con las personas de su edad

d. Presencia de osteoporosis

1255. ¿Se puede administrar la vacunación antigripal inactiva durante el embarazo?

a. No, no se recomienda por las posibles complicaciones postvacunales para el feto

b. No, no se recomienda por las posibles complicaciones postvacunales para la madre

c. Sí, se puede vacunar siempre que no se realice en el primer trimestre del embarazo

d. Sí, se puede vacunar en cualquier momento del embarazo. De hecho, las mujeres embarazadas se consideran un grupo de riesgo para la vacunación antigripal

1256. Primer día del ciclo genital:

a. El que empieza la fase proliferativa, inmediatamente después de la menstruación
b. El día 15 cuando empieza la fase secretora
c. El que comienza el sangrado menstrual
d. El día 3 después del sangrado que es cuando empieza la fase hemorrágica

1257. En la resucitación cardiopulmonar básica (RCP):

a. Si hay un solo reanimador, en los lactantes y en los niños, se deben realizar las maniobras de RCP durante un minuto y luego se ha de pedir ayuda
b. Iniciar la RCP efectuando 50 compresiones torácicas (50 por minuto)
c. Iniciar la RCP primero con las ventilaciones y después con las compresiones torácicas
d. Realizar siempre mayor número de ventilaciones que compresiones torácicas

1258. NO forma parte de los criterios propuestos por Fried para definir el síndrome de fragilidad:

a. Pérdida de peso no intencionada equivalente a 10 Kg, o bien 10% del peso corporal en el último año
b. Lentitud en la marcha
c. Grado de actividad física bajo
d. Baja energía y resistencia

1259. Ingresado un paciente geriátrico con EPOc al que es necesario administrarle un tratamiento broncodilatador, debe saber que:

a. Los broncodilatadores inhalados de larga duración son más efectivos
b. La combinación de broncodilatadores puede mejorar la eficacia y reducir el riesgo de efectos secundarios comparados con el incremento de dosis de un único broncodilatador
c. La vía inhalatoria es la de elección
d. Todas las respuestas son correctas

1260. El trasplante de médula ósea está indicado en:

a. Leucemias agudas
b. Linfomas no Hodgkinianos
c. Enfermedad de Hodgkin
d. Todas las anteriores

1261. Entre las complicaciones de la nutrición parenteral destaca:

a. Flebitis
b. Neumotorax
c. Embolia gaseosa
d. Todas correctas

1262. En la administración de heparina subcutánea no debemos:

a. Limpiar la zona de inserción
b. Lavarse las manos
c. Aspirar antes de inyectar el contenido de la jeringa
d. Insertar la aguja formando un ángulo de 90 grados en el tejido subcutáneo

1263. Normas generales a tener en cuenta en la recogida de muestras para un cultivo bacteriano:

a. Recoger la muestra antes de la administración de antibióticos
b. Recoger la muestra en el recipiente indicado por el laboratorio
c. Asegurarse del correcto etiquetado de la muestra
d. Todas las anteriores son ciertas

1264. Conservar los medicamentos a bajas temperaturas está indicado en:

a. Supositorios
b. Vacunas
c. Cuando se pueda alterar las propiedades farmacocinéticas del medicamento
d. Todas son correctas

1265. Al realizar la técnica de aspiración de secreciones debemos tener en cuenta una serie de aspectos. Señale el INCORRECTO

a. Esta técnica puede producir hipoxemla, arritmias y contaminación bacteriana
b. Se debe hiperventilar al paciente antes y después de cada aspiración
c. Es muy importante mantener la aspiración durante la introducción y retirada de la sonda para extraer el máximo de secreciones posibles
d. Es fundamental mantener estricta asepsia en la realización de la técnica

1266. Siguiendo las recomendaciones del Ministerio de Sanidad, Servicios Sociales e Igualdad (manual 'Viajes internacionales y salud-situación a 1 de enero de 2012'). NO se debe administrar durante el embarazo:

a. Vacuna para tuberculosis -BCG- (cepas micobacterianas vivas atenuadas)
b. Vacuna para enfermedad meningocócica (vacuna inactivada antimeningocócica polisacárida)
c. Vacuna para la rabia (si inactivada)
d. Vacuna inactivada de virus de hepatitis A

1267. En la prevención y cuidado del paciente toxicómano estableceremos:

a. Un único nivel de prevención primaria
b. Tres niveles de prevención: primaria, secundaria y terciaria
c. Factores que impidan el contacto con la droga
d. Ninguna es correcta

1268. Paciente ingresado desde ayer en el hospital a consecuencia de una cirrosis. ¿Qué manifestación le haría sospechar de un nuevo episodio de ascitis?

a. Amonio elevado, aumento de peso
b. Amilasa sérica elevada, disminución de la diuresis
c. Distensión abdominal, disminución de la diuresis, aumento del peso
d. Hiperglucemia, distensión abdominal

1269. Entre los tipos de terapia de grupos, los de tipo 'E' son:

a. Grupos que ponen el énfasis en el aprendizaje de la experiencia, que es trasladable al trabajo y a la vida en la comunidad
b. Grupos similares entre si, no en virtud de las orientaciones teóricas sino porque cada uno es una única sesión ininterrumpida
c. Grupos de encuentro cuyo propósito es el cambio personal, a menudo como resultado de experiencias intensas
d. El método terapéutico más antiguo y mejor conocido que surge del movimiento de grupos de entrenamiento sensitivo

1270. Un alto porcentaje de mujeres va a presentar en su menopausia signos y síntomas derivados fundamentalmente de la carencia estrogénica. Dentro de los síntomas o alteraciones psíquicas del síndrome climatérico NO se encuentra:

a. Irritabilidad
b. Depresión
c. Aumento de concentración
d. Falta de concentración

1271. *"Fomenta el autocuidado y la responsabilización del individuo y la comunidad en la promoción de su salud, así como la participación activa de los usuarios en todos los niveles de decisión, empleando fundamentalmente la dinámica de grupos como técnica de trabajo"*, **es el modelo:…**

a. Modelo biomédico, asistencial o educación para la salud informativa prescriptiva
b. Modelo comunitario o educación para la salud participativa
c. Modelo preventivo/crítico o educación para la salud basada en el comportamiento
d. Modelo de interacción conocimiento-emancipación

1272. La esquizofrenia tipo catatónico se caracteriza principalmente por:

a. Síntomas negativos, afectividad aplanada y residual
b. Inmovilidad motora o exaltada, negativismo, mutismo y ecolalia
c. Ideas delirantes y alucinaciones frecuentes
d. Ideas de referencia, alucinaciones visuales y gustativas

1273. Principio para la gestión de situaciones de emergencia en salud pública:

a. Establecer varias líneas de interlocución con los medios de comunicación
b. Crear grupo de seguimiento y coordinación multidisciplinaria
c. No decir toda la verdad a la población
d. Priorizar lo que se vea, sea o no con base científica o profesional

1274. Lavarse las manos con agua y jabón o gel tiene como objetivo:

a. Eliminar la suciedad visible
b. La desinfección de las manos
c. Limpiar y desinfectar las manos
d. Disminuir la contaminación ambienta

1275. 'Tiene que haber un trato equitativo para todos, en la medida de lo posible', es el Principio de...

a. Justicia
b. Autonomía
c. Beneficencia
d. Asistencial

1276. Las estrategias de promoción de la salud en la persona están ligadas a:

a. Componentes de predisposición hereditaria
b. El tiempo disponible en el entorno familiar
c. Opciones de estilos de vida

1277. Fármacos incluidos en los distintos escalones de la escalera propuesta por la OMS como analgésicos para el tratamiento de dolor en personas en la fase de final de vida:

a. Escalón 1: AINE, paracetamol, tramadol
b. Escalón 2: Paracetamol, codeína, tramadol
c. Escalón 3: Morfina, fentanilo, buprenorfina
d. Ninguna es correcta

1278. Reacción adversa característica de la furosemida:

a. Disfunción eréctil
b. Hipopotasemia
c. Cefaleas
d. Diarrea

1279. Antidiabético sin efecto hipoglucemiante:

a. Meglitinida
b. Glibenclamida
c. Glimepirida
d. Metformina

1280. El derecho al libre ejercicio de las profesiones sanitarias se reconoce en:

a. la Constitución
b. cada Estatuto
c. un Decreto del Gobierno
d. En ningún sitio

1281. Neoplasias que se presentan con más frecuencia a nivel mundial:

a. Pulmón, mama, colon-recto
b. Hígado
c. Cuello uterino
d. Páncreas

1282. Respecto al tiempo de trabajo del personal estatutario:

a. El periodo nocturno tendrá una duración mínima de 8 horas
b. El periodo nocturno incluirá necesariamente el periodo comprendido entre las cero y las seis horas de cada día natural
c. Se considerará período nocturno el comprendido entre las 23 horas y las 5 horas del día siguiente
d. El período nocturno se definirá en las normas, pactos o acuerdos que sean aplicables a cada centro sanitario

1283. NO se considera factor de riesgo en el proceso quirúrgico:

a. desequilibrio electrolítico
b. edad y sexo
c. obesidad
d. estados carenciales

1284. Características clínicas de un trastorno obsesivo:

a. Actos o rituales compulsivos como forma de conducta estereotipada
b. Comprobaciones rutinarias y actos secundarios al temor de contaminación
c. Cogniciones o imágenes mentales intrusas, parasitas y egodistónicas

1285. RD 1093/2010 de 3 de septiembre, que aprueba el conjunto mínimo de datos de los informes clínicos en el Sistema Nacional de Salud, señale la INCORRECTA:

a. Tiene por objeto el establecimiento del conjunto mínimo de datos que deberán contener los documentos clínicos en cualquiera que sea el soporte, electrónico o papel
b. Acerca del informe de cuidados de enfermería, se indica que el modelo enfermero obligatorio para guiar la valoración es el propuesto por Virginia Henderson
c. En el informe de cuidados de enfermería deben aparecer, en los diagnósticos enfermeros activos, literal NANDA con su código

1286. El test de Finnegan se aplica a recién nacidos con síndromes:

a. renales
b. cardíacos
c. de Down
d. de abstinencia neonatal

1287. Dentro de la taxonomía NOC (Nursing Outcomes Classification), el dominio I, corresponde a la Salud:

a. Funcional
b. Fisiológica
c. Psicosocial
d. Familiar

1288. Estamos administrando una medicación prescrita y vemos, a lo largo de los días, en el/la paciente una serie de cambios pues presenta insomnio, nerviosismo, irritación gastrointestinal y taquicardia. Qué fármaco puede provocar esa reacción:

a. Heparina
b. Teofilina
c. Hierro
d. Lactulosa

1289. Patrón funcional de Marjory Gordon que valora percepción de capacidades afectivas y estado emocional

a. Cognitivo-Perceptual
b. Rol-Relaciones
c. Adaptación-Tolerancia al estrés
d. Autopercepción-Autoconcepto

1290. La rehabilitación es Prevención...

a. Primaria
b. Secundaria
c. Terciaria

1291. Asepsia quirúrgica. es FALSO:

a. Las batas del personal lavado se consideran completamente estériles por la zona delantera y trasera
b. Las superficies estériles deben contactar solo con superficies estériles
c. Las personas lavadas deben mantenerse cerca del campo estéril y si se mueven, deben hacerlo girando cara a cara o espalda contra espalda
d. Las mesas cubiertas con paños estériles se consideran estériles solo en la superficie

1292. Es FALSO que en las consultas:

a. Se desarrollan actividades preventivas y de promoción de la salud
b. Se realiza el seguimiento de crónicos
c. Sobre todo se realizan actividades generadas en la consulta médica
d. Se realiza el control del niño sano

1293. El grupo 'parasomnias' incluye:

a. Insomnio primario e insomnio idiomático
b. Pesadillas, terrores nocturnos y sonambulismo
c. Insomnio psicofisilógico y trastornos primarios
d. Apneas y narcolepsias

1294. Paciente con insuficiencia renal:

a. Dar líquidos abundantes 1500-2000 ml/24 h
b. Realizar balance hídrico
c. Dar dieta hipoproteica
d. Peso diario

1295. Entre las funciones del Box de Triaje están éstas, EXCEPTO:

a. Clasificación de los pacientes a fin de priorizar la atención urgente según su gravedad
b. Determinar el tiempo de atención y el recurso más adecuado en cada caso
c. Precisar el diagnóstico médico
d. Permitir el trabajo simultáneo de dos profesionales en situación de pico de demanda asistencial

1296. Entre las fases de cicatrización de las heridas está la 'proliferativa':

a. Se produce la formación del coágulo
b. Se forma el tejido de granulación
c. Los fibroblastos se alejan de la herida
d. Aumenta la resistencia a la tracción

1297. La escala de coma de Glasgow consta de varios apartados:

a. Pares craneales, respuesta motora, respuesta sensitiva
b. Apertura de ojos, respuesta verbal, respuesta motora
c. Respuesta al dolor, respuesta verbal, respuesta motora
d. Reflejos oculares, reflejos tendinosos, reflejos espinales

1298. Las estrategias de reducción de riesgo (o de reducción del daño), apuntan a no eliminar el uso de las drogas, sino a admitir que es inevitable su uso y, por tanto, a tratar de reducir el daño. Cuál NO es correcta:

a. Son medidas de prevención primaria y de promoción de la salud
b. Incluyen programas de intercambio de jeringuillas estériles, de sexo seguro, de mantenimiento con opiáceos (metadona), etc
c. Su inconveniente es que otorgan cierta legitimidad al uso de las drogas, lo que puede tener efectos adversos, especialmente en los grupos vulnerables
d. La evaluación de la efectividad de las intervenciones se lleva a cabo en contadas ocasiones y sin el adecuado rigor metodológico

1299. ¿Entre qué factores determinantes de la salud se incluye un virus?

a. Medio ambiente
b. Biología humana
c. Sistema sanitario
d. Estilo de vida

1300. 'Instilación vesical' consiste en:

a. Drenaje continuo de la vejiga
b. Lavado continuo de la vejiga
c. Técnica diagnóstica del aparato urinario
d. Introducción de una solución medicamentosa en la vejiga

1301. Requiere de un plano de trabajo más alto:

a. Tareas de precisión
b. Tareas con movimientos sin esfuerzo
c. Tareas con esfuerzo pequeño
d. Tareas con gran esfuerzo

1302. En la incompatibilidad Rh ¿con qué prueba de laboratorio se detecta la presencia de anticuerpos en el suero materno?

a. Inmunoglobulina Rh
b. Prueba de coombs directa
c. Prueba de coombs indirecta
d. Todas las respuestas son correctas

1303. En los hospitales y unidades de media estancia es un Indicador de Funcionamiento:

a. La primera causa de ingreso es la fractura de fémur
b. La segunda causa de ingreso es el ictus
c. La primera causa de ingreso es el ictus, seguida de la fractura de cadera
d. Un 22% de pacientes, al alta de la unidad de media estancia, son institucionalizados

1304. Para evitar el diagnóstico erróneo de 'hipertensión de la bata blanca'...

a. Dar por válida la primera medición de la presión arterial realizada en la consulta aunque sea elevada
b. En caso de obtener una medición elevada de la presión arterial, decirle al paciente que vuelva a la consulta el mes siguiente para volver a medir su presión arterial
c. En caso de obtener una medición elevada de la presión arterial, decirle al paciente que vuelva a la consulta la semana siguiente para volver a medir su presión arterial
d. Recurrir a la monitorización ambulatoria de la presión arterial (MAPA)

1305. Entre las implicaciones presentes en los procesos migratorios para los países receptores está:

a. El alivio de la presión demográfica
b. La ruptura de la transmisión cultural
c. El enriquecimiento cultural
d. La vulnerabilidad y la desprotección

1306. Proceso cognitivo que explica el por qué de las acciones humanas:

a. Pensamiento   b. Motivación
c. Inteligencia   d. Atención

1307. Entre los criterios de Bradford-Hill sobre la causalidad se encuentra:

a. Reproducibilidad o consistencia
b. Gradiente ecológico
c. Irreversibilidad; al reducir la exposición se reduce la enfermedad
d. Reducción a lo absurdo

1308. Recibe en la Unidad de Cuidados Intensivos Neonatales a un bebé de 12 días de vida derivado desde el Servicio de Urgencias Pediátricas, al que sus padres han acudido por rechazo de las tomas, estado letárgico, disminución de la frecuencia urinaria y coloración grisácea. Presenta insuficiencia respiratoria severa con signos congestivos, acidosis metabólica severa y ausencia de pulsos en miembro superior izquierdo y miembros inferiores. Sospecha clínica:

a. Coartación aórtica severa en posición yuxtaductal habitual
b. Interrupción del arco aórtico tipo A, con obstrucción distal al origen de la subclavia izquierda
c. Interrupción del arco aórtico tipo B, con obstrucción entre la carótida izquierda y la subclavia izquierda
d. Retorno venoso pulmonar anómalo total obstructivo

1309. Primer síntoma que puede indicar la aparición de síndrome compartimental:

a. Dolor pulsátil en el miembro que no cede con analgésicos
b. Calor en la zona afectada
c. Relleno capilar normal
d. Sensación de pesadez en la zona afectada

1310. Basa su modelo en la existencia de tres sistemas: personales, sociales y grupales o interpersonales:

a. Madeleine Leininger   b. Nancy Roper
c. Imogenes King   d. Afaf Meleis

1311. Entre los factores de tensión por la hospitalización en los escolares (niños 6-12 años), NO se encuentra

a. Pérdida de control   b. Miedo a la oscuridad
c. Lesión corporal   d. Falta de intimidad

1312. En un estudio epidemiológico denominamos incidencia a:

a. La proporción de individuos de una población que tiene una enfermedad
b. El número de nuevos casos de una enfermedad que se desarrolla en una población de riesgo durante un período de tiempo
c. El número de casos posibles en un período de tiempo
d. El número de casos probables en un tiempo determinado

1313. Paciente con un cuadro de shock, producido por dolor abdominal agudo. Qué NO haremos:

a. Canalizar dos vias periféricas
b. Realización de un ECG
c. Colocación de una sonda rectal
d. Realización de analíticas

1314. La Carta de Derechos y Deberes de los pacientes, dentro del plan de humanización de los hospitales en su artículo 4 dice 'el paciente o su representante tiene derecho a':

a. Recibir información completa y continuada
b. Recibir información verbal
c. Recibir información escrita
d. El médico responsable es quien debe decidir si lo considera oportuno o no dar información al paciente

1315. Respecto al tratamiento de la tuberculosis:

a. Se prefiere monoterapia con isoniazida
b. La rifampicina se tiene que administrar por vía intramuscular
c. Un Mantoux positivo indica que es necesario tratamiento antituberculoso porque confirma la infección
d. Es necesario vigilar la función hepática porque puede aparecer hepatotoxicidad

1316. Tensión de 160/95 mm de Hg:

a. Hipertensión   b. Normotensión
c. Hipotensión   d. Taquicardia

1317. Cuando en los indices de siniestralidad analizamos el numero total de accidentes con baja por cada mil trabajadores medimos el índice de:

a. frecuencia   b. frecuencia general
c. gravedad   d. incidencia

1318. La ley de cohesión y calidad del sistema nacional de salud establece que el consejo interterritorial del sistema nacional de salud conocerá, debatirá y emitirá recomendaciones sobre qué materias:

a. El desarrollo de la cartera de servicios correspondiente al Catálogo de Prestaciones del Sistema Nacional de Salud, así como su actualización
b. El establecimiento de prestaciones sanitarias complementarias a las prestaciones básicas del Sistema Nacional de Salud por parte de las CC AA
c. Los criterios básicos y condiciones de las convocatorias de profesionales que aseguren su movilidad en todo el territorio estatal
d. Todas las respuestas son correctas

1319. La pauta de vacunación de hepatitis B en adultos incluidos en grupos de riesgo, que no se hubieran vacunado nunca antes es:

a. Cuatro dosis (0, 1, 2 y 6 meses)
b. Tres dosis (0, 1 y 6 meses)
c. Tres dosis (0, 2 y 6 meses)
d. Tres dosis (0, 1 y 12 meses)

1320. Ingresa en la unidad de cuidados críticos un paciente procedente del servicio de urgencias extrahospitalarias con traumatismo craneoencefálico moderado. Se le ha colocado un catéter intraventricular, ya que se quiere monitorizar la presión intracraneal (PIC). NO sería una opción adecuada para evitar que esa PIC aumente:

a. Mantener un entorno tranquilo y libre de estímulos
b. Evitar acciones que promuevan la maniobra de Valsalva
c. Procurar que esté lo más tranquilo posible
d. Elevar sus piernas en decúbito supino

1321. Una taxonomía diagnóstica es:

a. El estudio teórico de la clasificación sistemática, incluyendo sus bases, principios, reglas y procedimientos
b. Una disposición sistemática por grupos o categorías
c. Un sistema de desarrollar los diagnósticos
d. Una disposición de fenómenos en grupos, basándose en la relación entre ellos

1322. En relación a la enfermera gestora de casos comunitaria, señalar la INCORRECTA:

a. La gestión de casos se ha incorporado como modalidad de atención a personas con problemas de salud de alta complejidad
b. Es la enfermera responsable de la ejecución del Plan de cuidados
c. Identifica y moviliza servicios o recursos de apoyo al cuidado
d. Favorece la atención domiciliaria

1323. El sufijo 'ostomía' se utiliza con:

a. Resección   b. Incisión   c. Abertura

1324. Llega a nuestra reanimación recién operado de cataratas ¿Posición para reducir la presión intraocular?

a. Semi-Fowler sobre el lado sano
b. Semi-Fowler sobre el lado afectado
c. Decúbito prono con la cabeza apoyada sobre el lado afectado
d. Decúbito supino con el cabecero a 0º

1325. Las hormonas son producidas por las glándulas:

a. holocrinas   b. apocrinas
c. endocrinas   d. exocrinas

1326. Los mensajes sobre alimentación saludable deben basarse en evidencias epidemiológicas. Cuál de los siguientes mensajes es FALSO

a. Reducir la ingesta total de grasa, especialmente las saturadas y grasas trans
b. Limitar el consumo de huevos, debido a su alto contenido en colesterol
c. Fomentar el consumo de proteínas de origen vegetal, en lugar de animal
d. Fomentar el consumo de cereales de grano entero, en lugar de cereales refinados

1327. Para la realización de la Cirugía Cardiaca se utiliza un Circuito Extracorpóreo, cuya función principal es

a. Sustituir la función cardiaca, pulmonar y renal
b. Derivar la sangre del corazón y del pulmón a una máquina que realiza estas funciones y devolverla al organismo
c. Derivar la sangre de los pulmones hacia el organismo
d. Realizar las funciones de marcapasos externo

1328. Estándar de publicación recomendado para estudios de casos y controles:

a. CONSORT   b. STROBE
c. AGREE   d. TREND

1329. Los Estudios Descriptivos:

a. Analizan el impacto de un problema de salud en la población
b. Son de tipo experimental
c. Suelen ser previos a otros tipos de estudios
d. Permiten estudiar hipótesis etiológicas

1330. Los trastornos ciclotímicos se caracterizan por:

a. Los cambios de ánimo son irregulares y bruscos y a veces se producen en unas horas
b. Episodios concurrentes de depresión mayor con episodios hipomaniacos
c. Perdida de interés y placer constante con alteraciones del sueño
d. Estado distímico con ideación delirante de ruina, culpa e inutilidad

1331. La valoración de enfermeria a pacientes con glaucoma incluye:

a. Valorar la presencia o ausencia de factores de riesgo tales como miopía elevada, diabetes, etc…
b. Valorar la presencia de enturbiamiento en el cristalino
c. Valorar la presencia de lagrimeo en el ojo
d. Valorar la presencia de escozor en el ojo

1332. Los cuidados paliativos en pacientes con enfermedad renal avanzada, y que no van a ser dializados, viene dados ante:

a. Diurésis < 500 cc/día
b. Hiperkaliemia > 6
c. Pericarditis urémica
d. Sobrecarga de líquido

1333. 'Limitación del esfuerzo terapéutico' es:

a. Omisión que permite que otra causa concomitante e inevitable produzca la muerte del individuo
b. Instrucción o toma de decisión para que no se empleen maniobras de reanimación cardiopulmonar en un paciente que ha dejado de respirar y/o se le ha parado el corazón
c. Decisión de restringir o cancelar algún tipo de medidas cuando se percibe una desproporción entre los fines y los medios terapéuticos, con el objetivo de no caer en la obstinación terapéutica

1334. ¿El paracetamol es hepatotóxico?

a. No   b. Solo asociado a Aceticisteína
c. Sí   d. Solo en diabéticos

1335. En una investigación se ha redactado un cuestionario en el que las respuestas siguen un formato escala de tipo Likert. Esta escala permite...

a. ... elegir entre 3, 4, 5 ó 6 puntos
b. ... que las respuestas sean flexibles
c. ... respuestas 'no decididas' intermedias
d. ... respuestas 'no decididas'

1336. Según la Joint Commission on Accreditation of Healthcare Organization (JCAHO), 'un incidente o suceso inexplicado que produce la muerte o serias secuelas físicas o psicológicas, o el riesgo de éstas' es:

a. Un accidente   b. Un evento adverso
c. Un evento centinela   d. Un error activo

1337. En el ECG, 'intervalo que representa el tiempo total que se requiere para la despolarización y repolarización ventricular':

a. Intervalo PR
b. Intervalo ST
c. Intervalo TP
d. Intervalo QT

1338. En la intervención familiar basada en los problemas:

a. La 1ª fase es la Connotación positiva
b. La 2ª fase es Explicar la hipótesis al paciente
c. La 3ª fase es Prescripción de directrices
d. La 3ª fase es la Connotación positiva

1339. Señale la opción INCORRECTA; El ser humano puede infectarse de brucelosis:

a. Por la ingestión de leche y derivados lácteos pasteurizados
b. Por el contacto con animales infectados o con sus productos
c. Por inhalación en el caso de trabajadores de la lana y de laboratorio clínico
d. Por inoculación en el caso de veterinarios, matarifes y personal de laboratorio

1340. Óscar, de 31 años y enfermero, acude a consulta con un informe que expone: Sarampión negativo; Rubeola negativa; Parotiditis positivo. Se desconoce su historia vacunal y no presenta ningún proceso de salud crónico ni agudo. Ante esta situación:

a. La recomendación sería la administración de dos vacunas triple vírica con separación de al menos cuatro semanas entre ambas
b. No estaría recomendado la administración de vacuna triple vírica al presentar Parotiditis positivo
c. Por su edad, estaría recomendada una única dosis de vacuna triple vírica
d. Estaría recomendada la vacuna triple vírica si no conviviese con una embarazada

1341. Intoxicación por Paracetamol. Señale la FALSA:

a. La sobredosis puede producir anemia hemolítica y necrosis miocárdica
b. La dosis tóxica en adultos es aproximadamente 250mg./kg
c. La clínica se va agravando con las horas
d. Si la ingesta es reciente está indicado lavado gástrico y carbón activado

1342. Valoración que realizamos en el anciano con el test de Pfeiffer:

a. Funcional
b. De la esfera cognitiva
c. Física
d. Ninguna de ellas

1343. Ante salpicaduras o vertidos de sangre o fluidos sobre una superficie u objetos:

a. Verter alcohol de 70º
b. Verter lejía diluída al 10%
c. Verter lejía diluída al 25%
d. Lavar con agua y jabón

1344. Según Kérouac y colaboradoras, dentro del paradigma de la categorización y desde la orientación 'a la enfermedad', la persona:

a. Posee los componentes físico, intelectual, emocional y espiritual
b. Orienta los cuidados según sus prioridades
c. No participa en sus cuidados
d. Tiene la responsabilidad de cambiar su situación

1345. Los comprimidos con cubierta entérica:

a. Conviene disolverlos antes de ser administrados
b. Permiten que el fármaco se libere a nivel intestinal
c. Facilitan la absorción de los ácidos débiles
d. Se disgregan con rapidez en el estómago

1346. Preside la comisión interautonómica para el Plan Nacional sobre Drogas (PNSD) :

a. El secretario de estado de seguridad
b. El ministro del interior
c. El Delegado del Gobierno para el PNSD
d. El Secretario de Estado de Sanidad

1347. Entre los diagnósticos (Nanda) prioritarios que debería tener en cuenta un programa de rehabilitación referido a enfermos crónicos está:

a. Conflicto en la toma de decisiones
b. Riesgo de alteración del desarrollo
c. Trastorno de la imagen corporal
d. Afrontamiento individual: ineficaz

1348. Respecto a la Cartera de Servicios Estandarizada de Atención Primaria del Sistema Nacional de Salud (SNS)

a. Entre sus elementos fundamentales se encuentra la base poblacional sin identificación de la población diana
b. Es el conjunto de actividades, técnicas, procedimientos que funcionan como guía de máximos a realizar por parte de una enfermera en la Atención Primaria

c. Es el catálogo de prestaciones, construido como la selección de servicios priorizada, en función de necesidades y demandas de la población, y con una organización específica para la prestación de los servicios
d. Es el conjunto de criterios de calidad de la atención sanitaria, que se caracterizan por ser objetivables, fácilmente medibles, evaluables y verificables, y basados en el consenso de expertos

1349. Enunciado teórico desarrollado por Peplau:

a. La importancia de los conceptos de necesidad, independencia y dependencia
b. El significado que da a los niveles que establece la enfermera en relación con el enfermo. Sustitución, ayuda, guía, asesoría y acompañamiento
c. El concepto de conservación, que describe en base a los principios de: Energía e integridad estructural, personal y social
d. La relación interpersonal enfermera paciente, que divide en cuatro fases: Orientación, identificación, explotación y resolución

1350. Para evitar piel dolorosa alrededor del estoma:

a. Cambiar constantemente la bolsa
b. Usar jabones neutros y suaves
c. Usar bolsas de un número mayor
d. Todas son correctas

1351. Entre los efectos indeseables de la morfina para controlar el dolor del enfermo terminal está:

a. Aumento de la producción de saliva
b. Hiperactividad
c. La diarrea
d. El estreñimiento

1352. Aislamiento usado en: grandes quemados, transplantados, prematuros, pacientes sometidos a drásticos tratamientos inmunosupresores, leucemias y linfomas:

a. Aislamiento respiratorio
b. Aislamiento estricto
c. Aislamiento protector
d. Aislamiento con precauciones entéricas

1353. Conforme establece la Ley General de Sanidad, ¿quién es competente para el establecimiento de sistemas de información sanitaria y la realización de estadísticas, de interés general supracomunitario?

a. La Administración del Estado, sin menoscabo de las competencias de las Comunidades Autónomas
b. Exclusivamente las CC AA
c. Las Corporaciones Locales
d. Los Ayuntamientos

1354. La última etapa del trabajo de parto se caracteriza por:

a. Expulsión fetal
b. Rotura de la bolsa de agua
c. Alumbramiento
d. Una duración de 20 minutos a una hora

1355. NO es una característica del collarín ideal para inmovilizaciones en politraumatizados:

a. Collarín rígido
b. Tener apoyo mentoniano
c. Tener un orificio anterior
d. Collarín blando

1356. En relación con la higiene de manos; Opción más eficaz para disminuir el riesgo de transmisión de microorganismos, si las manos no se encuentran visiblemente sucias:

a. El lavado con jabón antiséptico es más eficaz que la fricción con solución alcohólica en la eliminación de patógenos
b. La fricción con solución alcohólica es más eficaz en la eliminación de patógenos y requiere menos tiempo que el lavado con jabón antiséptico
c. La higiene de manos se puede realizar indistintamente con jabón antiséptico o con solución alcohólica ya que las dos opciones son igual de eficaces
d. La opción más eficaz para disminuir la transmisión de microorganismos patógenos es la utilización de guantes. De hecho la utilización de guantes exime de la necesidad de realizar el lavado de manos

1357. Entre los factores de riesgo del glaucoma está:

a. Uso prolongado de anticonceptivos
b. Presbicia
c. Diabetes
d. Origen asiático

1358. Puede ayudarnos a identificar necesidades de apoyo o a detectar problemas de salud en los cuidadores principales:

a. Test de Zarit
b. Test del informador (TIN)
c. Escala de deterioro global(GDS-FAST) de Reisbeg
d. Set-Test de Isaacs

1359. En los accidentes de trabajo el índice de gravedad es:

a. Ig= Nº de Accidentes / horas trabajadas X
b. Ig= Nº de Accidentes mortales / horas trabajadas X
c. Ig= Jornadas perdidas / horas trabajadas X
d. Ig= Nº de Accidentes / Nº de trabajadores expuestos X

1360. Microorganismo implicado con mayor frecuencia en la Enfermedad Inflamatoria Pélvica:

a. Cándida albicans
b. Chlamydia trachomatis
c. Treponema pallidum
d. Trichomona vaginalis

1361. Todas son Áreas de interpretación del genograma EXCEPTO:

a. Tipología estructural familiar
b. Ciclo vital familiar
c. Subsistema fraternal
d. Acontecimientos sociales

1362. Si la probabilidad de tener la enfermedad A es del 5%, la de tener la enfermedad B es del 10% y la de tener al menos una de las dos es del 13%, ¿Qué probabilidad hay de tener ambas?

a. 0%   b. 1%   c. 2%   d. 8%

1363. Soporte de cualquier tipo o clase que contiene un conjunto de datos e informaciones de carácter asistencial:

a. Certificado médico
b. Consentimiento informado
c. Documentación clínica
d. Información clínica

1364. Respecto a la educación sanitaria grupal es INCORRECTO que:

a. Las técnicas se seleccionan en función del proceso de aprendizaje
b. Los objetivos del curso los marcará únicamente el docente
c. Deberemos tener en cuenta el entorno en que vive el paciente
d. Preferentemente la evaluación debe ser continuada y, también, al final del curso

1365. Según Orem cuando un individuo realiza su propio cuidado es:

a. Agencia de autocuidados
b. Agente de cuidado dependiente
c. Demandante de autocuidado terapéutico
d. Agente de autocuidado

1366. Vacuna que NO puede administrarse durante el embarazo

a. Gripe   b. Toxoide tetánico
c. Triple Vírica   d. Hepatitis B

1367. Entre los hidratos de carbono disacáridos, se encuentra la:

a. Glucosa   b. Fructosa
c. Galactosa   d. Sacarosa

1368. Los efectos importantes del naproxeno incluyen los siguientes, EXCEPTO:

a. La acción antiinflamatoria es muy buena
b. Aumenta el dolor de la dismenorrea
c. Disminuye la fiebre
d. Tiene efecto analgésico en la cefalea

1369. Se considera que un instrumento de medida es 'fiable' cuando...

a. ... lo recomiendan un grupo de expertos acreditados
b. ... mide la variable que pretende medir
c. ... produce resultados consistentes cuando se aplica en diferentes ocasiones: estabilidad o reproductibilidad
d. ... es útil y sensible al problema de salud que tiene que evaluar

1370. Definición de salud de la OMS:

a. 'Salud es la correcta aptitud para dar armónicas respuestas a los estímulos del ambiente y del propio cuerpo que asegura una vida activa creadora y una descendencia amplia'
b. 'La salud resulta de una capacidad compartamental que comprende los componentes fundamentales que solo pueden serlo por un proceso de adaptación'
c. 'Salud es el estado completo de bienestar físico, psíquico y social y no solo la ausencia de enfermedad'
d. 'Salud es el estado en el que cada célula del cuerpo funciona a plena capacidad y en perfecta armonía con cada una de las demás células'

1371. El ingreso psiquiátrico involuntario puede ser:

a. De urgencia
b. Solicitado por el propio paciente
c. Mediante contrato firmado entre el paciente y el médico
d. Mediante acuerdo mutuo entre paciente y médico

1372. 'Demografía dinámica' es:

a. Estudio en un momento determinado de la dimensión, la estructura y las características generales de la población de una circunscripción territorial
b. Cambios que se producen a lo largo del tiempo en la dimensión, estructura y la distribución geográfica de las poblaciones humanas y las leyes que determinan dicha evolución
c. Una de sus principales fuentes son los censos de población
d. Las pirámides de población es la forma de expresión más relevante en este tipo de demografía

1373. La negativa expresa a hacer uso de los medios de protección disponibles y seguir las recomendaciones establecidas para la prevención de Riesgos Laborales supone para el personal estatutario:

a. La comisión de una falta disciplinaria muy grave
b. La comisión de una falta leve
c. El recibir una amonestación por escrito del Gerente de Área
d. Ninguna es correcta

1374. Minutos que debe estar un termómetro de mercurio en la axila para una lectura correcta de la temperatura

a. 2   b. 3   c. 4   d. 5

1375. El método epidemiológico se puede aplicar a:

a. Al análisis de la situación de la salud de la comunidad
b. A la investigación de los factores de riesgo de una comunidad
c. A la evaluación de la eficacia de las intervenciones sanitarias
d. Todas las anteriores son correctas

1376. Con respecto a la involución uterina en el puerperio:

a. Al final de la primera semana después del parto. el fondo uterino se palpa por encima del pubis
b. Al final de la primera semana el útero es un órgano totalmente intrapélvico
c. En la primera hora después del alumbramiento el útero está por encima del ombligo
d. Al final de la segunda semana después del parto el tamaño del útero es igual al de un útero no gestante

1377. Sobre la vestimenta de quirófano:

a. Las ropas de calle pueden llevarse solo en las areas restringidas de la zona de quirófano
b. La camisa se puede dejar por encima del pantalón para evitar incomodidades y estrecheces
c. Con los gorros debe taparse todo el pelo de la cabeza incluyendo patillas y vello facial antes de ponerse otra ropa de quirófano
d. Las mascarillas desechables se cambiaran solo al final de cada intervención

1378. Una posible complicación de la bronquiolitis es:

a. Muerte   b. Coma
c. Atelectasias   d. Shock Cardiogénico

1379. Déficit de volumen de líquidos, nutrición alterada y afrontamiento individual ineficaz relacionado con la vulnerabilidad personal y estrés emocional son diagnósticos de enfermería relacionados con:

a. Mola hidatidiforme
b. Embarazo ectópico
c. Placenta previa

1380. Acude a nuestra consulta de enfermería un paciente que ha tenido otitis externa de repetición, ¿Qué medida preventiva NO le recomendaría?

a. Proteger el conducto auditivo externo cuando se duche, lave la cabeza o nade en la piscina
b. Si es diagnosticado de otitis externa, evite deportes acuáticos durante 7-10 días para permitir que el conducto cicatrice
c. Evitar el rascado en el conducto auditivo externo con la uña
d. El paciente debe limpiar el conducto auditivo externo con aplicadores con punta de algodón (bastoncillos)

1381. Acción que NO pertenece al decálogo de asistencia prehospitalaria:

a. Aproximación   b. Transporte
c. Seguridad   d. Transferencia

1382. Según la teoría freudiana sobre la estructura de la personalidad, la única instancia mental innata es:

a. El preconsciente   b. El YO
c. El Ello   d. El Super-yo

1383. El modelo de gestión de la calidad total integra la filosofía de la:

a. Inspección de la calidad
b. Control de la calidad
c. Garantía de la calidad
d. Mejora continua de la calidad

1384. A qué diagnóstico de enfermería de la clasificación NANDA corresponde la definición: *'Vulnerable al deterioro de los sistemas corporales a consecuencia de la inactividad musculoesquelética, prescrita o inevitable, que puede comprometer la salud'*:

a. Deterioro de la ambulación
b. Intolerancia a la actividad
c. Riesgo de síndrome de desuso
d. Riesgo de traumatismo

1385. Modificaciones fisiológicas durante el envejecimiento: A nivel de los sentidos se:

a. Aumenta la acomodación visual
b. Aumenta la percepción de frecuencias altas en la audición
c. Disminuye el campo periférico de visión
d. Aumenta la agudeza visual

1386. Herida producida por el choque violento sobre la piel de objetos romos con la piel equimótica. Dado que la sangre de los tejidos dañados se libera entre los propios tejidos y pueden dar lugar a la aparición de tejidos desvitalizados e isquémicos con tendencia a la necrosis. Sus bordes son irregulares:

a. incisas
b. contusas
c. abrasivas
d. punzantes

1387. Durante una valoración focalizada en la nutrición-alimentación de Nuria, de 24 años, usted toma las medidas antropométricas: talla 160 cm, peso 70 Kg. Mediante el cálculo del Índice de Masa Corporal (IMC), señale el estadío peso-talla descrito

a. IMC = < 18 → delgadez
b. IMC = 20 – 25 → normal
c. IMC = 25 – 30 → sobrepeso
d. IMC = > 30 → obesidad

1388. En relación a la dieta mediterránea tradicional, cuál de las siguientes características es FALSA

a. Uso del aceite de oliva virgen como fuente principal de grasa
b. Bajo consumo de cárnicos semanales
c. Alto consumo de frutas, verdura y hortalizas
d. Consumo de vino de forma esporádica

1389. El manguito del esfimomanómetro se colocará:

a. En el brazo con fluidoterapia
b. 2 cm. por encima de la fosa antecubital
c. En el mismo lado en el que se ha realizado la incisión quirúrgica de la mastectomía
d. Solo en el brazo izquierdo

1390. La esperanza de vida es un indicador:

a. Positivo de salud
b. Está ligado a la mortalidad de un país
c. Negativo de salud
d. A y B son ciertas

1391. Respecto a la sonda tipo Levin:

a. Es una sonda rectal
b. Se utiliza en el tratamiento de las varices esofágicas
c. Tiene una luz
d. Es el tipo de sonda de elección para administrar nutrientes

1392. De entre las siguientes medidas de enfermería para llevar a cabo con el paciente que padece demencia, una es INCORRECTA:

a. Evitar actitudes violentas, gritos y brusquedad en el trato
b. Dar alimentos fundamentalmente líquido para facilitar su ingestión y comprobar la temperatura
c. Evitar alimentos de texturas diferentes para que no se atragante
d. No acostar al paciente hasta 1 o 2 horas tras la ingestión de alimentos

1393. Es un factor nutricional predisponente de la osteoporosis:

a. Disminución de la ingesta de calcio
b. Aumento de la absorción intestinal de calcio por elevación de la vitamina D
c. Dietas pobres en componentes ácidos
d. Sexo femenino

1394. En la patología del suelo pélvico, Grado que corresponde a la situación en la que el punto más declive está a la altura del introito:

a. 1
b. 2
c. 3
d. 4

1395. Maxwell: *'Cuando la medida en la que el servicio o el procedimiento se corresponde con las necesidades del paciente o de la población'*:

a. Adecuación
b. Continuidad
c. Accesibilidad
d. Adhesión

1396. Una úlcera en la que se va afectada la capa más superficial de la piel (epidermis), de color rojo brillante, que al retirar la presión la piel recupera su aspecto normal, en qué grado o estadio la encuadramos?

a. primero
b. segundo
c. tercero
d. cuarto

1397. Según la definición que aporta el modelo radical de la Educación para la Salud, ¿qué personas serían las apropiadas para llevar a cabo el diseño de este programa de Educación para la Salud?

a. Solo los gestores, ya que solo ellos pueden imponer medidas organizativas
b. Toda la población en su conjunto
c. Solo los gestores, ya que poseen control sobre todo el proceso y pueden llevar una adecuada evaluación
d. Solo los profesionales sanitarios, ya que se trata de una cuestión que afecta a la salud

1398. En el análisis estadístico la distribución conocida como Curva Normal tiene un interés particular, ¿cómo es esta distribución?

a. Asimétrica y bimodal
b. Simétrica y unimodal
c. Simétrica y bimodal
d. Asimétrica y unimodal

1399. Patologías que cursa con desmielinización difusa y esporádica:

a. Esclerosis múltiple
b. Esclerosis lateral amiotrófica
c. Enfermedad de Parkinson
d. Hemorragia subaracnoidea

1400. Lactante de 4 meses de edad (6,280 Kg) que acude al Servicio de Urgencias Pediátricas con cuadro de diarrea aguda de 24 horas de evolución, con heces acuosas sin sangre ni moco y signos de deshidratación ligera-moderada. Recibe lactancia materna exclusiva. Su madre refiere que no ha vomitado, que realiza las tomas con avidez y que está irritable. Terapéutica de elección para el manejo de este lactante:

a. Interrupción temporal de la lactancia materna y rehidratación parenteral con solución salina normal durante las primeras 4 horas o hasta que los signos de deshidratación hayan desaparecido. Se administrará un inhibidor de la motilidad intestinal
b. Rehidratación oral con solución de baja osmolaridad en tomas frecuentes de bajo volumen, asegurando entre 50-100 ml/kg durante 3-4 horas, reposición de las pérdidas mantenidas y manteniendo de la lactancia materna
c. Rehidratación oral con solución de baja osmolaridad en tomas frecuentes de bajo volumen asegurando aportes entre 15-30 ml/kg durante 4 horas para reponer déficit y 10 ml/kg por deposición, y administración de fórmula sin lactosa
d. Carga parenteral con solución glucosalina a 10-15 ml/kg en 30 minutos, rehidratación oral con solución de alta osmoralidad asegurando aportes entre 75-100 ml/kg en las primeras 4 horas y mantenimiento de la lactancia materna a demanda

1401. En un paciente que ha sufrido un Accidente cerebrovascualar con resultado de hemiplejía del lado derecho, se inicia alimentación enteral por gravedad con un preparado hiperproteico. Después de la tercera toma, se constatan 4 deposiciones líquidas. Señale la posible causa:

a. El paciente es intolerante al preparado
b. La fórmula fue administrada a una velocidad excesiva
c. La sonda nasogástricas está mal colocada
d. Todas son correctas

1402. En la revisión anual, una persona de 70 años se siente preocupada porque ha notado la presencia en sus ojos de un anillo amarillo grisáceo alrededor del iris...

a. Comentarle al paciente que esta condición podría causar complicaciones y que se debe hacer ver por el especialista
b. Informar al médico para asegurarse de que no se trata de algo serio
c. Explicarle al paciente que se trata de un cambio normal que ocurre en el ojo por el paso del tiempo
d. Comentarle que podría tratarse de un problema médico serio y derivarle al oftalmólogo

1403. En caso de extravasación de fármacos abrasivos o irritantes (quimioterapia. NO debemos:

a. Interrumpir la perfusión dejando la cánula
b. Aspirar a través de la cánula
c. Aplicar presión sobre la zona
d. Aplicar antídotos, si los hubiera, para el medicamento

1404. El autotratamiento es una forma de respuesta de las personas ante los síntomas de enfermedad. Indique la INCORRECTA:

a. El autotratamiento es la respuesta más habitual ante las situaciones de enfermedad
b. El autotratamiento incluye medidas preventivas y el manejo de situaciones crónicas
c. Consiste en conductas de salud y de enfermedad
d. No implica la consulta a profesionales y la utilización de sus servicios

1405. Desbridar una úlcera es:

a. Tapar con vendaje protector la úlcera
b. Tomar un cultivo para análisis microbiano
c. Añadir un injerto de piel
d. Resecar las zonas extrañas contaminadas o desvitalizadas, para eliminar tejido necrótico

1406. La principal estrategia para el control de la tuberculosis es:

a. Realizar la prueba de tuberculina al menos una vez cada 5 años a la población
b. La detección y el tratamiento precoz de los enfermos tuberculosos
c. Búsqueda urgente de contactos
d. B y C son ciertas

1407. El sistema vascular portal:

a. Son conexiones vasculares veno-venosas que drenan la sangre finalmente al corazón
b. Se incluye en la circulación pulmonar
c. Consiste en fístulas arterio-venosas
d. Es el sistema linfático hepático

1408. En el tratamiento de los residuos sanitarios

a. La recogida de residuos sanitarios es independiente a los criterios de asepsia, inocuidad y economía
b. El primer paso a seguir es la correcta separación basándose en su clasificación
c. Los residuos del grupo I van en recipientes rígidos y a prueba de pinchazos
d. Los residuos de los grupos II y III se recogen en bolsas y recipientes que tengan un volumen superior a 70 litros

1409. Una de las siguientes NO es técnica cognitivo-conductuales utilizada en el tratamiento de la psicosis:

a. Implosión
b. Exposición en vivo
c. Detención del pensamiento
d. Terapia electroconvulsiva

1410. En relación a las actividades de prevención que deben realizar las enfermeras en los programas de salud infantil, señale la INCORRECTA:

a. En niños menores de 2 años, el cepillado deben realizarlo los padres, con una pasta de dientes con 1.000 ppm de Flúor y la cantidad similar a un 'raspado o mancha' sobre el cepillo dental
b. En los controles de salud del primer año de vida debe aconsejarse el uso de andadores
c. Debe valorarse el desarrollo psicomotor del niño a través del test de Denver o Denver Developmental Screening Test-II (DDST-II)
d. Realizar recomendaciones dietéticas sistemáticamente en los controles de salud de todos los niños de 2 a 18 años

1411. En las revisiones de salud entre los 2 y 6 meses de vida, la enfermera aconseja a los padres en relación con el síndrome de muerte súbita del lactante. Qué recomendación es INCORRECTA

a. Recomendar la posición prono durante el sueño como la postura más segura para dormir
b. Recomendar la lactancia materna a demanda
c. Desaconsejar el tabaquismo de los padres, y no permitir que nadie fume delante del bebé
d. La cuna en la habitación de los padres constituye el lugar más seguro

1412. Qué factor influye en la persona candidata a sufrir una infección:

a. La edad
b. El estado nutricional
c. Algunos tratamientos agresivos
d. Todas las respuestas son correctas

1413. Uno de los siguientes datos recogidos por el/la enfermera/o en la etapa de valoración es subjetivo:

a. Temperatura corporal
b. Presión arterial
c. Picor
d. Eritema

1414. En un paciente con insuficiencia cardiaca crónica:

a. De forma general, se sugiere no restringir la ingesta de sal de forma estricta (< 2 gr/día)
b. Se sugiere que se le aconseje firmemente sobre la restricción estricta (< 1,5 l/día) en la ingesta de líquidos
c. No hay beneficios al participar en programas de educación sanitaria para el autocuidado frente a la información individual tradicional
d. De forma general, se recomienda el ejercicio físico intenso diario

1415. Los cambios anatómicos y fisiológicos que se producen a medida que se envejece modifican las características farmacocinéticas de los medicamentos. Qué cambio farmacocinético afectará al paciente anciano

a. Se verá aumentada la excreción renal
b. Disminuye el volumen de distribución de los fármacos liposolubles
c. Disminuye el metabolismo de fármacos con alta extracción
d. Aumenta el volumen de distribución de los fármacos hidrosolubles

1416. Prueba metabólica en la que se recogen muestras de sangre del talón:

a. Se realiza antes del 5º día de vida en la consulta de enfermería

b. Mediante ella se diagnostican dos enfermedades metabólicas poco frecuentes pero muy graves

c. Se realiza solo a bebés de riesgo

d. Ninguna es correcta

1417. La narcolepsia se caracteriza por:

a. Dificultades de conciliación del sueño y manifestaciones patológicas del sueño en fase REM

b. Episodios recurrentes, en que la persona realiza conductas automáticas durante el primer tercio de la noche, en etapas de sueño profundo

c. Excesiva somnolencia diurna, alteraciones del sueño nocturno, manifestaciones patológicas del sueño REM

d. Trastornos respiratorios hípnicos, adormecimiento de disestesias más o menos desagradables referidas a la musculatura

1418. En relación a los conceptos de salud y enfermedad mental:

a. Muchos aspectos de la vida de una persona no son signos indicativos de salud mental

b. El humor nunca puede ser un signo de salud mental ya que uno mismo no puede reírse de los propios problemas ni de los problemas de los demás

c. La sociedad define los términos de salud y enfermedad según sus creencias y valores

d. La cultura no tiene influencia en los determinantes acerca de la salud y de la enfermedad

1419. Dieta para enfermo que padece una hernia de hiato. EXCLUIREMOS:

a. Aceite crudo   b. Té y café

c. Huevo   d. Carne de ternera

1420. Nutrición enteral mediante sonda:

a. Permite administrar alimentos triturados, según los casos

b. Puede hacerse con jeringa de alimentación

c. Puede hacerse con bomba de infusión

d. Todas son correctas

1421. Puede causar insuficiencia renal aguda funcional o prerrenal:

a. Deplección del volumen extra celular (hemorragia, vómitos, diarrea...)

b. Deplección del volumen circulante efectivo (sepsis, anafilaxia...)

c. Disminución del gasto cardíaco

d. Todas las anteriores son típicas

1422. En relación a los catéteres venosos periféricos para prevenir la bacteriemia asociada a dispositivos intravasculares:

a. Se utilizarán medidas de máxima asepsia (bata, mascarilla)

b. En adultos siempre es preferible la inserción en extremidad superior, evitando zonas de flexura

c. Ambas son correctas

d. Ninguna lo es

1423. Paciente de 85 años, con enfermedad del seno síncope de repetición, sin poder demostrarse la existencia de otras posibles causas de síncope. Tratamiento adecuado:

a. Reposo domiciliario indefinido

b. Administración de betabloqueantes

c. Inplantación de marcapasos definitivo

d. Administración de digoxina oral

1424. Qué grupo de medicamentos presenta una menor relación con el riesgo de caídas en el anciano:

a. Antihipertensivos   b. Diuréticos

c. Analgésicos AINE   d. Antidepresivos

1425. Un proyecto de educación sanitaria que tiene por objeto facilitar la adquisición de aptitudes que permitan detectar los problemas de violencia familiar en los servicios de urgencia es nivel de prevención...

a. Primaria   b. Secundaria

c. Terciaria   d. Cuaternaria

1426. En lactantes, lugar habitual de extracción de muestras de sangre:

a. Las venas de los pies

b. Las venas de la fosa antecubital

c. La vena yugular interna

d. La vena yugular externa

1427. Durante la contracción de una fibra muscular esquelética se acortan

a. Los filamentos de actina

b. Los filamentos de miosina

c. Los sarcómeros

d. Los túbulos T (túbulos transversos)

1428. Estructura fundamental del Sistema Sanitario Español responsable de la gestión unitaria de los centros y establecimientos del servicio de salud de cada Comunidad Autónoma en su demarcación territorial y de las prestaciones sanitarias y programas sanitarios a desarrollar por ellos:

a. Las Consejerías de Salud

b. Las Áreas de Salud

c. Los Consejos interterritoriales

d. El Ministerio de Sanidad

1429. Sangrado uterino irregular o continuo y de intensidad variable que no tiene relación con el ciclo menstrual:

a. Amenorrea   b. Menorragia

c. Dismenorrea   d. Metrorragia

1430. El estudio sobre efectos adversos en el sistema sanitario español evidenció que:

a. Su mayor número está relacionado con la incorrecta identificación del paciente

b. Los relacionados con los medicamentos son los más numerosos

c. Las caídas de los pacientes no figuran entre efectos adversos de la atención

d. Podrían evitarse menos del 20%

1431. Las plaquetas:

a. Intervienen en el control de las hemorragias

b. Defienden al organismo en los procesos infecciosos

c. Tienen en su interior hemoglobina

d. Su déficit provoca anemia

1432. Tipo de educación más apropiado cuando el paciente ya ha aceptado su enfermedad es:

a. Educación individual

b. Educación comunitaria

c. Educación grupal

d. Todas son correctas

1433. Señale la INCORRECTA con respecto a la genómica nutricional

a. En algunos individuos y bajo ciertas circunstancias la dieta puede ser un factor de riesgo importante para el desarrollo de diversas enfermedades

b. Las sustancias químicas existentes en la dieta pueden modificar de manera directa e indirecta la salud del propio genoma y su expresión génica

c. La influencia de la dieta en la salud no depende de la constitución genética del individuo

d. La dieta regula algunos genes o sus variantes, lo que puede jugar un papel importante en las enfermedades crónicas

1434. La intensidad de la sintomatología en los casos de desprendimiento prematuro de placenta puede variar desde formas asintomáticas hasta cuadros graves que ocasionan la muerte fetal inmediata y ponen en peligro la vida de la madre. Cuál es un signo característico del desprendimiento prematuro de placenta:

a. Hemorragia manifiesta

b. Cuadro de shock

c. Dolor localizado en abdomen

d. Hipertonía uterina, útero de consistencia leñosa

1435. Guía técnica para la evaluación y prevención de los riesgos relativos a la manipulación de cargas: '...Los pesos entre 1 y 3 kg...':

a. No entrañan riesgo de trastorno músculo-esquelético

b. Es de aplicación el RD 487/1997 (Disposiciones Mínimas de Seguridad y Salud relativas a la manipulación manual de cargas que entrañe riesgos, en particular dorsolumbares) para el manejo de estos pesos, aunque el riesgo es muy bajo

c. Es de aplicación el RD 487/1997 en el caso de que la frecuencia de manipulación sea superior a 10 veces/hora y dos horas/día

d. No aplica el RD 487/1997 a esta situación

1436. Dentro de los testículos los espermatozoides son producidos en

a. El epidídimo

b. El conducto deferente

c. La túnica albugínea

d. Túbulos seminíferos

1437. 'Estado en que la persona experimenta una emisión de orina involuntaria e impredecible' Es la definición NANDA de 'Incontinencia...

a. ... transitoria
b. ... neurógena
c. ... urinaria funcional
d. ... de estrés

1438. ¿Qué intervenciones planificaría en una paciente con diagnóstico médico de trombosis venosa profunda en pierna izquierda?

a. Administración de anticoagulantes según esté indicado
b. Mantener reposo en cama con elevación de la extremidad afectada y vigilancia y valoración continua de: signos vitales, presencia de dolor torácico o abdominal, pulsos periféricos, temperatura y color de la piel
c. Preparación para administrar vasodilatadores y eliminación de los factores de riesgo desencadenantes
d. A y B son ciertas

1439. Principales factores de riesgo que se abordan en el programa de educación para la salud para el riesgo cardiovascular:

a. Tabaco, estrés, obesidad y alcohol
b. Tabaco, HTA, drogas y obesidad
c. Tabaco, estrés, obesidad, HTA y actividad física
d. HTA, tabaco, alcohol, estrés y ejercicio

1440. Parámetros que se valoran y cuantifican con el test de Silverman:

a. Movimientos toraco abdominales, tiraje intercostal, retracción xifoidea, aleteo nasal y quejido espiratorio
b. Movimientos toraco abdominales, tiraje intercostal, coloración de piel y mucosas, aleteo nasal y quejido espiratorio
c. Movimientos toraco abdominales, recoloración capilar, retracción xifoidea, aleteo nasal y quejido espiratorio
d. Movimientos toraco abdominales, tiraje intercostal, respuesta a estímulos, aleteo nasal y quejido espiratorio

1441. El personal sanitario que realiza las extracciones de sangre debe seguir las recomendaciones siguientes, EXCEPTO una:

a. Retirar los guantes inmediatamente después de su uso, antes de tocar objetos o superficies no contaminadas y antes de tener contacto con otro paciente
b. Reencapuchar las agujas utilizadas antes de depositarlas en los envases homologados
c. Utilizar siempre uniforme de trabajo
d. Las gotas de sangre que se derramen en las superficies de trabajo deberán limpiarse con un desinfectante como la lejía a la dilución 1/10 o en su defecto glutaraldehído

1442. El primer signo en la formación de una úlcera por presión es:

a. la aparición de costra
b. la aparición de una vesícula
c. la aparición de eritema
d. la aparición de edema

1443. Una inyección intramuscular en niños mayores de 2 años se realizará:

a. En la zona glutea
b. En el vasto externo
c. En la zona deltoidea
d. A y C son correctas

1444. Con qué antiséptico curaría la incisión quirúrgica de una cesárea

a. Peróxido de hidrógeno
b. Povidona yodada
c. Clorhexidina
d. Alcohol 70°

1445. Una de las siguientes opciones está contraindicada como recomendación aplicable cuando se debe dar una noticia negativa a un paciente

a. Dar tiempo para que el paciente responda
b. Permitir que se realicen preguntas
c. Minimizar y tratar de atenuar las emociones que muestre el individuo
d. Proporcionar toda la información de forma parcelada, por partes

1446. Se utiliza para la detección del cáncer de cuello uterino:

a. Crioterapia
b. Ecografía
c. Frotis de Papanicolau
d. Tacto rectal

1447. Si se quiere determinar la relación entre dos variables cualitativas, ¿qué test estadístico hay que calcular?

a. T. de Student
b. Varianza
c. Coeficiente de correlación de Pearson
d. Chi cuadrado (X 2)

1448. Fármacos de elección ante la esquizofrenia:

a. Inhibidores de la recaptación de la serotonina
b. Derivados del litio
c. Neurolépticos
d. Difenhidramina

1449. Respecto a las norias de evacuación en las catástrofes es INCORRECTO:

a. La segunda noria asegura los movimientos dentro del área de socorro
b. La primera noria moviliza las víctimas fuera del área de salvamento
c. La tercera noria corresponde al transporte de víctimas entre hospitales de distinto nivel
d. Todas son correctas

1450. La Cartera de Servicios Comunes del Sistema Nacional de Salud vigente comprende servicios de atención a la mujer. ¿Qué actividad NO contempla?

a. Visita puerperal en el primer mes del posparto para valoración del estado de salud de la mujer y del recién nacido
b. Prevención, detección y atención a los problemas de la mujer en el climaterio
c. Seguimiento del embarazo de riesgo de manera coordinada con atención especializada
d. Detección de grupos de riesgo y diagnóstico precoz de cáncer ginecológico

1451. Con respecto a las úlceras por presión, señale la INCORRECTA:

a. Lesión de origen isquémico localizada en la piel y tejidos subyacentes, con pérdida de sustancia cutánea
b. Las úlceras por presión del talón con una escara seca siempre requieren desbridamiento, aunque no tenga edema, fluctuación, o drenaje
c. Las úlceras por presión están producidas por presión prolongada, fricción o fuerzas de cizallamiento entre dos planos duros
d. El desbridamiento forma parte del tratamiento de las úlceras por presión y consiste en la eliminación del tejido necrótico o desvitalizado

1452. La dimensión temporal es importante en la realización de estudios de investigación. Cuando los datos utilizados se recogen en un solo corte en el tiempo el diseño se llama:

a. Longitudinal
b. Retrospectivo
c. Prospectivo
d. Trasversal

1453. Cuando aparece una bacteriuria a-sintomática durante la gestación:

a. Se observan menos de 50.000 colonias de bacterias por mililitros de orina sin datos clínicos de infección urinaria
b. Es un problema poco frecuente en los embarazos
c. Si no se trata, un 30% desarrollará una pielonefritis
d. No es necesario realizar antibiograma para su tratamiento

1454. En la prevención de la transmisión de enfermedades que se pueden contagiar a través de contacto directo y/o vía aérea, utilizaremos aislamiento de tipo:

a. Estricto
b. Inverso
c. De contacto
d. Respiratorio

1455. La hipertensión arterial constituye un factor de riesgo cardiovascular importante y su mecanismo de actuación es...

a. Aumenta la adhesión plaquetaria lo que conduce a una elevada probabilidad de formación de trombos
b. Eleva las necesidades de oxígeno del músculo cardiaco
c. Aumenta la secreción del lipoproteínas de baja densidad LDL
d. Aumenta la secreción de catecolaminas

1456. La frecuencia cardíaca media del recién nacido es habitualmente de:

a. 120-150 latidos/minuto
b. 80-90 latidos/minuto
c. 185-200 latidos/minuto
d. Ninguna respuesta es correcta

1457. Ángel presenta Deterioro de la Integridad Tisular en el miembro inferior derecho. Su enfermera de familia ha reflejado en su Historia Clínica Informatizada: 'Curación de herida: por segunda intención'. ¿Qué significa este resultado NOC?

a. Indemnidad estructural y función fisiológica normal de la piel y las membranas mucosas
b. Magnitud de regeneración de células y tejidos posterior a un cierre intencionado
c. Magnitud de regeneración de células y tejidos en una herida abierta
d. Magnitud de la funcionalidad del tejido en un cierre secundario

1458. Uno de los criterios para la elección del modelo de V. Henderson es:

a. La fiabilidad   b. La validez
c. La operatividad   d. La popularidad

1459. Al realizar transporte sanitario aéreo una serie de factores físicos pueden influir en la patología del paciente evacuado, como el ruido ¿Cuál es el nivel de ruido en el interior de una aeronave de transporte sanitario?

a. 70-80 dB   b. 80-90 dB
c. 100-110 dB   d. 60-70 dB

1460. En cuanto a lectura de la Prueba del Mantoux, es INCORRECTO:

a. Realizarla mediante la técnica de Shokal
b. Medir el diámetro transversal mayor de la induración, previamente delimitado con un bolígrafo
c. El diámetro de la induración se anota en milímetros
d. La ausencia de induración se registra como Negativo

1461. NO suele ser una reacción adversa al tratamiento crónico con Corticoides:

a. Hiperglucemia
b. Osteoporosis
c. Hipotensión arterial
d. Hipercolesterolemia e Hiperlipidemia

1462. Sobre el Índice Sintético de Fecundidad:

a. En España su valor es de 2,63 en el año 2015
b. Es un indicador muy útil para resumir la situación de fecundidad de una comunidad
c. Para asegurar la renovación de individuos de una comunidad su valor debe ser igual o superior a 2,5
d. La unidad en la que se expresa es Hijas por Mujer

1463. De los siguientes trastornos de la coagulación uno es una alteración hereditaria ligada al sexo:

a. Déficit de factor VII
b. Déficit de factor IX
c. Déficit de factor XI
d. Enfermedad de Von Villebrand

1464. Varón de 30 años en urgencias tras haber sufrido un accidente de tráfico. Se observa desviación de la tráquea cervical hacia el lado izquierdo y en la auscultación hay ausencia de murmullo vesicular en hemitórax derecho. Presenta disnea intensa, Tensión Arterial de 89/45 mmHg, Frecuencia Cardiaca 120 lpm, con una saturación de oxigeno del 87%. ¿Cuál es la sospecha clínica?

a. Insuficiencia cardiaca congestiva
b. Neumonía en lóbulo superior izquierdo
c. Neumotórax a tensión
d. Tuberculosis pulmonar

1465. En el tercer escalón de la escalera analgésica promulgada por la OMS se utiliza:

a. Morfina oral
b. Morfina oral, opiaceos intermedios y fármacos coadyuvantes si lo necesita
c. Opiaceos intermedios, no opioides y medicación coadyuvante si lo necesita
d. Opiaceos menores, no opioides y medicación coadyuvante si lo necesita

1466. Acerca de la formulación de enunciados diagnósticos:

a. Los signos y síntomas (S) son los factores que contribuyen a la respuesta o causa probable de la misma
b. El problema (P) es el enunciado de la respuesta del paciente
c. La etiología (E) son las características definitorias manifestadas por el paciente
d. Problema y etiología se unen mediante la expresión 'manifestado por'

1467. El venotonómetro permite medir:

a. La presión venosa central
b. La circulación venosa periférica
c. La presión arterial
d. El volumen del ventrículo

1468. NO es una recomendación de actividad física para población adulta?

a. Se deben reducir los periodos sedentarios prolongados
b. Actividad aeróbica mínima de 150 minutos a la semana de actividad física moderada
c. Se debe realizar en bloques de una duración mínima de 30 minutos, para que tenga efectos sobre la salud
d. Para obtener mayores beneficios, se puede aumentar la actividad aeróbica hasta 300 minutos de moderada o 150 minutos de vigorosa a la semana, o una combinación equivalente de ambas

1469. Leche que podría ingerir un alérgico a la proteína de la leche de vaca

a. de cabra   b. de búfala
c. de soja   d. de oveja

1470. La vacunación neumocócica se recomienda en:

a. Personas mayores de 65 años y personas con riesgos
b. Solo en personas mayores de 65 años
c. Solo está indicada en pacientes con riesgos
d. Ninguna de las anteriores

1471. Ante una mujer que expresa en consulta su deseo de embarazo, la enfermera se plantea informar y dar consejos sobre estilos de vida:

a. En mujeres que planifican su embarazo y que no están inmunizadas frente a la rubeola se sugiere la vacunación antes del embarazo con vacuna triple vírica y tomar precauciones para evitar el embarazo durante los 28 días siguientes a la vacunación
b. Se sugiere administrar de manera sistemática una suplementación diaria con un preparado multivitamínico para evitar defectos del tubo neural
c. Se sugiere administrar de manera sistemática una suplementación diaria de yodo
d. En mujeres que planifican su embarazo y que no están inmunizadas frente a la hepatitis B, está contraindicada hasta después del parto

1472. Para Florence Nightingale la enfermedad se correspondía con

a. Un proceso reparador
b. Una dolencia, vulnerabilidad
c. Lo que puede valorarse físicamente y espiritualmente
d. Defecto congénito o adquirido

1473. Qué signos y síntomas no encontrarías en cualquier accidente vasculo-cerebral (AVC):

a. Incontinencia de esfínteres
b. Obnubilación y desorientación
c. Signo Babinski positivo
d. Fiebre

1474. Inflamación de glándula salivar:

a. Sialadenitis   b. Sialolitiasis
c. Gingivitis   d. Sialorrea

1475. En relación con el personal estatutario, es FALSO:

a. La percepción de pensión de jubilación por un régimen público de Seguridad Social no será compatible con la situación del personal emérito
b. La percepción de pensión de jubilación parcial será compatible con las retribuciones derivadas de una actividad a tiempo parcial
c. En el ámbito de cada servicio de salud se establecerán las disposiciones oportunas para posibilitar la renuncia al complemento específico por parte del personal licenciado sanitario
d. Será compatible el disfrute de becas y ayudas de ampliación de estudios concedidas en régimen de concurrencia competitiva al amparo deprogramas oficiales de formación y perfeccionamiento del personal

1476. Uno de los siguientes criterios es diagnóstico de Diabetes

a. Glucemia plasmática en ayunas ≥ a 120 mg/dl
b. Glucemia plasmática a las 2 horas ≥ a 180 mg/dl durante una prueba de sobrecarga oral de glucosa (SOG) realizada con una carga de glucosa de 75 g
c. Glucemia plasmática al azar ≥ a 200 mg/dl
d. Hemoglobina glicosilada (HbA1c) ≥ a 6,5%

1477. El 'Drenaje Redón' actúa por:

a. Gravedad   b. Presión positiva
c. Difusión   d. Aspiración

1478. Paciente de 80 años de edad. Ingresa en traumatología con fractura de cadera por caída. Estado físico general regular, está confusa, con movilizaciones voluntarias muy limitadas, debe permanecer encamada y, además, su hijo nos cuenta que desde hace un año utiliza pañal por presentar incontinencia urinaria. Riesgo de aparición de úlceras por presión siguiendo Norton. ¿Puntuación?

a. 14   b. 5   c. 10   d. 19

1479. Según Salleras, la complejidad del mensaje de los carteles en interiores de centros sanitario debe ser

a. Baja   b. Media   c. Media-Alta   d. Alta

1480. ¿En qué posición colocaría a un paciente en situación de shock hipovolémico para favorecer una adecuada redistribución de líquidos?

a. Decúbito supino con extremidades inferiores elevadas 20°
b. Trendelemburg modificada, tronco horizontal y elevación de la cabeza 30°
c. Trendelemburg modificadas, extremidades inferiores elevadas 20 °, rodillas en extensión, tronco horizontal y elevación ligera de la cabeza
d. Fowler con rodillas en extensión y extremidades inferiores elevadas 20°

1481. Forma común de coma transitorio

a. Edema   b. Conmoción
c. Estupor   d. Mareo

1482. En el Sistema de Información Hospitalario: *"registro normalizado que incluye datos administrativos y clínicos para cada alta hospitalaria y permite conocer la morbilidad atendida"*:

a. Lista de Espera Quirúrgica (LEQ)
b. Estancia Media Hospitalaria (EMH)
c. Conjunto Mínimo Básico de Datos (CMBD)
d. Grupos Relacionados con el Diagnóstico (GRD)

1483. La ordenación del régimen del personal estatutario de los servicios de salud se rige por, entre otros, por:

a. el principio de eficiencia
b. el principio de efectividad
c. el principio de limpieza
d. ninguno de los mencionados

1484. Señale la opción que recoge los cambios fisiológicos producidos durante la etapa del sueño no Rem

a. Descenso de la presión arterial
b. Aparición de ondas rápidas en el electroencefalograma
c. Aumento de la actividad cerebral
d. Aumento del metabolismo basal

1485. María, que está diagnosticada de diabetes mellitus tipo ii, viene a su consulta para aprender a inyectarse la insulina. dentro de la educación sobre la diabetes una de las intervenciones será enseñar la importancia de rotar los lugares de punción para evitar problemas de:

a. Edemas generalizados
b. Lesiones vasculares
c. Lipoatrofia o lipohipertrofia
d. Erosiones en piel y mucosa

1486. Qué situación refleja la definición legal de 'consentimiento informado' a la que está sujeta la profesión enfermera en su asistencia clínica:

a. Alicia (16 años, estudiante secundaria repitiendo curso, comenzó a trabajar hace un mes en una tienda, vive con sus padres). Mide 1,65 y pesa 85 Kg y declara que desea consiente que se le realice una liposucción, pues 'no me veo guapa, este verano quiero ir a la playa con las amigas y que el bikini me quede bien. Me dan igual los riesgos y lo que opinen mis padres'
b. Juan de 78 años de edad, consciente, orientado, con una intervención cardiaca previa por colocación de válvula mitral mecánica, requiere ser intervenido para sustitución de dicha válvula. El paciente declara dar su consentimiento solo cuando la familia esté presente: En historia clínica se recoge que Juan manifiesta no querer intervenirse, pero sus hijos y mujer insisten constantemente repitiéndole 'tienes que hacerlo, cómo nos vas a hacer esto'
c. Mercedes, mujer de 61 años de origen rumano que por su situación actual de salud (crisis asmática hipertensiva) precisa soporte ventilatorio urgente. Ingresa sin familiar ni acompañante en el hospital. Durante la entrevista la mujer apenas entiende las preguntas y contesta con afirmación a todo. Ante la pregunta '¿Consentiría que se la intubara si fuera preciso?' La mujer afirma nuevamente
d. Gregorio, hombre de 82 años de edad, consciente, orientado, ligera hipoacusia pero que mantiene una conversación fluida. Durante los últimos meses comenzó a sentir cansancio durante sus paseos y al realizar un electrocardiograma se visualizó una alteración que se puede compensar mediante la colocación de un marcapasos. Tras informarle sobre la intervención, riesgos y beneficios para su salud, afirma consentir la intervención aunque su hija prefiera que no se someta a ese riesgo ya que 'no le afecta tanto a su vida diaria'

1487. Uno de los instrumentos que exploran los efectos negativos en distintas áreas de la vida sobre el cuidador es la Escala de:

a. Escala de Oviedo
b. Escala Zarit
c. Escala Barthel
d. Escala de Lawton y Brody

1488. El modelo de toma de decisiones éticas para la enfermería ante un dilema ético, formulado por Chally y Loriz (1998) incluye estos escalones:

a. Aclarar el dilema + reunir datos adicionales + identificar las opciones + tomar una decisión + actuar
b. Aclarar el dilema + reunir datos adicionales + identificar las opciones + tomar una decisión + actuar + Evaluar
c. Aclarar el dilema + reunir datos adicionales + tomar una decisión + actuar
d. Aclarar el dilema + reunir datos adicionales + actuar + evaluar

1489. Ante una exposición accidental a material citotóxico por contacto con la piel:

a. Se lavará inmediatamente la zona con agua y jabón abundante durante unos diez minutos
b. Se lavará con agua frotando para aumentar el flujo en la zona afectada
c. Se lavará la zona con suero fisiológico abundante durante unos 15 minutos
d. Se secará la zona inmediatamente y se dejará al aire

1490. 'Liquen escleroso' se refiere a:

a. Inflamación de la mucosa y las glándulas del cuello uterino
b. Inflamación del epitelio vaginal que produce ardor y prurito
c. Trastorno benigno de la vulva, secundario a niveles bajos de estrógenos
d. Inflamación del epitelio vaginal que produce prurito y eritema

1491. Un síntoma que pueden producir los barbitúricos que afecten a la necesidad de movilización es:

a. Agitación, intranquilidad y terrores nocturnos
b. Efecto miorelajante y disminución de la actividad motora
c. Calambres, dolores
d. Hiperactividad, excitabilidad motora

1492. Las herramientas de aplicación práctica que permiten realizar adecuadamente un proceso de consentimiento informado son:

a. Técnicas de entrevista clínica, soporte emocional y relación de ayuda
b. Protocolos de evaluación de la capacidad
c. Formularios escritos de consentimiento informado
d. Todas son ciertas

1493. Las muestras para urocultivo que no puedan ser procesadas inmediatamente se mantendrán:

a. En el congelador
b. En el frigorífico a una temperatura de 4ºC
c. A temperatura ambiente
d. En un envase especial al vacío

1494. La prevención de la obesidad infantil se sustenta en:

a. Cuatro pilares siendo la promoción de la lactancia materna uno de ellos
b. Fomentar la lactancia artificial
c. Control de peso durante el embarazo
d. Control semanal del peso del bebe

1495. Recomendación para prevenir caídas en los pacientes intervenidos quirúrgicamente o que han estado encamados durante tiempo:

a. Que se incorporen rápidamente
b. Que esperen a tener ayuda cuando salgan de la cama por primera vez
c. Que se incorporen solos sin ayuda
d. Deben estar en cama una semana independientemente de la intervención quirúrgica realizada

1496. Daño pulmonar producido durante la ventilación mecánica por apertura y cierre de los alveolos colapsados:

a. Biotrauma
b. Barotrauma
c. Volutrauma
d. Atelectrauma

1497. Sobre la higiene de manos y uso correcto de guantes en los centros sanitarios, ¿Cuál de las siguientes recomendaciones NO es correcta?

a. Cuando se va a realizar un procedimiento quirúrgico se deben frotar las manos y antebrazos con jabón antiséptico durante el tiempo recomendado por el fabricante, generalmente entre 2 y 6 minutos. Mayor tiempo de frotamiento (por ejemplo, 10 minutos) no es necesario
b. Descontaminación de manos antes y después del contacto con piel intacta o ropa no manchada del paciente (por ejemplo: toma de constantes)
c. El uso de guantes evita la necesidad de descontaminación de manos
d. No añadir jabón en un dispensador parcialmente vacío. Esta práctica del 'relleno' puede provocar la contaminación bacteriana del jabón

1498. A un paciente con oxigenoterapia se le recomienda:

a. Tener objetos eléctricos cercanos
b. Evitar los materiales que generan electricidad estática como mantas de lana o tejidos sintéticos
c. Darse friegas de alcohol en la espalda
d. Puede fumar si lo desea

1499. Se considera enfermedad de declaración obligatoria internacional

a. sarampión
b. varicela
c. salmonella
d. cólera

1500. Amalia, presidenta de la asociación de vecinos de la zona del centro de salud donde trabaja, comenta la percepción de excesivos agentes estresantes en su barrio, con un aumento de los problemas sociales y excesivos conflictos comunitarios. Además le pone de manifiesto que no hay apenas resolución de estos problemas por parte de los agentes responsables. Lamentándose, asegura que, desde hace un tiempo los sistemas comunitarios son ineficaces. ¿Qué diagnóstico NANDA Internacional de los siguientes presenta la comunidad en que vive Amalia?

a. Afrontamiento ineficaz de la comunidad
b. Manejo ineficaz del régimen terapéutico de la comunidad
c. Disposición para mejorar el afrontamiento de la comunidad
d. Negación ineficaz de la comunidad

1500

1501. No es propio de una persona madura y sana:

a. Obtener satisfacciones cotidianas
b. Buscar el equilibrio emocional
c. Autoconocerse
d. Autocastigarse

1502. Paciente que presenta xerostomía tras recibir el tratamiento quimioterápico. Recomendaríamos:

a. Masticar chicles ácidos sin azúcar o trozos de piña natural
b. Tomar bebidas calientes
c. Restringir la ingesta de líquidos
d. Evitar tomar zumos

1503. Nos ha caído un producto químico directamente en el ojo, ¿qué sustancias tienen más poder de penetración y darían lugar a lesiones más graves?

a. Las sustancias de carácter ácido, con un pH muy bajo
b. Las sustancias de carácter alcalino, con un pH muy alto
c. Las sustancias con pH neutro

1504. Sara, de 33 años, embarazada de 8 meses y habitualmente continente. En ocasiones ha observado perdida de orina en pequeña cantidad al cambiarse la ropa, al reírse y al toser. Según NANDA Internacional Sara presentaría diagnóstico de enfermería de incontinencia urinaria...

a. de urgencia
b. refleja
c. funcional
d. de esfuerzo

1505. Las venas pulmonares, encargadas de recoger la sangre arterial para llevarla al corazón, desembocan en:

a. La aurícula izquierda
b. La aurícula derecha
c. El ventrículo izquierdo
d. El ventrículo derecho

1506. Neuronas que transmiten el impulso nervioso desde el SNC a la periferia:

a. Sensitivas
b. Aferentes
c. Motoras
d. Ninguna es correcta

1507.Organismo patógeno causante de la clamidiasis:

a. Ectoparásito
b. Hongo
c. Bacteria
d. Protozoo

1508. Respecto a las acciones farmacológicas de la morfina:

a. La acción analgésica modifica sustancialmente la causa del dolor
b. La depresión respiratoria, en caso de aparecer, se caracteriza por una reducción del volumen corriente
c. Las acciones sobre el sistema Cardiovascular se presentan por depresión de la contractilidad
d. Los efectos gastrointestinales producen una disminución del tono miógeno por lo que pueden aparecer nauseas y vómitos

1509. A nivel hormonal, el climaterio se caracteriza por

a. Disminución de las gonadotropinas y aumento de los estrógenos
b. Aumento de las gonadotropinas y disminución de los estrógenos
c. Disminución de las gonadotropinas y de los estrógenos
d. Aumento de las gonadotropinas y de los estrógenos

1510. El ensayo clínico aleatorizado es el que se relaciona con:

a. Preguntas relacionadas con prevención

b. Preguntas relacionadas con tratamiento, gestión y costes

c. Preguntas relacionadas con diagnóstico y pronóstico

d. Preguntas descriptivas

1511. Para fomentar la lactancia materna:

a. No importa ofrecer al niño al principio biberones

b. Es importante que al niño se le ofrezca el pecho a ser posible la primera media hora tras el parto

c. Establecer horarios fijos para la alimentación al pecho

d. Es conveniente presionar el pecho con los dedos en forma de 'pinza'

1512. Señale la INCORRECTA. La Oxigenoterapia a domicilio debería utilizarse...

a. Con todos los pacientes con EPOc en fase estable que presentan PaO2 < de 55 mmHg o con PaO2 entre 55 y 60 mmHg, si cursan con poliglobulia, cardiopatia o cor pulmonade asòciados

b. Al menos entre 16-18 horas al día, incluyendo las horas de sueño

c. No debería utilizarse en pacientes con E-POc e Hipoxemia moderada, aunque presenten desaturaciones nocturnas o inducidas por el ejercicio

d. En todos los pacientes que presenten disnea

1513. La definición de salud: *'el logro del más alto nivel de bienestar físico, mental y social y de capacidad de funcionamiento que permitan los factores sociales en los que vive inmerso el individuo y la colectividad'*, **es de:**

a. Concepto dinámico de salud

b. Concepto de salud de Terris

c. Concepto de salud de la OMS

d. Concepto clásico de salud

1514. Cuando realizamos el aseo del paciente en cama, las últimas regiones anatómicas que debemos lavar son:

a. ojos, cara y cuello

b. hombros, brazos, manos, piernas y pies

c. espalda, nalgas y región genital

d. espalda, nalgas y abdomen

1515. Los estándares de enfermería son:

a. Clasificación de resultados (NOC) para la valoración de los cuidados

b. Guías de cuidados para problemas específicos, ligados a diagnóstico, enfermedad o proceso

c. Normas fijas de actuación

d. Organización procesual de intervenciones NIC

1516. En la extravasación durante la administración de citostáticos es FALSO que:

a. Los síntomas son dolor e hinchazón de la zona alrededor del punto de punción

b. Deberemos interrumpir la administración del cistostático, sin retirar el catéter

c. Deberemos evitar aspirar por el catéter con una jeringa porque podríamos producir necrosis en los tejidos adyacentes

d. Administrar por el catéter un corticoide y bicarbonato sódico

1517. La creencia falsa e irreducible de que la pareja les es infiel sería un delirio tipo

a. Celotípico   b. Erotomaniaco

c. Nihilista   d. Somático

1518. A un paciente con un trastorno esquizofrénico, para evitar recaídas se le debería recomendar:

a. Psicoterapia relacional-emotiva y terapias de entretenimiento

b. Autovigilancia de los síntomas y cumplimiento de las pautas de medicación a pesar de sentirse bien

c. Disminuir progresivamente la medicación a medida que vaya encontrándose mejor

d. Terapia familiar y constelaciones familiares

1519. En el marco de las intervenciones terapéuticas en rehabilitación psicosocial de las personas con trastorno mental grave destacan los programas de actividades de la vida diaria (AVD) que se clasifican en:

a. AVD básicas y AVD instrumentales

b. AVD sensoperceptivas y AVD conectivas

c. AVD simples y AVD complejas

d. AVD superficiales y AVD profundas

1520. Es criterio de la Anorexia Nerviosa

a. IMC<18   b. Dismenorrea

c. Amenorrea   d. Miedo a perder peso

1521. Desde el punto de vista funcional, los alimentos se agrupan en:

a. Alimentos energéticos, alimentos plásticos o formadores y alimentos reguladores

b. Alimentos energéticos, alimentos naturales y alimentos reguladores

c. Alimentos plásticos o formadores, alimentos reguladores y alimentos naturales

d. Alimentos energéticos, alimentos naturales y alimentos plásticos o formadores

1522. Para aliviar la ansiedad un paciente hace un uso compulsivo y mal adaptativo de una sustancia, decimos que presenta:

a. Atracción   b. Consumo

c. Tolerancia   d. Adicción

1523. La incidencia se define como:

a. El número de casos nuevos de una enfermedad que se desarrollan en una población de riesgo durante un período determinado

b. El registro detallado y prospectivo llevado a cabo por los/as enfermeros/as

c. Un muestreo probabilístico

d. Todas son correctas

1524. En una crisis de ansiedad, un diagnóstico enfermero Nanda que priorizariamos sería:

a. Patrón respiratorio ineficaz

b. Deterioro de la interacción social

c. Alteraciones sensoperceptivas

d. Dificultad de control de los impulsos

1525. La dieta de una persona con diverticulosis intestinal debe ser:

a. Hiperproteica   b. Hipercalórica

c. Rica en fibra   d. Hiposódica

1526. Dieta que contempla la supresión total de alimentos y líquidos:

a. De transición   b. Astringente

c. Absoluta   d. Total

1527. Constituye factor de riesgo del glaucoma:

a. Uso prolongado de anticonceptivos

b. Presbicia

c. Diabetes

d. Origen asiático

1528. En nuestro centro de salud queremos fomentar la higiene de manos para prevenir las infecciones relacionadas con la atención sanitaria. Cuando nos referimos a los 5 componentes de la Estrategia Multimodal de la OMS para la mejora de la higiene de manos hablamos de

a. Realizar la higiene de manos antes del contacto directo con el paciente, antes de realizar una técnica limpia, después de la exposición a fluidos, después del contacto con el paciente y después del contacto con el entorno del paciente

b. Cambio del sistema, formación y aprendizaje, evaluación y retroalimentación, recordatorios en el lugar de trabajo y clima institucional de seguridad

c. Preparación del centro, evaluación inicial, aplicación, evaluación de seguimiento y ciclo continúo de planificación y revisión

d. Las herramientas para el cambio del sistema: encuestas, guías de producción local, preparados de base alcohólica, protocolos de ejecución y protocolos de evaluación

1529. La fuerza de fricción se ve aumentada en los casos en que la cabecera de la cama está elevada por encima de los:

a. 60º

b. La posición no afecta en estos casos

c. 30º

1530. A qué temperatura debe estar almacenada una vacuna en el punto de vacunación:

a. Menos de 0°C   b. Entre 0 y 1°C
c. Entre 2 y 8°C   d. Entre 8 y 9°C

1531. Entre los efectos colaterales del uso de opioides está la 'tolerancia':

a. La compulsión de ingerir opioides para experimentar sus efectos psíquicos
b. La necesidad de reducir las dosis de opioides con objeto de lograr los mismos efectos
c. La necesidad de incrementar la dosis de opioides con objeto de lograr los mismos efectos
d. El aumento de opioides en sangre

1532. El índice de Swaroop-Uemura es:

a. Fallecidos a una edad determinada durante un año, dividido por la población media de esa edad en ese año y multiplicado por mil
b. Número de recién nacidos vivos fallecidos antes del año de vida en un año, dividido por el total de recién nacidos al año y multiplicado por mil
c. Fallecimientos de personas de cincuenta años y mayores en un año, y dividido por el total de fallecimientos del año y multiplicado por cien
d. Número de fallecidos con más de un mes y menos de un año en un año, dividido por el número total de recién nacidos vivos del año y multiplicado por mil

1533. La Constitución reconoce el derecho a la protección de la salud en su artículo:

a. 46   b. 41   c. 43   d. 40

1534. NO es típico del cólico nefrítico:

a. Dolor en fosa lumbar que mejora con algunas posturas
b. Dolor en fosa lumbar que no se modifica con ninguna postura
c. Nauseas
d. El dolor se puede irradiar a la fosa ilíaca y a genitales

1535. Si al administrar la nutrición enteral a un paciente comprobamos que el contenido gástrico es de 160 ml.

a. Volver a introducir el volumen extraído y administrar la dieta pautada
b. Sacar el volumen extraído y administrar la dieta pautada
c. Volver a introducir el volumen extraído y retrasar la dieta pautada.

1536. ¿En cuántos cotiledones está dividida la placenta humana madura?

a. 2 a 5   b. 5 a 10   c. 15 a 20   d. 20 a 30

1537. Las plaquetas son células sanguíneas que tienen su origen en la médula ósea. Provienen de la fragmentación del citoplasma de los:

a. Mielocitos   b. Metamielocitos
c. Promielocitos   d. Megacariocitos

1538. Un brote epidemiológico es:

a. La agregación de casos de una enfermedad en un territorio epidémico
b. Una epidemia
c. Una endemia
d. A y B son ciertas

1539. Entre las manifestaciones clínicas del embolismo pulmonar NO está:

a. Hipertensión y bradicardia
b. Disnea y taquipnea
c. Hemoptisis y tos
d. Agitación no justificada

1540. Uno de los síntomas más característicos de la Anorexia Nerviosa es:

a. Atracones a escondidas
b. Atracones seguidos de purgas
c. Distorsión del esquema personal
d. Insomnio de conciliación

1541. Carmen, de 47 años es portadora de una Colostomía sigmoidea. ¿Cuál de las siguientes recomendaciones sobre el cambio del dispositivo NO es correcta?

a. Retirar las heces con papel higiénico y lavar la piel periostomal con agua templada y jabón neutro (opcional) y una toallita para limpiar la piel y el estoma
b. Seque bien la zona, dando toques suaves con una toalla y evalúe el estoma y la piel periostomal
c. Aplique la barrera cutánea (opcional) y coloque la bolsa presionando suavemente durante 30 segundos para activar el adhesivo
d. La bolsa se debe cambiar como máximo una vez al día para evitar dañar la piel periostomal

1542. Establece 4 fases en la relación interpersonal: 'orientación, identificación, aprovechamiento y resolución'

a. Sullivan   b. Maslow
c. Peplau   d. C. Roy

1543. Fármaco del grupo terapéutico de los inhibidores selectivos de la recaptación de serotonina:

a. Buspirona
b. Fluoxetina
c. Zolpidem
d. Loracepam
e. Fenitoína

1544. Tras una clase de iniciación a la natación para adultos, uno de ellos antes de iniciar la actividad cae al suelo y empieza a convulsionar. Su monitor dice que es epiléptico. Qué deberíamos hacer:

a. Proteger a la persona de posibles traumatismos
b. Evitar inmovilizarle por la fuerza durante la crisis epiléptica
c. Ambas cosas
d: Ninguna de las dos

1545. En qué etapa del proceso de enfermería se fijan los objetivos:

a. Diagnóstico   b. Valoración
c. Ejecución   d. Planificación

1546. La 'Pelagra' es una enfermedad por déficit de vitamina:

a. B1 o Tiamina   b. Ácido Fólico
c. B3 o Niacina   d. A

1547. El agente etiológico depende de varios factores para tener capacidad de producir enfermedad en el ser humano. La capacidad de producir enfermedad que posee un determinado microorganismo es su:

a. Contagiosidad   b. Patogenicidad
c. Infectividad   d. Virulencia

1548. Respecto a los procesos de Participación Comunitaria en Salud basándose en el modelo salutogénico, la elaboración de un mapa de activos en salud supone:

a. Un proceso en que la ciudadanía comienza a descubrir factores positivos de su comunidad y tejer una red de relaciones y de apoyos mutuos
b. Una estrategia para la realización de diagnósticos de salud desde el planteamiento de estimación de necesidades normativas
c. Una estrategia de participación que pretende profundizar en la 'foto de salud' inicial de la comunidad, describiendo los recursos formales de dicha comunidad
d. Un abordaje que se basa en la información clásica de los indicadores de salud

1549. Intervalo de tiempo es comúnmente aceptado en el pronóstico de vida del enfermo terminal

a. 1 a 2 años   b. 8 a 12 meses
c. 3 a 6 meses   d. 6 a 12 meses

1550. Proporción de individuos de una población que tiene la enfermedad en un momento determinado:

a. prevalencia   b. incidencia
c. sensibilidad   d. especificidad

1551. Dorothea Orem define el autocuidado como una...:

a. acción que se realiza de forma innata
b. reacción espontánea
c. acción que se realiza intencionadamente
d. acción que se realiza de forma instintiva

1552. En relación con las medidas de prevención de las Infecciones de Transmisión Sexual (ITS):

a. El sexo oral no se considera una práctica de riesgo
b. Se recomienda la realización de duchas vaginales tras mantener relaciones
c. Los métodos anticonceptivos que no son de barrera también protegen frente a las ITS
d. El preservativo femenino es una barrera efectiva contra las ITS cuando se utiliza de forma adecuada

1553. Tomando en cuenta los 3 criterios de trastorno mental grave (diagnóstico de psicosis funcional, más de dos años de duración del tratamiento y disfunción severa durante el último mes), da una prevalencia de TMG de:

a. 10,88/1.000 hab. en el estudio de Londres
b. 10,88/1.000 hab. en el estudio de Verona
c. 2,55 / 1.000 hab. en el estudio de Londres
d. 2,55 / 1.000 hab. en el estudio de Verona

1554. Es objetivo en la planificación de cuidados del paciente en fase maníaca:

a. Establecer un espacio seguro y tranquilo, con el fin de evitar riessgos de autolisis
b. Programar actividades diurnas para evitar estancias prolongadas en cama
c. Evitar los daños físicos y consecuencias de una sexualidad desinhibida
d. Todas las respuestas son ciertas

1555. En un paciente oncológico después del tratamiento antineoplásico con quimioterapia:

a. Se vigilará la deshidratación
b. Se desaconsejará utilizar hilo dental
c. Se aconsejará dieta hipercalórica
d. Todas son correctas

1556. Dorothea Orem define tres tipos de requisitos de autocuidado:

a. Globales, universales y de desarrollo
b. Universales, patológicos y madurativos
c. Universales, de desarrollo y de desviación de la salud
d. Totales, globales y generales

1557. Entre los factores que NO pueden explicar las diferencias y desigualdades en salud relacionados con el género se incluyen

a. Factores biológicos ligados al sexo
b. Obligaciones y roles familiares
c. Ocupación y patrones de socialización
d. Factores ambientales

1558. La zona óptima para manipular un peso está entre la altura del codo y:

a. los nudillos pegado al cuerpo
b. los nudillos separado del cuerpo
c. el hombro pegado al cuerpo
d. el hombro separado del cuerpo

1559. El Proceso de Enfermería parte de un planteamiento estructurado y organizado para la intervención directa y la consecución del objetivo previsto. Esto significa que es:

a. Sistemático   b. Interactivo
c. Flexible   d. Integral

1560. En la exploración del pie de una persona con Diabetes, para valorar una posible neuropatía debemos:

a. Tomar pulsos pedios
b. Exploración de la sensibilidad térmica, vibratoria y táctil
c. Blanqueamiento del pie al levantarlo
d. A y B son ciertas

1561. En la nutrición parenteral con e-mulsiones de dextrosa y aminoácidos el sistema de infusión debe cambiarse cada:

a. 12 h   b. 24 h   c. 36 h   d. 72 h

1562. Respecto al índice de Lawton como escala de valoración en geriatría:

a. Debido a su complejidad para ser aplicada, precisa que el entrevistador haya sido entrenado previamente
b. Debe ser siempre aplicada por observación directa de la persona evaluada
c. Varios de sus ítems se relacionan con tareas domésticas
d. Evalúa las actividades avanzadas de la vida diaria
e. Muchos de sus ítems valoran actividades asociadas al rol masculino

1563. La hipotermia no intencionada del paciente durante el acto anestésico puede dar lugar a una serie de alteraciones que son perjudiciales para el paciente. ¿Cuándo consideramos que la hipotermia es moderada?

a. Temperatura corporal < 20º C
b. Temperatura corporal de 26º C a 20º C
c. Temperatura corporal de 32º C a 26º C
d. Temperatura de 37º C a 32º C

1564. La indicación de la anticoncepción de emergencia después de un coito con riesgo de embarazo es:

a. Coito de riesgo=menor 72h
b. Coito de riesgo entre 120 y 140 h
c. Coito de riesgo entre 120 y 172 h
d. Las respuestas A y B son correctas

1565. Causa más común de accidente vascular cerebral en los adultos de mediana edad y mayores:

a. Aneurisma   b. Trombosis
c. Hematoma subdural   d. Hematoma epidural

1566. Con respecto a la educación sanitaria individual:

a. Una de sus ventajas es facilitar la comunicación y el feedback, permite mayor privacidad e interacción
b. Se comienza siempre con ella tras el diagnóstico de la enfermedad
c. Debe ser previa a la educación grupal
d. Todas las anteriores son verdaderas

1567. Posición que facilita el máximo intercambio de aire:

a. supina   b. ortopneica
c. alta de Fowler   d. de semi-Fowler

1568. ¿Qué medida se debe adoptar ante un coma hipoglucémico?

a. Administrar insulina regular y recuperar el equilibrio hídrico
b. Administrar glucosa, suero e insulina
c. Administrar líquidos, glucosa, insulina y electrolitos
d. Administrar líquidos, insulina y electrolitos

1569. 'Red centinela sanitaria':

a. Sistema de información orientado a la vigilancia en salud pública e investigación epidemiológica, basado en la colaboración voluntaria de profesionales sanitarios de atención primaria, para el estudio de la frecuencia de las enfermedades y los determinan
b. Sistema que estudia cómo se distribuye la enfermedad en la población y cuáles son los factores que están relacionados con su aparición
c. Sistema de información que analiza la situación de salud de una comunidad, investiga los factores de riesgo de una enfermedad y evalúa la eficacia de las intervenciones sanitarias junto con la utilidad de las pruebas diagnósticas
d. Sistema de información que describe la evolución natural de una enfermedad para conocer la estabilidad o el cambio de ciertas características y conocer los resultados observados en un grupo de pacientes en tratamiento

1570. Mujer de 58 años, en seguimiento en consulta de enfermería de atención primaria para control de enfermedades crónicas y fomento del autocuidado, con antecedentes de insuficiencia venosa crónica. Presenta una úlcera en tercio distal inferior de pierna derecha desde hace 3 meses, pulsos conservados, exudado seroso y piel periulceral macerada. Tiene un Índice Tobillo Brazo (ITB) de 0,9. Tipo de compresión a aplicar:

a. A pesar de los síntomas, el ITB nos indica que nos encontramos ante una isquemia severa en la que está contraindicada la compresión
b. El ITB nos indica que estamos ante una úlcera mixta, en la que está contraindicada la compresión fuerte y puede realizarse compresión de 20 mmHg bajo prescripción médica
c. El ITB es innecesario. Los síntomas muestran una úlcera venosa que requiere compresión con vendaje elástico de una capa
d. El ITB nos indica que estamos ante una úlcera venosa en la que está indicada la aplicación de compresión fuerte de 40 mm Hg mediante vendaje multicapa

1571. En la gestión de residuos sanitarios, éstos se recogen en contenedores verdes los del grupo III (Residuos biosanitarios). Uno de los siguientes NO pertenece a este grupo:

a. Restos de vacunas o vacunas caducadas
b. Citostáticos
c. Material desechable utilizado en el proceso de diálisis
d. Sangre y hemoderivados en forma líquida

1572. La propuesta de dividir la atención sanitaria en estructura, proceso y resultados se debe a:

a. Vouri   b. Donabedian
c. Palmer   d. Maxwell

1573. Característica del modelo circular de la comunicación humana:

a. La comunicación humana es irreversible
b. La comunicación humana es un proceso lineal
c. En la comunicación humana, a veces hay feedback y a veces no
d. La comunicación humana es discontinua

1574. El derecho a la información sanitaria de los pacientes podrá limitarse:

a. Nunca
b. Cuando así sea solicitado por sus familiares directos
c. Por la existencia acreditada de una necesidad terapéutica
d. Por causas religiosas

1575. En la fase final de la relación terapéutica hemos de:

a. Buscar indicaciones que conduzcan a nuevas áreas de investigación
b. Ha de establecer una interacción menos relajada y más intensa
c. Ha de espaciar los contactos con el cliente cada vez más
d. Ha de centrarse en el presente

1576. Según Salleras, definición de educación para la salud (EPS):

a. Un proceso que no es solamente la transmisión de información, sino también el fomento de la motivación, las habilidades personales y la autoestima necesarias para mejorar la salud
b. Un proceso que informa, motiva y ayuda a la población a adoptar y mantener prácticas y estilos de vida saludables, propugna los cambios ambientales necesarios para facilitar esos objetivos, y dirige la formación profesional y la investigación a los mismo
c. Un proceso planificado y sistemático de comunicación y de enseñanza-aprendizaje, orientado a facilitar la adquisición, elección y mantenimiento de la salud
d. Un proceso cuyo objetivo principal es conseguir que la población adquiera la capacidad de controlar, mejorar y adoptar decisiones sobre su propio estado

1577. El eje de la taxonomía Nanda describe la duración del concepto diagnóstico, describiendo 4 parámetros:

a. Agudo, crónico, intermitente, continuo
b. Pasado, presente, próximo, futuro
c. Anterior, posterior, inferior, superior
d. Neonatal, pediátrico, adulto, senil

1578. Un paciente traumatizado con pérdidas sanguíneas de aproximadamente 2.000 ml, calculadas por las lesiones sufridas, presentará:

a. FC< 100; PA normal; diuresis > 15 ml/h
b. FC>120; PA normal; diuresis entre 5-15ml/h
c. FC>120; P A disminuida; diuresis entre 5-15ml/h
d. FC>140; PA disminuida; diuresis entre 5-15ml/h

1579. En la educación de una persona con dolor lumbar utilizaremos estrategias de mecánica corporal como

a. Emplear silla con soporte lumbar
b. Acostarse en decúbito prono
c. Doblar las rodillas y relajar los músculos abdominales cuando se levanten objetos
d. Mantener los objetos lejos del cuerpo al levantarlos

1580. Sobre la colitis ulcerosa

a. Puede aparecer en cualquier punto del tubo digestivo aunque el sitio afectado con mayor frecuencia es el íleon terminal
b. La inflamación afecta a la capa mucosa y submucosa
c. La hemorragia rectal es poco frecuente en esta patología
d. Son pacientes que habitualmente tienen fistulas y abscesos anales

1581. Vena donde se toma la tensión:

a. Temporal
b. Radial
c. Humeral
d. Ninguna es correcta

1582. En caso de vacunación en un adulto frente a tétanos y difteria (TD) que acude a consulta:

a. Si 3 ó más dosis y última hace menos de 10 años, ninguna dosis en ese momento
b. Si 3 ó más dosis y última dosis hace menos de 10 años, una dosis de recuerdo y citar a los 10 años
c. Si 3 ó más dosis y última dosis más de 10 años, ninguna
d. Ninguna es correcta

1583. Niño de 7 años cuya camiseta se prendió en un campamento tiene quemaduras en la parte anterior del tórax y del abdomen. ¿Qué porcentaje de la superficie corporal supone?

a. 36%   b. 9%   c. 18%   d. 24%

1584. Escala de valoración funcional indicada para valorar las actividades instrumentales de la vida diaria:

a. Índice de Katz
b. Escala de incapacidad física de la Cruz Roja
c. Índice de Barthel
d. Escala de Lawton y Brody

1585. Principal ventaja de la cirugía mayor ambulatoria:

a. Que solo se realiza a pacientes con menos de 30 años
b. Que no se realizan intervenciones bajo anestesia general
c. Que el paciente ingresa por la mañana y esa misma noche duerme en su casa
d. Que es una unidad satélite, está fuera del hospital pero depende de él administrativamente

1586. De los principales objetivos de enfermería en el postoperatorio inmediatos NO es correcto:

a. Mantener la permeabilidad de la vía aérea
b. Garantizar la Seguridad del paciente
c. Enseñar a los pacientes técnicas de respiración profundas
d. Estabilizar las constantes vitales

1587. Entre las complicaciones de la nutrición enteral podemos citar la diarrea como una de las más comunes, que puede ser producida por:

a. Administración muy lenta del preparado
b. Intolerancia a la lactosa en los pacientes mal nutridos
c. Puede estar producida por utilizar una dieta rica en fibra dietética
d. La administración de medicamentos hipotónicos

1588. Valoración mayor a 7 en el test de Fagestrom:

a. Posee una alta dependencia a la nicotina
b. Presenta una incapacidad severa para las actividades de la vida diaria
c. Tiene poca motivación para dejar de fumar
d. Padece alcoholismo

1589. La edad fisiológica viene definida por:

a. La edad cronológica, la edad social y la edad psicológica
b. Haber cumplido 75 años
c. El envejecimiento de los órganos y tejidos
d. Haber cumplido 65 años

1590. Teniendo en cuenta las directrices definidas por IYER, coincidentes con la normativa NANDA para la redacción o elaboración del diagnóstico de Enfermería, cuál de los siguientes estaría bien formulado:

a. Déficit de autocuidado: higiene, relacionado con desidia
b. Patrón respiratorio ineficaz causado por neumonía
c. Alteración de la nutrición por defecto relacionado con una menor ingesta por boca
d. Riesgo de lesión, relacionado con olvido de la enfermera en colocar la protección adecuada

1591. Los vegetarianos estrictos con escasa exposición al sol deben consumir alimentos ricos en vitamina:

a. Retinol (A)
b. Ácido ascórbico (C)
c. Calciferol (D)
d. Riboflavina (B2)
e. Niacina (B3)

1592. Diagnóstico de Enfermería es:

a. Registro de la actividad de Enfermería en A.E
b. Indicador estratégico de Enfermería
c. Todas las situaciones en que el/la Enfermero/a actúa independientemente
d. La actuación Enfermero-Médico en cualquier proceso de la actividad asistencial

1593. Una de las complicaciones más frecuentes en un paciente al que se realiza una punción lumbar es:

a. Cefaleas
b. Hipotensión
c. Convulsiones.

1594. Respecto a la hemorragia digestiva alta, es FALSO:

a. El origen de la hemorragia digestiva alta se encuentra situado entre el esfínter esofágico superior y el ángulo de Treitz
b. El origen de la hemorragia digestiva alta se encuentra situado por debajo del ángulo duodeno-yeyunal
c. La hemorragia digestiva alta se puede manifestar en forma de hematemesis
d. La hemorragia digestiva alta se puede manifestar en forma de melenas

1595. La capacidad del paciente para tomar decisiones, los informes de las preferencias sobre el tratamiento, el conflicto entre el paciente y la familia en cuanto a la toma de decisiones, en qué patrón funcional de salud de Marjory Gordon se valoran

a. Cognitivo-Perceptivo
b. Autopercepción-Autoconcepto
c. Rol-Relaciones
d. Valores-Creencias

1596. Las cinco etapas de la agonía descritas por Kübler-Ross son:

a. Aflicción, ira, negociación, depresión y luto
b. Aflicción, ira, duelo, depresión y aceptación
c. Negación, ira, negociación, depresión y aceptación
d. Negación, ira, duelo, depresión y aceptación

1597. El descenso abdominal temprano es más probable en caso de:

a. Gestante multípara
b. Presentación podálica
c. Gestación gemelar
d. Gestante primaria

1598. Determinó las 14 necesidades básicas del paciente, según los modelos y teorías en enfermería:

a. D. Orem   b. V. Henderson
c. M. Peplau   d. M. Leininger

1599. ¿Cuál de los siguientes NO es un anestésico de administración intravenosa?

a. Propofol   b. Ketamina
c. Halotano   d. Etomidato

1600. Un episodio hipomaniaco se caracteriza por

a. Un periodo de estado de animo anormal y persistentemente elevado, expansivo o irritable, con aumento de la actividad o la energía, que dura como mínimo una semana y está presente la mayor parte del día, casi todos los días
b. Un periodo de estado de animo anormal y persistentemente elevado, expansivo o irritable, con aumento de la actividad o la energía, que dura como mínimo cuatro días consecutivos y está presente la mayor parte del día, casi todos los días
c. Un periodo, de dos años como mínimo, durante el cual han existido numerosos periodos con síntomas de ánimo elevado, con numerosos periodos con síntomas de ánimo deprimido y han estado presentes la mayor parte del día, casi todos los días
d. Un periodo de estado de ánimo deprimido la mayor parte del día, casi todos los días, con disminución importante del interés o el placer por todas o casi todas las actividades durante la mayor parte del día, casi todos los días

---

1600

1601. En una congelación aparecen flictenas grandes y contenido claro cuando es de grado:

a. I   b. II   c. III   d. IV

1602. Hombre de 68 años, sin limitaciones de movilidad, sensorial ni psíquicas. Es viudo desde hace 12 años y con sus dos hijos independizados tiene buena relación. Hace unas semanas fue diagnosticado de Diabetes Mellitus tipo 2. Su enfermera de familia en la primera valoración ante esta nueva situación ha detectado una baja capacidad de elección de alimentos, cocinado de los mismos, horarios, ante este nuevo proceso vital. ¿A qué concepto se refiere su enfermera de familia con 'una baja capacidad de...'?

a. Agencia de Autocuidado
b. Agencia de Autocuidado Dependiente
c. Demanda de Autocuidado Terapéutico
d. Requisitos de Autocuidado Universal

1603. El test de Richmond se usa para:

a. Valorar la motivación para dejar de fumar
b. Detectar el abuso del alcohol
c. Detectar ancianos de riesgo
d. La valoración cognitiva

1604. El modelo de V. Henderson...

a. Se muestra suficiente y justificado tanto para la enfermera generalista como para la enfermería especialista en salud mental
b. Se muestra suficiente y justificado para la enfermera generalista pero no es así para la enfermera especialista en salud mental
c. Se muestra insuficiente tanto para la enfermera generalista como para la enfermera especialista en salud mental
d. No puede aplicarse en el ámbito de la enfermería de salud mental

1605. Le han asignado un cupo de población en un Centro de Salud con población muy envejecida. ¿Qué prevalencia de personas con insuficiencia cardiaca es probable que encuentre en mayores de 70 años?

a. Entre el 1 y 2l %   b. 5%
c. 7%   d. Superior al 10%

1606. Factor de riesgo de drogadicción de tipo microsocial:

a. Presión de grupo
b. Sexo
c. Personalidad
d. Disponibilidad de sustancias

1607. Conforme establece la Ley General de Sanidad, el Sistema Nacional de Salud:

a. Es el conjunto de los Servicios de Salud de la Administración del Estado
b. Es el conjunto de los Servicios de Salud de las Comunidades Autónomas
c. Integra todas las estructuras y servicios públicos al servicio de la salud
d. Se financia solo a través de las cotizaciones a la Seguridad Social

1608. Alteración que puede provocar una sordera de conducción:

a. Perforación timpánica
b. Neurinoma acústico
c. Fármacos ototóxicos
d. Sobreexposición a ruidos

1609. Las personas con un Trastorno Narcisista de la Personalidad tienen tendencia a:

a. A la inestabilidad respecto a la vivencia de la propia imagen
b. Al rencor y a la hostilidad que tiende a la revancha indirecta
c. A la normatividad, perserverancia y parsimonia, con preocupación por los rendimientos
d. La grandiosidad, autoimportancia y necesidad de valoración de los demás

1610. La Ley general de sanidad es de:

a. 1986   b. 1985   c. 1987   d. 1984

1611. El Penrose es un tipo de drenaje:

a. Simple
b. De succión
c. De aspiración continua
d. Filiforme

1612. Andrea acude a consulta por desequilibrio nutricional superior a las necesidades, objetivable con un IMC superior al 27. La enfermera considera oportuno un cambio de hábitos en alimentación y actividad. Para la propuesta de objetivos con Andrea, estima el Gasto Energético Basal (GEB). ¿Qué datos precisa obtener sobre ella para el cálculo de GEB según la fórmula de Harris-Bennedict?

a. El peso, la altura y la edad actual
b. El peso, la edad y la actividad física dominante diaria
c. El índice de masa corporal y el año de nacimiento
d. El peso, la altura y la actividad física dominante diaria

1613. En el artículo 3 de la ley orgánica de protección de datos de carácter personal se define 'dato de carácter personal' como:

a. Tratamiento de datos personales de modo que la información que se obtenga no pueda asociarse a persona identificada
b. Operaciones y procedimientos técnicos de carácter personal
c. Fichero organizado de datos de carácter personal
d. Cualquier información concerniente a personas físicas identificadas o identificables

1614. Podría desencadenar un cuadro de disreflexia autónoma en pacientes lesionados medulares:

a. Venopunción para obtención de muestra sanguínea
b. Elevación de miembros superiores
c. Administración dolorosa de supositorios y/o enemas
d. Oxigenoterapia a alto flujo

1615. ¿Qué es un antiséptico?

a. Toda sustancia química que destruye los microorganismos patógenos e inhibe su crecimiento y que es de aplicación tópica
b. Sustancias químicas que sirven para la limpieza de instrumental
c. Sustancias químicas que sirven para limpiar superficies
d. Sustancias químicas que sirven para esterilizar

1616. Qué sonda NO es gástrica:

a. Levin   b. Segstake
c. Nutrisoft   d. Foley

1617. Sobre la parálisis de Bell es INCORRECTA:

a. Es un trastorno del octavo par craneal
b. Su inicio es repentino, aunque suele precederle dolor detrás de la oreja o a lo largo de la mandíbula
c. Sus manifestaciones son la parálisis de los músculos faciales de un lado de la cara, de la parte superior del parpado y aumento de lagrimación por el lado afectado
d. Se desconoce la causa exacta aunque se ha establecido una relación con el virus del herpes simple

1618. Sobre la artritis reumatoide, es FALSO:

a. Afecta principalmente a hombres
b. Es una enfermedad crónica
c. Afecta de forma predominante a las articulaciones periféricas
d. En las fases tardías de la enfermedad aparece deformidad de las articulaciones

1619. El argumento fundamental o principal del Modelo de H. Peplau se centra en:

a. Los requisitos de autocuidados de la persona
b. La adaptación positiva del individuo a un entorno cambiante
c. La interacción personal entre el profesional de Enfermería y el paciente
d. La relación dependencia / independencia en las necesidades

1620. Procedimiento diseñado para vigilar de manera seriada el estado del feto e identificar su capacidad para soportar el estrés del trabajo del parto

a. ultrasonografía b. vigilancia electrónica fetal
c. radiografía   d. amniocentesis

1621. El lavado manual de una sonda vesical se realiza:

a. De forma estéril
b. De forma aséptica
c. Utilizando una solución jabonosa.

1622. En la administración del metotrexato, los aerosoles pueden generarse por:

a. Expulsión de aire de la jeringa
b. Utilizar guantes con talco
c. Utilizar alcohol al administrarlo
d. Al tratarse de jeringas precargadas no hay riesgo de que se generen aerosoles

1623. A qué grupo de clasificación de las enfermedades profesionales pertenecen las enfermedades profesionales causadas por agente biológico:

a. 1   b. 2   c. 3   d. 4

1624. Respecto al humidificador utilizado en oxigenoterapia:

a. es el medidor de la presión a la que se administra el oxígeno
b. se debe llenar de agua destilada estéril para evitar que se resequen las mucosas
c. se emplea únicamente en las tomas de oxígeno central
d. está graduado en litros/minuto

1625. Dieta para pacientes con una encefalopatía hepática crónica:

a. Hipoproteica e hiposódica
b. Hiperproteica e hiposódica
c. Hiperproteica e hipercalórica
d. Hipercalórica y suplementos de vitamina C

1626. Según las recomendaciones de la Amercian Heart Association sobre RCP, cuál NO es correcta:

a. En el caso de un paro cardiaco en una víctima adulta con un testigo presencial y con disponibilidad inmediata de un DEA (Desfibrilador Externo Automático), es razonable que se utilice el desfibrilador lo antes posible
b. En víctimas de paro cardiaco, es razonable que los reanimadores apliquen una frecuencia de 100 a 120 compresiones por minuto
c. La Reanimación CardioPulmonarExtracorpórea puede considerarse una alternativa a la reanimación cardiopulmonar convencional en determinados pacientes cuando se sospecha que la causa del paro cardiaco podría ser reversible
d. Se recomienda encarecidamente el uso de dispositivos de compresión torácica mecánicos frente a las compresiones torácicas en pacientes con paro cardiaco

1627. La Escala Norton valora:

a. Riesgo de ulceración
b. Grado de ulceración
c. Capacidad funcional
d. Valoración mental

1628. Anciano de 78 años que acude acompañado de su mujer a la consulta de Atención Primaria. Ésta nos refiere que últimamente a él le cuesta más manejar el dinero y coger de manera autónoma medios de transporte públicos. De los siguientes índices, escalas y test, ¿cuál estaría indicado/a administrarle a fin de detectar dificultades para llevar a cabo las actividades instrumentales:

a. Escala de Lawton y Brody
b. Test de Pfeiffer
c. Índice de Barthel
d. Mini-examen cognoscitivo

1629. Para prevenir un exceso de presión en los capilares traqueales, la presión en el manguito del tubo de traqueotomía debe ser

a. Controlada cada 2-3 días
b. Menor de 20 mmHg o 25 cm de agua
c. Mayor de 30 mmHg o 35 cm de agua
d. Suficiente para llenar el balón piloto hasta que esté en tensión

1630. Es habitual en la insuficiencia renal aguda postrenal u obstructiva:

a. Alteración de la coagulación y/o hemólisis por rotura de los hematíes al pasar por vasos lesionados
b. Presencia de oliguria con orina concentrada y con mínima concentración de Na
c. Lupus eritematoso sistémico
d. No es típico ninguno de los signos o síntomas anteriores

1631. Resistencia del organismo a una enfermedad específica debida a la presencia en él de anticuerpos:

a. Pasividad
b. Inmunidad
c. Patogenia
d. Susceptibilidad

1632. Coeficiente de inteligencia de 35 a 50 es un retraso mental:

a. Leve
b. Moderado
c. Grave
d. Profundo

1633. En la Evaluación de Cartera de Servicios, la cobertura del Servicio Atención a Pacientes con VIH-SIDA es:

a. Número de personas susceptibles de padecer VIH-SIDA / Población Total x 100
b. Número de personas que cumplen criterio de inclusión del Servicio / Casos Esperados x 100
c. Mayores de 14 años con factores de riesgo / Población mayor de 14 años x 100
d. Casos esperados de VIH-SIDA / Población Total x 100

1634. Diferencia entre el número de nacimientos y el de defunciones, en un año, por cada 1.000 habitantes. Es:

a. Tasa bruta de natalidad
b. Saldo vegetativo
c. Tasa bruta de mortalidad
d. Esperanza de vida al nacer

1635. Signo o síntoma NO característico de la deshidratación extracelular en un niño:

a. Pliegue positivo y persistente
b. Sufrimiento cerebral con hiperreflexia
c. Ojos hundidos
d. Mirada extraviada

1636. Comparado con la leche madura, el calostro contiene menos:

a. grasa
b. proteínas
c. vitamina A
d. sodio

1637. En qué situación es necesario el uso de bombas de perfusión:

a. En drogas vaso activas
b. En tóxicos
c. En ambos casos

1638. Requisitos para diagnosticar:

a. Capacidad de: acción, análisis y decisión
b. Capacidad de: análisis y empatía
c. Capacidad de: análisis, observación y decisión
d. Capacidad de: análisis y acción

1639. En relación con la Artritis Reumatoide:

a. Afectación típicamente bilateral
b. La afectación de la columna vertebral se limita a las vértebras lumbares
c. La rodilla es una de las articulaciones que con menor frecuencia se afecta
d. Los nódulos reumatoideos son siempre móviles

1640. Si realizamos un desbridamiento enzimático, que beneficios obtiene el paciente:

a. Permite una maceración del tejido de granulación
b. Permite que las enzimas tanto naturales, como los fármacos digieran el tejido
c. Todas las anteriores son ciertas.

1641. Es criterio de Coordinación Sociosanitaria:

a. La coordinación sociosanitaria puede sustituir la escasez de recursos
b. El acceso a los recursos debe producirse centralizadamente
c. La distribución de los recursos se hará según las características de cada territorio
d. La Administración es la garante de la equitativa provisión de los servicios

1642. La pérdida involuntaria de peso es 'desnutrición' cuando supera:

a. 4% en 3 meses
b. 5% en 1 mes
c. 10% en 12 meses
d. 15% en 10 meses
e. 20% en 6 meses

1643. En los drenajes, el pleur-evac es:

a. Drenaje pasivo
b. Drenaje mixto
c. Drenaje activo
d. Ninguna es correcta

1644. Respecto a cómo afecta la insuficiencia renal crónica a la sangre. Señale la INCORRECTA:

a. Concentraciones aumentadas de urea y creatinina
b. Concentración disminuida de calcio
c. Concentración incrementada de fosfato
d. Concentración disminuida de la hormona paratiroidea

1645. Ante una conducta agresiva y violenta de un paciente, las principales estrategias de intervención serían:

a. Técnicas de modificación de conducta
b. Verbal, farmacológica y física
c. Uso de la empatía, la confrontación y la expresión de sentimientos
d. Ignora las conductas, farmacológicas y psicológicas

1646. Error que se produce en el diseño de un estudio de investigación:

a. Error aleatorio
b. Error de estimación
c. Error sistemático o sesgo
d. Error intencionado

1647. Bacterias que crecen sin la presencia de oxígeno:

a. Anaeróbicas
b. Aeróbicas
c. Saprofitas
d. Hemolíticas

1648. Ante una posible epidemia o brote, ¿qué datos son básicos y fundamentales para su investigación?

a. Agente-persona-lugar-tiempo
b. Agente-huésped-medio ambiente
c. Media-moda-mediana
d. Prevalencia-incidencia

1649. Resultado esperado cuando le aplicamos a un enfermo un plan de cuidados preoperatorio:

a. Ansiedad del paciente relacionada con la intervención quirúrgica
b. Alteración del patrón del sueño
c. El paciente aprenderá y realizará los ejercicios respiratorios que se le enseñen
d. Tromboembolismo

1650. ¿Qué modelo de regresión se debería utilizar si se tiene como medida de asociación una Odds Ratio?

a. Regresión lineal
b. Regresión logística
c. Regresión de Coxd. Regresión de Poisson

1651. Contraindicación en vacunación:

a. Estar en tratamiento antibiótico en ese momento
b. Estar convaleciente de una enfermedad leve
c. Corticoterapia de corta duración
d. Cardiopatías descompensadas

1652. Según la OMS la fluoración del agua es efectiva cuando su concentración (en partes por millón) es de:

a. 0.9 – 1.6
b. 0.7 – 1.2
c. 0.4 – 1.2
d. 0.6 – 1.0

1653. ¿Quién elaboró el modelo del continuo salud- enfermedad?

a. Laframboise
b. Ignaz Philip Semmelweis
c. Milton Terris
d. Jhon Snow

1654. NO es un modo de adaptación en el Modelo de Adaptación de C. Roy:

a. Modo fisiológico y físico
b. Modo de autoconcepto
c. Modo de función de rol
d. Modo de dependencia

1655. En relación al páncreas:

a. Sus células Alfa secretan insulina
b. Sus células F producen somatostatina, que acelera la secreción de glucagón
c. Sus células Alfa secretan glucagón, que aumenta la concentración de glucosa sanguínea
d. Es una glándula exclusivamente endocrina
e. Sus células Delta secretan polipéptido pancreático

1656. Causa más frecuente del Neumotórax espontáneo secundario:

a. Roturas de bullas subpleurales apicales en individuos altos y delgados
b. Traumatismos torácicos
c. Enfermedad Pulmonar Obstructiva Crónica
d. Inspiracion profunda

1657. La Estenosis Mitral es:

a. congénita   b. reumática
c. coronaria   d. infecciosa

1658. Tipo de estudio más adecuado para evaluar la eficacia de las intervenciones terapéuticas o preventivas:

a. experimentales   b. observacionales
c. transversales   d. analíticos

1659. En la 'curva de posición serial', el efecto de recencia se debe a

a. la Memoria a Largo Plazo
b. la Memoria a Corto Plazo
c. la Memoria Ecoica
d. la atención selectiva

1660. Una de las ventajas de la lactancia natural para la madre es:

a. Adelanta la ovulación
b. Favorece la involución rápida del útero
c. Reduce el riesgo de cáncer gástrico
d. Previene la diabetes

1661. En un paciente diagnosticado de cáncer broncopulmonar al que se le han prescrito fármacos antineoplásicos. ¿Cuál de las siguientes afirmaciones respecto a la administración de quimioterapia es INCORRECTA?:

a. Los fármacos vesicantes se administrarán con conexión en "Y" a un suero fisiológico
b. Se evitará la administración del fármaco en las venas del dorso de la mano y fosa antecubital
c. Si hay extravasación, se tiene que interrumpir inmediatamente la infusión y retirar siempre el catéter
d. Se alternarán los lugares de punción en cada ciclo
e. Se recomienda utilizar las venas del antebrazo siempre que sean de buen calibre, evitando las de trayecto sinuoso

1662. La eliminación renal de un fármaco por filtración glomerular:

a. Aumenta con la edad
b. Aumenta al disminuir el aclaramiento de creatinina
c. Se modifica con los cambios de pH urinario
d. Disminuye en situaciones como la hipovolemia en que disminuye el flujo sanguíneo renal

1663. Respecto a las drogas:

a. Todas son ilegales
b. Las psicoactivas se caracterizan por su elevada posibilidad de ser autoadministradas
c. Ambas son correctas
d. Ninguna lo es

1664. Sobre el uso de la historia clínica:

a. El personal sanitario que ejerza funciones de inspección debe solicitar consentimiento del paciente tal como regula la Ley de Protección de Datos
b. El personal de administración y gestión de los centros sanitarios puede acceder a todos los datos de la historia clínica
c. El derecho de acceso del paciente a la historia clínica no puede ejercerse por representación acreditada
d. El paciente tiene el derecho de acceso, sin perjuicio del derecho de los profesionales participantes que pueden oponer al derecho de acceso la reserva de sus anotaciones subjetivas

1665. La antigripal es un vacuna...

a. Virus atenuados   b. Bacteriana inactivados
c. Virus inactivados d. Bacteriana inactivada

1666. Intervención quirúrgica para extraer, por diferentes métodos, la totalidad o parte de la glándula prostática:

a. Prostatectomía   b. Prostatitis
c. Prosteremia   d. Prostaglandectomía

1667. Las siguientes situaciones pueden provocar intoxicación digitálica EXCEPTO:

a. Hiperpotasemia
b. Hipotiroidismo
c. Niveles bajos de Magnesio y altos de Calcio
d. Insuficiencia renal

1668. Según la clasificación de Intervenciones de Enfermería (NIC): "transferir la responsabilidad de la realización de los cuidados del paciente, manteniendo la responsabilidad del resultado"

a. Liderazgo   b. Supervisión
c. Delegación   d. Derivación

1669. El personal del Equipo de Atención Primaria (EAP) dependerá...

a. ... jerárquica y funcionalmente de un Coordinador Médico
b. ...funcionalmente de un Coord. Médico
c. ...jerárquicamente de un Coord. Médico
d. ...administrativamente de un Coord. Médico

1670. Si la gasometría arterial muestra pH=7,60; PO2= 120 mm Hg; PCO2= 17 mm Hg; y CO3H⁻ = 17mEq/l., el paciente presenta

a. Acidosis respiratoria
b. Alcalosis respiratoria
c. Alcalosis metabólica.

1671. Indicador directo más usado para medir la salud de la población:

a. Morbilidad   b. Letalidad
c. Mortalidad   d. Índice de Swaroop

1672. En Cirugía Cardiaca, la monitorización de la Presión Venosa Central (PVC) determina

a. La precarga cadiaca
b. La presión Capilar Pulmonar
c. La saturación Venosa Mixta
d. La postcarga del Ventrículo Izquierdo

1673. Fue la primera de las fases del Proceso de Atención de Enfermería sobre la que se comenzó a trabajar en un lenguaje estandarizado

a. Fase de valoración
b. Fase de diagnosis
c. Fase de planificación de resultados
d. Fase de ejecución de intervenciones

1674. El modelo de fundamentación ética expuesto por Carol Gilligan se denomina Ética...

a. De Máximos   b. Del Deber
c. Del Cuidado   d. De Mínimos

1675. José, varón de 61 años, con obesidad, apnea del sueño, ingresado hace cinco días en UCI tras una intervención quirúrgica abdominal. Desde la operación no ha recibido sedantes para el sueño, sí tiene pautada analgesia pero no logra ser efectiva con el consiguiente disconfort prolongado, además el entorno es sobreestimulador y refiere no tener un sueño reparador. Durante las últimas 24 horas ha comenzado a manifestar ansiedad, aumento de la sensibilidad al dolor, agitación que le lleva a retirarse la mascarilla nocturna para su apnea del sueño, irritabilidad e incluso está empezando con alucinaciones y un episodio de agresividad. Señale la etiqueta diagnóstica presente

a. Desesperanza
b. Deprivación del sueño
c. Disposición para mejorar el sueño
d. Trastorno del patrón del sueño

1676. El tamaño de la aguja intramuscular de que va a utilizar en un niño debe venir indicado por:

a. El tamaño de la aguja no será de más de 2,5 cm de longitud en ninguna edad
b. Viscosidad del medicamento, estado nutricional, desarrollo muscular y edad del niño
c. La edad y la viscosidad del medicamento, y además nunca será de más de 2,5 cm. de longitud en niños pequeños.

1677. En el tratamiento con progestágenos, se producen varios efectos adversos. El más grave es:

a. Insuficiencia hepática
b. Enfermedad tromboembólica
c. Insuficiencia respiratoria
d. Depresión
e. Insuficiencia cardíaca

1678. Entre los diagnósticos de enfermería más prevalentes en personas con diabetes NO se encuentra:

a. Afrontamiento inefectivo
b. Manejo efectivo del régimen terapéutico
c. Conocimientos deficientes
d. Desequilibrio nutricional por exceso

1679. Estos factores favorecen la aparición de cálculos renale EXCEPTO uno:

a. Estilo de vida sedentario
b. Cistinuria hereditaria
c. Gota o tratamiento profiláctico de la misma
d. Climas húmedos que aumentan la retención de líquidos

1680. Para medir la PVC:

a. Controlar la frecuencia cardiaca
b. Ajustar el cero del manómetro a la altura de la aurícula derecha del paciente
c. Tomar antes la TA del paciente.

1681. ¿Qué Escuela de Enfermeras en España siguió en sus inicios el modelo de formación de Nightingale?

a. La de Santa Isabel de Hungría
b. La de Santa Madrona
c. La de la 'Casa de Salud Valdecilla'
d. La de la Cruz Roja

1682. Medida preventiva de las úlceras por presión:

a. Reducir la ingesta de proteínas
b. Reducir la ingesta de líquidos
c. Mantener la piel limpia y seca
d. No mover al paciente

1683. Ley 41/2002. En los centros con pacientes hospitalizados, la unidad de admisión y documentación clínica

a. Tendrá bajo su responsabilidad la custodia de las historias clínicas
b. Se encargará de la gestión de las historias clínicas
c. Remitirá las historias al órgano o unidad competente sin archivar ella misma las historias clínicas
d. Se encargará de la gestión de las historias clínicas y bajo su responsabilidad estará la custodia de las mismas

1684. Las vitaminas liposolubles (K, E, D, A) se absorben unidas a la grasa. en qué porción del intestino delgado:

a. Duodeno
b. Yeyuno
c. Íleon
d. En todo el intestino delgado

1685. Paciente geriátrico con riesgo de caída. Al elaborar el plan de cuidados de enfermería, usted destaca: control del riesgo y conducta de prevención de caídas. Está definiendo:

a. Los resultados (NOc)
b. Las intervenciones (NIc)
c. Valoración de enfermería
d. diagnósticos de enfermería

1686. Paciente con traumatismo craneoencefálico, ¿Qué puntuación en la Escala de Coma de Glasgow presenta si observamos que emite palabras inapropiadas, abre los ojos al hablarle y realiza respuesta de retirada ante la aplicación de un estímulo doloroso?

a. 11   b. 10   c. 9   d. 8

1687. Para fomentar la salud bucodental debemos informar a la población con los siguientes consejos de salud, EXCEPTO uno:

a. Es recomendable cambiar el cepillo de dientes una vez al año
b. Las pasta de dientes tiene que contener flúor
c. Hay que iniciar al cepillado cuando salgan los primeros dientes incisivos
d. Los cepillos eléctricos son igual de recomendables que los manuales

1688. ¿Qué principios incluye la denominada 'Ética de mínimos'?

a. Principios de autonomía y de beneficencia
b. Principios de autonomía y de justicia
c. Principios de no maleficencia y de beneficencia
d. Principios de no maleficencia y de justicia

1689. Postura contraindicada en pacientes con lesiones torácicas, cardiacas y con respiración asistida:

a. la sedestación
b. el decúbito supino
c. el decúbito latera
d. el decúbito prono

1690. Respecto al VIH/SIDA es FALSO que:

a. Además de las vías de transmisión vertical y horizontal (sangre o hemoderivados y fluidos serosanguinolentos o genitales), en la actualidad se han documentado algunos casos de transmisión por artrópodos vectores
b. En usuarios de drogas por vía parenteral que comparten jeringuillas, se transmite a partir de microtransfusiones de sangre infectada, cuando se inyectan con un equipo contaminado
c. Las mujeres embarazadas asintomáticas al igual que las que presentan recuentos de linfocitos CD4+ elevados, presentan menor riesgo de transmisión de VIH
d. La práctica sexual de mayor riesgo es la relación genital-anal entre varones, y el riesgo es notablemente mayor para el receptor anal que para el insertor

1691. Según la taxonomía de la NANDA, N.I.C. hace referencia a:

a. Intervenciones propias de Enfermería que no precisan prescripción médica
b. Resultados obtenidos (objetivos) por la aplicación de un tratamiento de Enfermería
c. La causa que valoremos para la curación de una enfermedad
d. La clasificación para registros del Proceso de Atención de Enfermería

1692. Un dolor torácico anterior, punzante, que se incrementa con la tos, los movimientos respiratorios y el decúbito y que característicamente mejora inclinando el tronco hacia delante es sospechoso de ser:

a. coronario
b. pericárdico
c. pleurítico
d. osteomuscular

1693. 'Definición e implementación de competencias avanzadas de enfermería' alude a:

a. Conocer las implicaciones sanitarias, sociales y económicas de la Cronicidad
b. Reflexionar sobre posibles marcos competenciales y necesidades para su implantación y despliegue en el Sistema
c. Convertir al Sistema de Salud en referencia mundial en el ámbito de la enfermería
d. Hacer más eficaz el sistema sanitario, contribuyendo de manera activa a su transformación, y colaborando en el reto de la cronicidad

1694. Los cuidados de enfermería en el paciente con esclerosis múltiple se orientan hacia…

a. La reducción de la espasticidad y las contracturas
b. La estimulación a la deambulación precoz y progresiva
c. Vigilancia de las constantes vitales como prevención de la aparición de arritmias graves
d. Modificación de la alimentación incluyendo alimentos ricos en Vitamina B

1695. En la planificación de cuidados del enfermo inmovilizado, la descripción: 'riesgo de deterioro de la integridad cutánea' corresponde a:

a. Un diagnóstico de enfermería
b. Un diagnóstico médico
c. Un objetivo de cuidados
d. Una intervención de enfermería

1696. Según Avedis Donabedian ¿Cuáles son los elementos de la asistencia sanitaria para centrar la evaluación de la calidad?

a. Los resultados, la estrategia y los procesos
b. La estructura, los procesos y las intervenciones
c. El proceso, el resultado y los criterios
d. La estructura, el proceso y el resultado

1697. Un síntoma de alarma durante el embarazo es:

a. Hemorragia vaginal
b. Aumento de mamas
c. Aumento progresivo de peso
d. El cloasma

1698. Favorece la aparición de edema tisular:

a. Drenaje inadecuado de la linfa por la obstrucción del sistema linfático
b. Disminución de la presión hidrostática capilar
c. Aumento de la concentración de proteínas plasmáticas
d. Disminución de la permeabilidad capilar

1699. La confirmación de la gestación solo se puede hacer por:

a. Realizacion del test de la orina
b. Amenorrea en mujer de edad fértil
c. Visualización del latido fetal mediante ecografía
d. Náuseas y vómitos

1700. ¿Bajo qué condición se puede romper el secreto profesional?

a. Cuando reclame información puntual un medio de prensa especializado en temas sanitarios
b. Si la información es solicitada por los representantes sindicales de nuestra empresa
c. Cuando la solicitud de información provenga de mandos de policiales
d. Solo por imperativo legal, reduciendo al mínimo indispensable la información revelada

1701. La definición de salud: 'el estado completo de bienestar físico, mental y social y no solamente la ausencia de afecciones o enfermedades' es de:

a. Terris
b. Breslow
c. O.M.S.
d. Virginia Henderson

1702. Entre los problemas de sesgos que más frecuentemente afectan a la validez interna de los estudios de cohortes nos encontramos fundamentalmente con:

a. Sesgos de los informes existentes
b. Sesgos en las entrevistas
c. Sesgos en las mediciones ambientales
d. Sesgos durante el seguimiento

1703. En circunstancias en las que el paciente puede participar en el proceso de toma de decisiones sobre su atención se ha observado que...

a. Se reduce su confianza sobre la competencia del profesional
b. Aumenta la adherencia del paciente al tratamiento
c. Disminuye la adherencia del paciente al tratamiento
d. Aumenta la confianza sobre la competencia del profesional

1704. Manuel, de 48 años, acude al centro de salud tras realizarse accidentalmente una herida limpia. Una vez controlado el estado de la herida, se revisa su historia vacunal, que presenta cinco dosis de vacuna antitetánica. La última, hace 11 años:

a. Se debe administrar la sexta dosis de vacuna antitetánica al realizarse la herida
b. Se debe administrar la sexta dosis de vacuna antitetánica al corresponder tras diez años de la anterior
c. Se debe administrar la sexta dosis de vacuna antitetánica y al no estar correctamente vacunado valorar la administración de inmunoglobulina antitetánica
d. No se precisa la administración de una nueva dosis de vacuna antitetánica

1705. Todo tratamiento basado en el conocimiento y juicio clínico que realiza un profesional de la enfermería para favorecer los resultados esperados del paciente:

a. Intervención enfermera
b. Resultado enfermero
c. Actividad enfermera
d. Tarea de colaboración

1706. Los cuidados de enfermería de un niño con traumatismo craneoencefálico deben incluir:

a. Evaluar el estado de conciencia del niño
b. No dar importancia a los vómitos
c. Recomendar que el niño se mueva
d. Evaluar cada 48 horas las constantes vitales

1707. Presencia de dolor al deglutir:

a. Pirosis
b. Odinofagia
c. Sialorrea
d. Disfagia

1708. Etapa del proceso de atención de enfermería en la que se determina qué cuidados específicos requiere el paciente para cubrir las necesidades y solucionar los problemas que se han detectado:

a. Valoración
b. Diagnóstico
c. Planificación
d. Evaluación

1709. Recomendación en la alimentación para las personas de edad avanzada:

a. Fomentar la diversificación de alimentos para asegurar la presencia de todos los nutrientes
b. Preparar e ingerir abundantes alimentos destinados a mejorar la salud, siendo susceptible de modificarse
c. Realizar la elección de cualquier producto o sustancia que tenga características organolépticas
d. Asegurar el consumo de grasas y azúcar para completar el aporte de nutrientes

1710. La hipoxia hipoxémica se produce cuando:

a. Se dificulta la difusión pulmonar de oxígeno
b. Hay disminución del flujo sanguíneo por shock cardiogénico
c. La disminución de hemoglobina por anemia evita su transporte
d. La membrana celular se encuentra alterada y no puede utilizar el oxígeno
e. Ninguna es correcta

1711. Las úlceras de 2. grado afectan a:

a. Epidermis
b. Erosión de la epidermis y afectación de la dermis
c. Tejido muscular
d. Enrojecimiento de la piel

1712. Necesidades fundamentales contempladas en el modelo de enfermería de Virginia Henderson:

a. 15
b. 10
c. 14
d. 11

1713. En el duelo, para conseguir la adaptación a una pérdida real o inminente ¿cuál NO será una buena intervención de enfermería?

a. Dar esperanza
b. Quitar importancia a la pérdida
c. Escucha activa
d. Aumentar el afrontamiento

1714. En el cuidado de un paciente con síndrome compartimental en su antebrazo izquierdo debería EVITAR:

a. Aplicación de hielo local y elevación del miembro afectado
b. Valoración del relleno capilar distal de forma periódica
c. Colocación del paciente en decúbito supino
d. Valoración de presencia de parestesias mediante palpación superficial del miembro afectado

1715. NO es una complicación que presenten las personas que abusan del alcohol:

a. Hipoglucemia
b. Hiperglucemia
c. Hipernatremia
d. Hipercalcemia

1716. La artrosis es una alteración:

a. Degenerativa del tejido óseo
b. Inflamatoria de la cavidad articular
c. Degenerativa del cartílago articular
d. Inflamatoria del tejido óseo

1717. Al plantear los objetivos en el Plan de Cuidados es fundamental formularlos:

a. En forma de actividades enfermeras, para poder comprobar con seguridad su consecución, en función de si se han realizado o no
b. Utilizando términos que indiquen los cambios que la enfermera pretende conseguir, tales como; facilitar, hacer capaz, permitir o verbos análogos seguidos de las palabras al paciente
c. En términos de respuestas de la persona a la que va dirigido el plan
d. Intentando que un objetivo permita resolver el máximo posible de diagnósticos

1718. Porcentaje de hidratos de carbono que debe incluir una dieta saludable:

a. 30-35%   b. 55-60%
c. 12-15%   d. 90-100%

1719. El Código Deontológico de la Enfermería Española entra en vigor en:

a. 1988   b. 1975   c. 1989   d. 1990

1720. Funciones de la enfermera dentro del equipo de atención primaria:

a. Asistenciales, docentes, investigadoras y de administración
b. Asistenciales, docentes e investigadoras
c. Asistenciales, investigadoras y de administración
d. Asistenciales y docentes

1721. Con respecto al cribado de cáncer de ovario en la población femenina, el programa de actividades de promoción y prevención recomienda:

a. Se recomienda hacerse una ecografía anual
b. No hay pruebas científicas para recomendar el cribado sistemático
c. Realizar una citología cada 3-5 años
d. Todas son ciertas

1722. 'Promoción de salud':

a. Una estrategia que tiene varios elementos comprendiendo en forma integrada varios programas dirigidos a poblaciones para la salud general
b. Conjunto de instrumentos y decisiones de una determinada sociedad que asigna funciones sociales y a su vez recursos para alcanzar una meta de salud de una población
c. Proceso político y social global dirigido a que las personas incrementen su control sobre los determinantes de salud
d. Medidas destinadas no solamente a prevenir la aparición de la enfermedad, tales como la reducción de los factores de riesgo, sino también a detener su avance y atenuar sus consecuencias una vez establecida

1723. Varón de 57 años, fumador. Presenta desde hace 35 minutos un cuadro de dolor retroesternal irradiaríado a mandíbula que no se modifica con la postura, y mareos con sudoración fría v palidez cutánea, al hacerle el EcG presenta elevación del ST e inversión de onda T. El diagnóstico más probable es:

a. Angina de pecho
b. Infarto agudo de miocardio
c. Pericarditis
d. Las tres son correctas

1724. La hipersecreción bronquial en respuesta a una irritación bronquial continuada es el mecanismo patogénico observado en:

a. Enfisema pulmonar   b. Bronquitis crónica
c. Asma bronquial   d. Fibrosis pulmonar

1725. Es criterio diagnóstico de la Anorexia Nerviosa según el DSM IV:

a. Rechazo a mantener peso corporal por encima del 65% del peso teórico
b. En las mujeres pospuberales, amenorrea de al menos dos ciclos consecutivos
c. Alteración en la percepción del propio cuerpo, reconociéndolo como delgado
d. Miedo intenso a la ganancia de peso, aún estando por debajo del peso teórico

1726. Desventajas de la intubación endotraqueal:

a. Deprime el reflejo tusígeno
b. Las secreciones tienden a espesarse
c. Pueden aparecer úlceras y estenosis de la laringe
d. Todas son correctas

1727. La historia clínica tendrá como fin principal:

a. Dejar constancia de la realización de todas las actividades médicas
b. Documentar la actuación para cobertura legal
c. Facilitar la asistencia sanitaria y permitir el conocimiento veraz y actualizado del estado de salud
d. Ser un instrumento para facilitar la investigación clínica

1728. NO es un drenaje simple:

a. Drenaje de mecha   b. Drenaje Penrose
c. Drenaje de Tejadillo d. Redón

1729. Un problema interdependiente:

a. Define una cuestión que puede ser identificada y tratada por enfermería
b. Define una cuestión que puede ser identificada por enfermería, pero no tratada de forma independiente
c. Es tratado de manera diferente a los diagnósticos de enfermería en la fase de planificación de cuidados
d. Ninguna de las anteriores es correcta:

1730. Las acciones específicas que realiza la enfermera/o para llevar a cabo una intervención y que ayudan a la persona a avanzar hacia el resultado deseado son:

a. Intervenciones de enfermería
b. Resultados de enfermería
c. Actividades de enfermería
d. Objetivos de enfermería

1731. La dimensión calidad científico técnica de la asistencia se refiere a:

a. La eficacia de un fármaco
b. La calidad de una técnica diagnóstica
c. La competencia profesional
d. Todas las anteriores.

1732. Dentro de los valores esenciales de la enfermería se encuentra la 'integridad', que es:

a. Actuar de acuerdo con un código deontológico apropiado y según las normas de la práctica aceptadas
b. Interés por el bienestar de los demás
c. Derecho a la autodeterminación
d. Respeto por el valor y la singularidad inherentes a las personas y las poblaciones

1733. La medición de la presión arterial sistólica se puede realizar por:

a. Auscultación   b. Palpación
c. Medición electrónica d. Las tres

1734. Se asocia a la úlcera duodenal:

a. En general aparece en personas mayores de 60 años
b. Hay una hiposecreción de ácido gástrico
c. El consumo de alimentos alivia el dolor
d. El vómito es muy común

1735. ¿Qué medida NO debemos aplicar para conseguir la expulsión del tóxico (tratamiento evacuante) en el tratamiento de las intoxicaciones medicamentosas?

a. Realizar lavado de piel y mucosas, si ha sido ésta la vía de penetración
b. Administrar purgantes oleosos (no salinos) para impedir la absorción del tóxico
c. Aplicar respiración artificial si se trata de un gas o líquido volátil
d. Lavado gástrico y administración de eméticos si ha sido ingerido

1736. Ley sobre recogida y tratamiento de los residuos:

a. 43/1974   b. 45/1975
c. 42/1975   d. 40/1974

1737. Uno de los síntomas o signos en los pies debido a neuropatía diabética es:

a. Claudicación intermitente
b. Dolor nocturno que cede con el declive del miembro afecto
c. Hiperqueratosis
d. Piel brillante con ausencia de pelo y cornificación de uñas

1738. Una de las actitudes básicas que se requiere para llevar a cabo una correcta observación es:

a. Subjetividad
b. Participación
c. Implicación
d. Receptividad

1739. Entre los siguientes factores, cuál puede favorecer la aparición del accidente cerebro-vascular (ACV):

a. Dieta rica en sodio
b. Dieta rica en potasio
c. Actividad física
d. Consumo moderado de alcohol

1740. ¿Qué puntuación en la escala de Glasgow presentará un adulto tras una situación de trauma moderado si abre los ojos cuando alguien le habla, la respuesta verbal es confusa cuando se le pregunta y su respuesta es de flexión ante un estímulo doloroso?

a. 11   b. 12   c. 10   d. 9

1741. En relación a los Determinantes Sociales de la Salud:

a. La distribución de los problemas de salud en cualquier población suele ser aleatoria
b. El hecho de que la enfermedad y sus causas biológicas y conductuales siga determinados patrones sociales nos muestra que los determinantes individuales están influenciados por determinantes sociales más estructurales
c. Se entiende por determinantes sociales en salud las diferencias en salud injustas y evitables entre grupos de poblaciones definidos social, económica, demográfica o geográficamente
d. El empoderamiento consiste en medidas de redistribución del poder favoreciendo a los que más tienen

1742. En los pacientes que presentan riesgo de aparición de úlceras por presión se debe tener en cuenta:

a. la utilización de jabones con pH ácido para la higiene de la piel
b. el mantenimiento de la piel fresca con colonias de baja graduación alcohólica
c. el mantenimiento de la piel limpia, seca e hidratada
d. la utilización de flotadores

1743. Respecto a la enfermedad de Ménière:

a. En general el vértigo es el síntoma más molesto
b. Conforme avanza la enfermedad se agudiza la audición
c. Provoca poco líquido circulante en el oído
d. El oído derecho se afecta más que el izquierdo

1744. Entre los llamados mecanismos de participación comunitaria están los grupos de apoyo, que son:

a. Grupos de personas sanas o enfermas vinculadas por un problema similar, con la expectativa de que las dinámicas grupales generadas ayuden a mejorar determinados aspectos de la evolución de los pacientes
b. Grupo de personas que suelen representar a diferentes colectivos sociales y a varios sectores con repercusión sobre la salud, profesionales de los servicios sanitarios, que entablan diálogos compartidos en torno a la salud
c. Personas que, por sus intereses, inquietudes, actividad desarrollada o por captación del sistema sanitario, reciben formación para realizar tareas de promoción de salud con sus pares y conciudadanos, de manera voluntaria y sin vinculación administrativa con el sistema sanitario
d. Profesionales de la salud que realizan tareas de promoción y prevención para la población mejorando la capacitación de usuarios, familias y comunidad

1745. No suele cursar con un cuadro de abdomen agudo:

a. Apendicitis aguda
b. Perforación de un divertículo de Meckel
c. Reflujo gastroduodenal
d. Rotura de aneurisma de aorta abdominal

1746. Regula el régimen de Autonomía del Paciente:

a. El Decreto 179/1989, de 14 de noviembre
b. La Ley 14/2002, de 14 de diciembre
c. La Ley 41/2002, de 14 de noviembre
d. La Ley 20/2001, de 14 de noviembre

1747. La técnica del Mantoux consiste en inyectar:

a. En la mano del paciente 0,5 ml de derivado proteico purificado (PPD)
b. En la cara externa del antebrazo del paciente 0.3 ml de derivado proteico purificado (PPD)
c. En la cara interna del antebrazo del paciente 0,1 ml de derivado proteico purificado (PPD)
d. Ninguna es correcta

1748. Anciano de 90 años que presenta deterioro cognitivo de inicio agudo, desorientación, alucinaciones visuales y actividad psicomotriz retardada, ¿Diagnóstico más probable?

a. Demencia
b. Depresión
c. Alzheimer
d. Delirium

1749. ¿Qué manifestaciones clínicas NO produce un shock hipovolémico?

a. Sudoración fría y pegajosa
b. Hipertensión
c. Inquietud
d. Taquicardia

1750. Amilasa elevada en sangre y orina, dolor intenso epigástrico irradiado en cinturón y vómitos, fiebre e hipotensión. Estamos ante:

a. Cirrosis hepática
b. Pancreatitis aguda
c. Úlcera péptica
d. Colitis ulcerosa

1751. Espacios más habituales para realizar el bloqueo epidural:

a. Entre T12-L1 y L1-L2
b. Entre L2-L3 y L3-L4
c. Entre T11-T12 y T12-L1
d. Entre L1-L2 y L2 L3

1752. Los fármacos citostáticos que detienen la mitosis porque impiden la formación del huso acromático son:

a. Los alcaloides de la Vinca
b. Los agentes alquilantes
c. Antimetabólicos
d. Antibióticos antitumorales

1753. Real Decreto 374/2001, sobre la protección de la salud y seguridad de los trabajadores contra los riesgos relacionados con los agentes químicos durante el trabajo: "Capacidad intrínseca de un agente químico para causar daño" es:

a. Peligro
b. Riesgo
c. Exposición a un agente químico
d. Valor límite biológico

1754. "Todas aquellas reacciones adversas producidas como consecuencia del mal uso de medicamentos o de una determinada técnica diagnóstica y/o terapéutica inadecuada":

a. Ineficacia terapéutica
b. Iatrogenia
c. Ensañamiento terapéutico
d. Falta de aptitud terapéutica

1755. Peplau define 6 funciones distintas que la enfermera desarrolla a lo largo de la relación terapéutica, coincidiendo con las distintas etapas de la relación. La función de desconocida se dará en la fase:

a. de resolución
b. de orientación
c. de aprovechamiento
d. de identificación

1756. Entre las limitaciones de los estudios de cohortes, es falso que:

a. No son útiles para estudiar enfermedades poco frecuentes
b. Requieren número bajo de participantes
c. Si son prospectivos suelen ser de larga duración
d. Tiene un elevado coste

1757. Paciente que presenta úlcera por decúbito o riesgo de padecerla:

a. Lavarle la piel con jabón neutro
b. Aplicarle cremas hidratantes ricas en vitamina A
c. Observar continuamente el estado de la piel
d. Todas son correctas

1758. Pérdida involuntaria de orina en ausencia de hiperactividad del detrusor y de patología neurológica:

a. Incontinencia de esfuerzo, estrés o tensión
b. Síndrome de urgencia-incontinencia
c. Incontinencia urinaria por rebosamiento o paradójica
d. Incontinencia urinaria de causa neurológica

1759. Los problemas de salud crónicos reúnen una serie de características comunes entre las que NO está:

a. Son problemas de salud permanentes e irreversibles
b. Requieren adiestramiento y un largo periodo de supervisión y cuidados
c. No son producidos por agentes microbianos
d. No son prevenibles

1760. NO es de declaración obligatoria:

a. Escarlatina   b. Gripe
c. Rubeola   d. Tinea Capitis

1761. ¿Qué dolor NO se clasifica como neuropático?

a. El neuropático periférico
b. El simpático
c. El visceral
d. El de desaferenciación

1762. ¿Cuántos tipos de pelvis existen?

a. 4   b. 2   c. 1   d. 3

1763. Para realizar una punción lumbar, si no hay contraindicación, forma más habitual de colocar al paciente:

a. en posición genupectoral, con hiperextensión de cuello y miembros inferiores
b. en posición fowler bajo, con el cabecero de la cama elevado 90º
c. en posición de decúbito lateral en el borde de la cama cercano al médico, con flexión de las extremidades inferiores y flexión anterior de la cabeza y cuello (posición fetal), el hombro y la cadera deben estar alineados
d. en posición de decúbito lateral en el borde de la cama cercano al médico, con flexión de las extremidades inferiores sobre el abdomen y extensión anterior de la cabeza y cuello

1764. El cuidado de enfermería apropiado para un paciente geriátrico que sufre una alteración de la función de los pares craneales IX y X, es:

a. Aumentar la ingesta de agua y zumos ricos en potasio
b. Planificar una dieta con gelatinas, purés de frutas y cremas espesas
c. Pedir a su familia que le prepare diariamente caldo de pollo y vegetal
d. Estimular su autonomía dejándole solo mientras come

1765. Posición de la cama del enfermo con cabecera elevada menos de 45º:

a. de Sims   b. de Semi-Fowler
c. Decúbito lateral   d. de Fowler

1766. Capas del corazón, de dentro hacia afuera:

a. Pericardio, miocardio, endocardio
b. Pericardio, endocardio, miocardio
c. Endocardio, miocardio, epicardio
d. Endocardio, pericardio, miocardio

1767. "Grado en que las conclusiones obtenidas en un estudio puedan ser generalizadas a su población de referencia"

a. Validación   b. Validez externa
c. Eficacia   d. Ensayo Clínico

1768. Vía de elección en la realización de la prueba de la tuberculina mediante la técnica de Mantoux:

a. La subcutánea   b. La intramuscular
c. La intradérmica   d. Cualquiera de las tres

1769. NO es ámbito de aplicación de la Ley de cohesión y calidad en el Sistema Nacional de Salud:

a. Las prestaciones sanitarias
b. La farmacia
c. La prevención
d. La salud pública

1770. Los cuadros de trastorno de la percepción, del contenido del pensamiento, del estado de ánimo o de la conducta, que suelen presentarse en los pacientes con demencia se denominan:

a. Deterioro cognitivo asociado a la demencia
b. Dificultades funcionales asociadas a la demencia
c. Síntomas conductuales y psicológicos de la demencia
d. No existen como tales

1771. Cuando un paciente recibe tratamiento anticoagulante:

a. Si aparece diarrea prolongada, disminuyen las necesidades de anticoagulantes
b. Si existe infección y se necesitan antibióticos, disminuyen las necesidades de anticoagulantes orales
c. Los barbitúricos aumentan el nivel de anticoagulantes orales
d. Todas son falsas

1772. Síndrome de evacuación rápida o síndrome de Dumping:

a. Los síntomas comienzan unas dos horas después de las comidas, con retortijones, urgencia para defecar y ruidos intestinales audibles
b. Afecta a un tercio de los pacientes sometidos a cirugía de resección de colon
c. Atrapamiento de líquido en la luz intestinal como consecuencia de la llegada de una gran cantidad de líquido hipertónico al intestino
d. Es el resultado de la extirpación quirúrgica de una gran porción de intestino delgado

1773. En la prevención y el tratamiento de náuseas y vómitos postoperatorios en niños y adultos está indicado un antagonista de los receptores tipo 3 de serotonina (5-HT3). Se trata de

a. Ondansetron   b. Metilprednisolona
c. Metoclopramida   d. Domperidona

1774. Los acuerdos del Consejo Interterritorial del Sistema Nacional de Salud se plasman a través de:

a. Órdenes   b. Decretos
c. Recomendaciones   d. Instrucciones

1775. Lesión cutánea que cursa con pérdida de sensibilidad y anestesia:

a. Quemadura epidérmica de primer grado
b. Quemadura dérmica superficial de segundo grado
c. Úlcera por presión de grado II
d. Quemadura subdérmica de tercer grado

1776. Factores etiológicos implicados en la aparición de la diabetes mellitus tipo 1 infantil:

a. Factores genéticos, enfermedades del páncreas exocrino, factores ambientales
b. Alteraciones genéticas de la acción de la insulina, agentes químicos, autoinmunidad
c. Factores genéticos, autoinmunidad, factores ambientales
d. Factores genéticos, endocrinopatías, factores ambientales

1777. La señora HMR acude a su centro de salud para solicitarle información sobre los resultados del estudio de su futuro hijo enviados desde la consulta de inmunohematología del embarazo de su hospital de referencia. El embarazo se ha realizado gracias a la donación de óvulos de donante fecundados con el esperma de su marido el señor DCG. Como usted conoce para la herencia del grupo sanguíneo se heredan dos genes, uno de cada progenitor. El óvulo donado presenta la siguiente combinación A0 y el del señor DCG AA. ¿Cuál será el grupo del bebé?

a. Grupo 0
b. Grupo B
c. Puede ser del grupo 0 y del grupo A
d. Grupo A

1778. Según la Teoría del Desarrollo Cognitivo de Piaget, un niño de 5 años de edad se encuentra en periodo...

a. de operaciones formales
b. sensorio-motor
c. de operaciones concretas
d. preoperacional

1779. La mayor incidencia en suicidio consumado se da en:

a. Mujeres mayores de 60 años
b. Adolescentes
c. Varones mayores de 60 años
d. Niños

1780. Son efectos del abuso del alcohol:

a. Gastritis crónica por exceso de ácido clorhídrico
b. Hígado graso e hipercolesterolemia
c. Encefalopatía hepática por intolerancia a la fenilanina y al triptofano
d. Son correctas las respuestas b. y c)

1781. Ante un paciente geriátrico con riesgo de caída, al elaborar el plan de cuidados de enfermería se destaca: control del riesgo, conducta de seguridad y estado de seguridad de caídas. Estamos definiendo:

a. Los objetivos del plan de cuidados
b. Las intervenciones del plan de cuidados
c. Valoración de Enfermería
d. Diagnósticos enfermeros

1782. "Patrones Funcionales de Salud"

a. Margaret Sanger   b. Marjory Gordon
c. Virginia Henderson   d. Florence Nightingale

1783. Respecto a insuficiencia arterial periférica:

a. El dolor es persistente semejante a los calambres
b. El pulso está disminuido o ausente
c. Piel gruesa y áspera de color azul rojizo
d. Suele ir acompañada por lo general de dermatitis

1784. El incumplimiento de la obligación de atender los servicios esenciales establecidos en caso de huelga es una falta disciplinaria de carácter...

a. Leve
b. Leve, cuando no constituya falta grave
c. Grave
d. Muy grave

1785. Uno de los talleres que proponen fornes y carballal (2001) dentro de las estrategias de intervención para disfunciones en el patrón cognitivo-perceptivo, es:

a. Taller de asertividad
b. Taller de residuos
c. Taller ACOM (atención, concentración, orientación, memoria)
d. Taller de roles

1786. Un paciente con problemas respiratorios y cardíacos deberá colocarse en posición...

a. de Sims izquierda
b. de Roser
c. genupectoral
d. de Fowler elevada

1787. Según el plan de cuidados estandarizado para los pacientes Pluripatológicos, qué diagnóstico enfermero aparecería con mayor frecuencia en ellos:

a. Conflicto de rol parental
b. Automutilación
c. Manejo inefectivo del régimen terapéutico
d. Termorregulación inefectiva

1788. El enunciado 'riesgo de lesión en relación a visión disminuida' es un:

a. Diagnóstico de Enfermería potencial
b. Objetivo del paciente / cliente
c. Criterio de resultado
d. Diagnóstico de Enfermería real

1789. La atención sanitaria especializada no comprenderá:

a. El apoyo a la atención primaria en el alta hospitalaria precoz y, en su caso, la hospitalización a domicilio
b. La indicación o prescripción, y la realización, en su caso, de procedimientos diagnósticos y terapéuticos
c. La asistencia sanitaria a demanda, programada y urgente tanto en la consulta como en el domicilio del/de la enfermo/a
d. La rehabilitación en pacientes con déficit funcional recuperable

1790. Tipo de presbiacusia que se caracteriza por carecer de alteración evidente que se atribuye a una pérdida de elasticidad de la membrana basilar y donde la pérdida de audición afecta a todas las frecuencias, pero más en las agudas y también admite prótesis:

a. nerviosa   b. sensorial
c. mecánica   d. metabólica

1791. En términos probabilísticos, ¿qué significa obtener un error tipo I o Alfa?

a. Aceptar H0 siendo cierta
b. Rechazar H0 siendo cierta
c. Rechazar H0 siendo falsa
d. No existe este tipo de error

1792. Hombre de 58 años. Tiene un pequeño comercio. Su mujer, de 57 años, se dedica por completo al cuidado de sus dos hijas, de 13 y 14. Su madre tiene 82 años. Él la define como 'gran dependiente'. Durante la entrevista se muestra cansado, preocupado por el estado físico y anímico de su mujer y comenta que en la localidad de al lado, tan grande como la suya y con la misma proporción de dependientes, 'han abierto un centro de día para mayores y eso nosotros también lo necesitamos'. Qué tipo de necesidad está mostrando:

a. Sentida   b. Comparada
c. Normativa   d. Expresada

1793. La presencia de esputo 'en jarabe de grosella' es típica de :

a. Neumococo   b. S.aureus
c. Klibsiella   d. Anaerobios

1794. La Ley de prevención de riesgos laborales:

a. Proporciona las condiciones en que ha de desarrollarse la actividad laboral
b. Establece las normas nacionales e internacionales en accidentes laborales
c. Define las relaciones laborales y sus condiciones mínimas
d. Es el pilar fundamental en el que se asienta toda la normativa española sobre seguridad y salud en el trabajo

1795. Un paciente hospitalizado sufre una crisis convulsiva. ¿Qué haremos en primer lugar?

a. Administrar anticonvulsivantes según prescripción
b. Informar al médico de la situación de urgencia
c. Garantizar la permeabilidad de las vías respiratorias
d. Tranquilizar al paciente y familia

1796. Las Bases y Coordinación General de la Sanidad son competencia:

a. De los municipios
b. De las comunidades autónomas
c. De la Unión Europea
d. Del Estado

1797. En relación a la organización de la zona sanitaria en un incidente Nuclear, Biológico y/o Químico:

a. En la zona caliente se instala un puesto médico o sanitario avanzado para llevar a cabo la asistencia sanitaria y el posterior traslado de los afectados a un centro hospitalario
b. En la zona fría se instalará la estación o túnel de descontaminación
c. En la zona templada el personal que lleva a cabo la descontaminación también debe utilizar trajes de protección, aunque de nivel inferior a los utilizados en la zona caliente
d. En la zona fría es preciso utilizar trajes de protección

1798. Las reacciones fisiológicas ante la ansiedad son:

a. Taquicardia, taquipnea y midriasis
b. Taquicardia, taquipnea y miosis
c. Bradicardia, taquipnea y midriasis
d. Taquicardia, hipertensión y miosis

1799. Elaboró el programa formativo de la especialidad de Enfermería Familiar y Comunitaria:

a. Las Unidades Docentes de la Comunidad Autónoma responsable
b. La comisión de Enfermería del Ministerio de Sanidad, Servicios Sociales e Igualdad
c. La Comisión Nacional de la Especialidad de Enfermería Familiar y Comunitaria
d. Se diseñó en el RD 450/2005, de 22 de abril, sobre especialidades de Enfermería

1800. Entre las posibles complicaciones que pueden presentar las fracturas tratadas con enyesados se incluye:

a. Síndrome compartimental
b. Úlceras por presión
c. Síndrome por desuso
d. Todas son correctas

1801. Es Norma de Alimentación en el paciente gastrectomizado:

a. Repartir la ingesta diaria en cuatro pequeñas comidas

b. Prohibir la leche

c. Administra vitamina B6 por vía parenteral(100 gr al mes)

d. No beber líquido fuera de las comidas

1802. Delata una clara intencionalidad suicida:

a. Me han despedido del trabajo

b. He puesto en orden todos mis asuntos

c. Me persiguen cada vez que salgo a la calle

d. No puedo dormir

1803. Un signo es lo mismo que:

a. Un síndrome objetivo

b. Un síndrome subjetivo

c. Un síntoma objetivo

d. Un síntoma subjetivo

1804. Paciente que acaba de llegar de una cirugía de resección tumoral a nivel de la corteza cerebral temporal. NO debería realizar:

a. Valorar y registrar el nivel de conciencia mediante la escala de coma de Glasgow

b. Observar y registrar el estado pupilar y reflejo fotomotor

c. Mantener una correcta ventilación y evitar la hipoxemia, ya que esta aumenta el edema cerebral

d. Realizar aspiraciones rutinarias para evitar acúmulo de secreciones, ya que pueden producir posteriormente neumonía

1805. Factor que influye en las caídas de los ancianos:

a. Polifarmacia

b. Disminución agudeza visual

c. Trastornos del equilibrio y la marcha

d. Todas son correctas

1806. Órgano permanente de comunicación e información de los distintos servicios de salud, entre ellos y con la administración estatal en España?

a. Comité Técnico del Sistema Nacional de Salud para la Coordinación

b. Comité de Coordinación Sanitaria Nacional

c. Consejo Coordinador entre las Comunidades Autónomas

d. Consejo Interterritorial del Sistema Nacional de Salud

1807. Droga que se considera depresora del sistema nervioso central:

a. Las anfetaminas   b. La cocaína

c. La Nicotina   d. El alcohol

1808. En el prospecto de una vacuna indica que que entre sus componentes se encuentra un adyuvante:

a. Es una sustancia que incrementa la inmunogenicidad del antígeno vacunal

b. Un adyuvante, a pesar de su efecto, va a disminuir la estabilidad del antígeno vacunal

c. Un adyuvante no ha de introducirse en vacunas para poblaciones especiales, como personas mayores o inmunodeprimidos

d. Un adyuvante no permite reducir la cantidad de antígeno vacunal incluido en la vacuna o el número de dosis de vacunas administradas

1809. En relación a la teoría de las necesidades humanas de Maslow:

a. Cuanto menos elevada es la necesidad, menos imprescindible es para la supervivencia del individuo

b. La cobertura de las necesidades tiende hacia el desarrollo de las personas

c. Es necesario una serie de condiciones internas buenas para la cobertura de las necesidades superiores

d. Las necesidades inferiores son desarrollos de evolución tardía, son menos exigentes y se pueden retrasar más en el tiempo

1810. De los factores determinantes de la salud escritos por Lalonde, cuál no se puede modificar:

a. La biología humana

b. El estilo de vida

c. El medio ambiente

d. El Sistema de Asistencia Sanitaria

1811. En el Código Europeo de Prevención contra el Cáncer, el Decálogo de prevención del cáncer, recomienda las siguientes medidas, EXCEPTO:

a. No fumar y moderar el consumo de alcohol

b. Comer diariamente verdura y fruta fresca y cereales de alto contenido en fibra

c. Evitar exceso de peso, hacer ejercicio físico y limitar el consumo de alimentos ricos en grasas animales

d. No evitar estar durante mucho tiempo expuestos al sol, sobre todo durante la infancia

1812. Intervenciones de enfermería en el paciente con enfermedad infecciosa

a. Evitar el uso de uñas artificiales o extensores de uña cuando se atiende a un paciente. Mantener las uñas naturales con una longitud menos a 6 milímetros

b. Asegurar que el equipo y material sanitario que se utiliza contra piel intacta está esterilizado o ha recibido desinfección de alto nivel

c. Tranquilizar al paciente sobre la diseminación de las infecciones nosocomiales ya que son poco probables

d. Informar al equipo de atención al paciente de la obligación del lavado de manos intenso al inicio y final de la jornada de trabajo

1813. Antes de entrar en la habitación qué es lo último que debería colocar del EPP:

a. Mascarllla   b. Guantes

c. Bata   d. Calzas

1814. En lo que concierne a la información dada al paciente, deberemos:

a. Informar con la máxima precisión

b. Informar de acuerdo o los requerimientos de la familia

c. Informar valorando la situación física y psicológica del paciente

d. Informar de acuerdo al protocolo consensuado

1815. Para el diagnóstico de la infección tuberculosa a partir de la prueba de tuberculina tendremos en cuenta que:

a. Se usa la técnica del Mantoux, que consiste en la inyección subcutánea de 0,1 ml del derivado proteico purificado

b. Se utiliza una aguja de calibre 18, generalmente en la cara anterior del antebrazo en el tercio medio y superior, provocando una pápula de entre 6 y 10 mm de diámetro

c. La lectura de la prueba se hace entre el quinto y el séptimo día, y se debe medir la induración y el eritema

d. La induración ≥ 5 mm se considera positiva en los individuos con riesgo de desarrollar la enfermedad (contactos íntimos con casos índices o sospechosos de tuberculosis independientemente de BCG, pacientes sospechosos de tuberculosis clínica o radiológica y en pacientes con VIH)

1816. Estado agudo y generalizado caracterizado por una reducción de la perfusión tisular por debajo de los niveles mínimos necesarios, que determina una respuesta compensadora de todo el organismo:

a. Shock hipovolémico   b. Shock cardiogénico

c. Shock   d. Shock distributivo

1817. En relación con el cribado e intervención sobre el consumo de riesgo de alcohol, señale la INCORRECTA:

a. Para realizar el cribado del consumo de riesgo en Atención Primaria se propone la utilización del test AUDIT-C

b. En varones se considera de riesgo un consumo superior a 40 g/día (4 Unidad de Bebida Estándar UBE) o 280 g/semana (28 UBE)

c. En mujeres se considera de riesgo un consumo superior a 24 g/día (2-2.5 UBE) o 170 g/semana (17 UBE)

d. Entre las recomendaciones para la reducción del consumo en el bebedor de riesgo no dependiente se indica la conveniencia de tomar bebidas destiladas en lugar de fermentadas

1818. Cuál de los siguientes derechos, que ostenta el personal estatutario de los servicios de salud es individual:

a. A la libre sindicación
b. A disponer de órganos representativos en materia de seguridad laboral
c. A la acción social en los términos y ámbitos subjetivos que se determinen en las normas, acuerdos o convenios aplicables
d. A disponer de servicios de prevención

1819. Cuántos factores relacionados deben incluirse al enunciar un diagnóstico enfermero determinado en un paciente:

a. Solo se permite un factor relacionado por diagnóstico
b. Hay un máximo de 3 factores relacionados
c. Tantos como hallen asociados al problema detectado
d. Todos los relacionados que puedan ser eliminados o disminuidos por enfermería

1820. Con respecto a la Salud Mental: Trastornos que aparecen con mayor frecuencia a lo largo de la vida:

a. depresivos
b. de ansiedad
c. derivados del consumo de alcohol
d. derivados del consumo de tóxicos

1821. Entre las razones para retirar un catéter intravenoso está:

a. Zona de punción enrojecida, dolorosa e hinchada
b. Indicación médica
c. Que el enfermo se queje de molestias abdominales
d. A y B son ciertas

1822. Los ancianos son más susceptibles a la pérdida de líquidos y deshidratación por:

a. Aumento del flujo sanguíneo renal
b. Aumento de la filtración glomerular
c. Incrementar la ingesta líquida por miedo a la incontinencia
d. Dificultades para regular la temperatura

1823. ¿Qué estudios presentan una importante limitación debida a la ambigüedad temporal?

a. Los transversales
b. Los de casos y controles
c. Los de cohortes
d. Los de intervención

1824. ¿En que etapa de la vida se da la obesidad hiperplásica ?

a. Infancia
b. Edad adulta
c. Aparece en cualquier edad
d. A partir de los 65 años

1825. El signo de Trousseau positivo donde se produce el espasmo del carpo es característico de una alteración electrolítica y puede identificarse fácilmente en la consulta de Atención Primaria con la ayuda de un manguito para tomar la tensión. Qué tipo de alteración de equilibrio electrolítico es:

a. Hipocalcemia
b. Hipomagnesemia
c. Hipercalcemia
d. Hipernatremia

1826. En el contexto de la consulta de atención primaria, las principales dificultades para identificar la violencia de género por parte del profesional son (señale la INCORRECTA)

a. Estar inmerso en el mismo proceso de socialización sexista que el resto de la sociedad
b. Formación fundamentalmente biologicista (no abordaje de problemas psicosociales)
c. Desconfianza en el sistema sanitario
d. Escasa formación en habilidades de comunicación en la entrevista clínica

1827. En qué cavidad cardiaca desemboca el seno coronario

a. Aurícula izquierda
b. Aurícula derecha
c. Ventrículo derecho
d. Ventrículo izquierdo

1828. Para aplicar una técnica adecuada en la administración de medicamentos:

a. En pacientes anticoagulados es preciso friccionar sobre el punto de punción, tras administrar la dosis de heparina por vía subcutánea, durante, al menos, 5 minutos
b. En el paciente anciano es conveniente administrar las cápsulas con leche retirando la cubierta protectora de las mismas para facilitar su ingesta
c. La posición adecuada del paciente para la administración de supositorios o enemas en decúbito lateral izquierdo, con la pierna flexionada
d. B y C son correctas

1829. Respecto a la técnica del sondaje nasogástrico:

a. La posición del paciente más apropiada para realizarle el sondaje nasogástrico es en semifowler
b. Es una técnica estéril
c. La longitud de sonda a introducir se debe calcular midiendo la distancia desde la punta de la nariz al epigastrio del paciente
d. Una vez introducida la sonda nasogástrica, comprobaremos su correcta colocación introduciendo 50 c.c. de agua a través de ella

1830. La central energética celular es:

a. Retículo endoplasmático
b. Lisosomas
c. Ribosomas
d. Mitocondrias

1831. ¿Cuál es el antídoto recomendado en la intoxicación por paracetamol?

a. Anexate
b. Carbón activado
c. Naloxona
d. N-acetil-cisteína

1832. Con respecto al tubo digestivo:

a. La ingestión se produce en el esófago
b. La absorción se produce fundamentalmente en el estómago
c. La digestión se produce en el colon
d. Todas son incorrectas

1833. La disminución de leucocitos recibe el nombre de:

a. Leucemia
b. Leucopenia
c. Leucocitosis
d. Leucocitemia

1834. Diagnóstico de enfermería que con mayor prevalencia encontraremos en el periodo preoperatorio inmediato de los pacientes que van a ser intervenidos quirúrgicamente:

a. Ansiedad
b. Manejo inefectivo del régimen terapéutico
c. Riesgo de disfunción neurovascular periférica
d. Desempeño inefectivo del rol

1835. Indique la correcta:

a. Una de las reacciones adversas frecuentes de los Fármacos Opiáceos es la aparición de diarrea
b. La combinación de Opiáceos menores y Antiinflamatorios No Esteroideos (AINES) solo está indicada en el tratamiento del dolor muy intenso
c. En mayor o menor medida, todos los Antiinflamatorios No Esteroideos (AINES) poseen efecto antitérmico, analgésico y antiinflamatorio
d. La Aspirina potencia la agregación plaquetaria

1836. Fractura en la que el hueso se rompe de forma incompleta al permanecer la cortical y el periostio íntegros produciéndose una angulación:

a. abierta
b. incompleta
c. cerrada
d. en tallo verde

1837. Mario ha sido intervenido quirúrgicamente y se le ha realizado una esofagectomía debido a un cáncer de esófago. En el postoperatorio se inicia tolerancia con una dieta líquida y Mario comienza a tener dolor intenso, fiebre y disnea. El personal de enfermería sabe que es indicativo de

a. Intolerancia a los alimentos
b. El tumor se ha extendido a la aorta
c. Existe una perforación gástrica con la formación de una fistula hacia el pulmón
d. Una extravasación de los líquidos y los alimentos hacia el mediastino

1838. En la clínica general de las anemias pueden presentarse estos síntomas, EXCEPTO uno:

a. Disnea de esfuerzo, debido a la hipoxia
b. Palidez de piel y mucosas
c. Taquicardia, soplos y palpitaciones
d. Alteraciones electrocardiográficas, representadas por un ascenso del segmento S-T

1839. Principal motor de los programas de mejora de la calidad intrainstitucionales:

a. Incentivación económica
b. Acreditación
c. Motivación de los profesionales
d. Auditoria

1840. ¿Qué etiología habitual o desencadenante puede traer la disminorrea?

a. Prolapso uterino
b. Prolapso verical
c. Estreñimiento
d. Retroversión uterina

1841. A Elena se le ha realizado una colostomía permanente hace 10 días por un cáncer de sigma. Acude hoy a consulta con su enfermera de Atención Primaria y refiere que todavía no ha podido cambiarse ella el dispositivo porque no quiere 'ver lo que tiene ahí', es su hija quien realiza la higiene de la zona. ¿Qué diagnóstico de enfermería en base a la Taxonomia NANDA anotaría en la Historia Clínica?

a. Trastorno de la imagen corporal
b. Descuido personal
c. Confusión aguda
d. Control emocional inestable

1842. La dacriocistitis es una inflamación de:

a. Canalículos lagrimales
b. Conductos puntiformes
c. Glándulas lagrimales
d. Saco lagrimal

1843. Los vendajes funcionales adhesivos no están indicados en:

a. Lesiones cápsulo-ligamentosas
b. Lesiones musculares y tendinosas
c. Trastornos vasculares
d. Lesiones líquidas

1844. Respecto a los antisépticos:

a. El alcohol recomendado para uso sanitario es del 95%
b. El agua oxigenada tiene una acción muy prolongada
c. El formaldehido y el glutaraldehido son antisépticos muy potentes
d. Para la limpieza de heridas los más recomendados son los compuestos iodados y la clorhexidina

1845. Revocación de consentimiento:

a. Todo paciente puede revocar libremente y de modo tácito su consentimiento pero dentro de unos plazos
b. Todo paciente puede revocar libremente pero por escrito su consentimiento pero dentro de unos plazos
c. Todo paciente puede revocar libremente por escrito su consentimiento en cualquier momento
d. Solo se puede revocar el consentimiento dado personalmente

1846. Los microorganismos transportados por la sangre que entran en la circulación pulmonar y quedan atrapados en el lecho capilar pulmonar son una fuente potencial de:

a. Embolismos pulmonares
b. Crisis asmáticas
c. Neumonías
d. Enfermedad obstructiva crónica

1847. ¿Cuál de las siguientes vacunas debe indicarse en personas con insuficiencia cardiaca?

a. Hepatitis C
b. Hepatitis B
c. Neumococo
d. Varicela

1848. Según Glasgow, un paciente que tiene una frecuencia respiratoria de 22 respiraciones por minuto, contesta con palabras inapropiadas, abre los ojos espontáneamente y localiza el dolor, tiene la siguiente puntuación:

a. 13
b. 11
c. 12
d. 10

1849. Fármaco que tiene afinidad por un receptor y actividad intrínseca en ese receptor:

a. Agonista
b. Antagonista
c. Sinergista
d. Excretor

1850. Respecto a la figura del coordinador de enfermería en un EAP:

a. Su nombramiento es definitivo
b. Siempre es un miembro del EaP
c. No realiza función asistencial
d. Su autoridad es jerárquica

1851. La Constitución recoge del derecho a la protección de la salud entre...

a. Las garantías de las libertades y derechos fundamentales
b. Los derechos y deberes de los ciudadanos
c. Los principios rectores de la política social y económica
d. Los derechos fundamentales y las libertades públicas

1852. Un paciente acude a la consulta de enfermería tras recibir varios ciclos de oxaliplatino. Manifiesta tener parestesias, disestesia, alodinea en manos y pies. Clasificación de dolor de esta clínica:

a. Neuropático
b. Mixto
c. Psicógeno
d. Somático

1853. Tiempo medio para mantener vendaje de luxación de brazo:

a. 15 días
b. 3 semanas
c. 4 semanas
d. 6 semanas

1854. Es un síndrome en el paciente ingresado en cuidados intensivos:

a. Fluctuación del nivel de conciencia
b. Incapacidad para dormir
c. Limitación de la comunicación y de la capacidad para comer
d. Dolor

1855. La calidad de vida en pacientes oncológicos se puede medir por:

a. Test de Richmond
b. Cuestionario de Malt
c. Escala de Lawton y Brody
d. Escala de Karnosfky

1856. En un trastorno hipocondríaco:

a. La preocupación provoca malestar clínicamente significativo
b. La hipocondría consiste en la preocupación o miedo a tener una enfermedad grave
c. El trastorno durará al menos 6 meses
d. Todas son correctas

1857. Las actividades de prevención secundaria pretenden:

a Impedir la aparición o disminuir la probabilidad de padecer una enfermedad determinada
b. Instaurar el tratamiento y rehabilitación de una enfermedad
c. Detener la evolución de la enfermedad mediante actuaciones desarrolladas en la fase preclínica
d. Detener la evolución de la enfermedad mediante actuaciones desarrolladas en la fase clínica

1858. Tan pronto como el paciente ingresa en la Unidad de Cuidados Postanestésicos (UCPA) la valoración prioritaria de la enfermera es:

a. Excreción urinaria
b. Monitorización ECG
c. Estado de conciencia
d. Permeabilidad de la vía aérea y del estado respiratorio

1859. NO se incluye entre los cuidados de enfermería a pacientes con infarto agudo de miocardio:

a. Se evitará que haga esfuerzos o ejercicios isométricos, así como levantamiento de cargas de peso elevado
b. Propiciar las duchas de contraste (agua muy caliente seguida de agua muy fría)
c. Recomendar una dieta pobre en grasas y sal, rica en fibra
d. Facilitar educación sanitaria sobre los posibles cambios en el estilo de vida

1860. En cuidados críticos se utiliza como antiséptico la Clorhexidina:

a. Es un bactericida de potencia intermedia, de efecto muy rápido y tiene poca eficacia frente a hongos y virus
b. Es un bactericida de potencia intermedia, su efecto dura pocos minutos y tiene gran eficacia frente a hongos y virus
c. Es un bactericida que produce la rotura de la membrana celular, con un efecto muy rápido y duradero, con pobre acción frente al bacilo de Koch
d. Actúa por oxidación, con un efecto muy lento y duradero, activo frente a grampositivos y gramnegativos

1861. Sonda para sondaje vesical:

a. Foley
b. Levin
c. Salen
d. Ninguna es correcta

1862. En relación a la salud de la infancia y la adolescencia, la prevención de accidentes es un aspecto de gran relevancia. ¿Dónde ocurre el mayor porcentaje de accidentes mortales en niños y adolescentes?

a. En el hogar y/o automóvil
b. En la calle
c. En la escuela
d. En lugares donde se practican actividades físicas (por ejemplo, piscinas)

1863. La Señora M.F.B acude a su consulta de Atención Primaria de Salud en el centro donde usted trabaja con un informe del hematólogo del hospital de referencia en el que indica como diagnóstico una trombocitopenia a estudio. Usted revisa los fármacos que está tomando. ¿Cuál puede contribuir a la trombocitopenia?

a. Ibuprofeno
b. Metformina
c. Omeprazol
d. Bromazepam

1864. Ley 41/2002. Derecho a la autonomía del paciente. La utilización de procedimientos diagnósticos y terapéuticos invasores...

a. Requerirá el consentimiento libre y voluntario del paciente, que deberá prestarse por escrito
b. Requerirá el consentimiento libre y voluntario del paciente, que podrá ser verbal
c. Como norma general no requerirá consentimiento del paciente aunque éste deberá ser informado
d. La práctica de procedimientos invasores está prohibida

1865. Tras identificar un conjunto de problemas de salud de la población, la siguiente fase sería:

a. Priorizar el problema con una mayor vulnerabilidad
b. Determinar prioridades
c. Determinar el factor de mayor trascendencia
d. Ninguna de las anteriores

1866. El Real Decreto 664/1997 sobre la protección de los trabajadores contra los riesgos relacionados con la exposición a agentes biológicos durante el trabajo clasifica como agente biológico del grupo 2:

a. Aquél que resulta poco probable que cause una enfermedad en el hombre
b. Aquél que causando una enfermedad grave en el hombre supone un serio peligro para los trabajadores, con muchas probabilidades de que se propague a la colectividad y sin que exista generalmente una profilaxis o un tratamiento eficaz
c. Aquél que puede causar una enfermedad grave en el hombre y presenta un serio peligro para los trabajadores, con riesgo de que se propague a la colectividad y existiendo generalmente una profilaxis o tratamiento eficaz
d. Aquél que puede causar una enfermedad en el hombre y puede suponer un peligro para los trabajadores, siendo poco probable que se propague a la colectividad y existiendo generalmente profilaxis o tratamiento eficaz

1867. Cantidad global de energía que necesita el organismo en 24 h:

a. Metabolismo total
b. Metabolismo basal
c. Metabolismo energético
d. Alimentación equilibrada

1868. El recién nacido a término de bajo peso (2.500 g) ha de ser vigilado en medio hospitalario los primeros 3–4 días de vida por el riesgo de padecer:

a. Convulsiones por hemorragia cerebral difusa
b. Hipoglucemia, síndrome de enfriamiento, poliglobulia
c. Deshidratación aguda por dificultades de succión
d. Síndrome de la membrana hialina

1869. Para el adecuado cuidado de la piel en pacientes con riesgo de desarrollar úlceras por presión (UPP) se recomiendan las siguientes actuaciones EXCEPTO:

a. Secar la piel y los pliegues sin fricción
b. No utilizar alcoholes y colonias sobre la piel del paciente para la realización de su higiene
c. Realizar masajes sobre las zonas enrojecidas y las prominencias óseas para activar su circulación
d. Aplicar cremas hidratantes procurando su completa absorción

1870. Para Mechanic al reconocimiento e interpretación de síntomas NO contribuyen:

a. La disponibilidad recursos, el coste psicológico y el económico
b. Las características de la relación médicopaciente
c. La percepción y peligrosidad de los síntomas
d. La información, las creencias y el conocimiento

1871. Teniendo en cuenta su mecanismo de acción, qué laxantes elegir en el estreñimiento secundario a opioides:

a. Estimulantes del peristaltismo
b. Detergentes, que permiten el paso de agua a la masa fecal, reblandeciéndola
c. Osmóticos como la lactulosa
d. Reguladores como el salvado

1872. Es manifestación del fenómeno de Cushing:

a. Hipotensión
b. Hipoglucemia
c. Hipercadmia
d. Bradicardia

1873. Son subsidiarios de ingreso en una unidad de críticos quemados...

a. Los que presentan quemaduras de 2º grado con menos de 10% de la superficie corporal quemada
b. Los que presentan quemaduras inhalatorias
c. Los que presentan quemaduras de primer grado con menos de 15% de superficie corporal quemada
d. Los que presentan quemaduras de tercer grado con menos del 5% de la superficie corporal quemada

1874. Mujer de 34 años. Se va de cooperación a un campo de refugiados durante un año; está en tratamiento con metotrexato desde hace 1 año por diagnóstico de artritis reumatoide. Con motivo de un viaje a Marruecos hace 7 meses se puso una dosis de vacuna frente a la hepatitis A. ¿Le administraría hoy una segunda dosis?

a. El tratamiento con metotrexato contraindica la administración de cualquier vacuna
b. Habría que reiniciar la pauta vacunal puesto que ha pasado mucho tiempo desde la primera dosis
c. Sería necesario solicitar serología IgG-VHA y decidir según el resultado
d. Sí, sería correcto administrar hoy la segunda dosis

1875. Para prevenir la aparición de hiperactividad parasimpática (reflejos vagales, hipersecreción traqueobronquial y salival o broncoconstricción), durante ciertas manipulaciones o intervenciones instrumentales en la cirugía se emplea:

a. Atropina
b. Adrenalina
c. Bromazepam
d. Alprazolam

1876. El riñón cumple un papel importante en:

a. El control de la eritropoyesis
b. La regulación de la tensión arterial
c. El metabolismo de la vitamina D
d. Todas las anteriores

1877. En catástrofes sectorizar es dividir en espacios funcionales un área concreta, señale la INCORRECTA:

a. El área de socorro es el límite externo a la zona de salvamento
b. En el área de salvamento los límites son virtuales e imprecisos
c. El triage es el esfuerzo asistencial principal a desarrollar en el área de socorro
d. Todas son correctas

1878. El patrón perceptivo-cognitivo (M. Gordon) recoge el funcionamiento de los órganos de los sentidos y:

a. Las capacidades sensoriales y cognitivas y la toma de decisiones
b. Percepciones sobre el estado de salud y las practicas llevadas a cabo para mantenerlo
c. Percepción y concepto sobre uno mismo, imagen corporal y estima propia
d. Compromisos, roles y responsabilidades con los demás

1879. En la valoración de enfermería a pacientes con hipotiroidismo, cuál de las posibles alteraciones musculoesqueléticas NO es correcta:

a. Mialgias
b. Fatiga
c. Artralgias
d. Temblor en los músculos parpebrales

1880. NO se considera status epiléptico:

a. Crisis repetidas en que no se recupera el estado de conciencia entre 2 ó más de ellas
b. Crisis epilépticas con duración de más de 10-20 minutos
c. Repetición de 2 ó más crisis en una hora sin recuperación entre ellas
d. Crisis diarias durante 10 días consecutivos

1881. Duración del puerperio:

a. 6-8 semanas   b. 6-10 semanas
c. 5-7 semanas   d. 2-3 semanas

1882. NO es una contraindicación para la realización de cirugía menor:

a. Alergia a anestésicos locales conocida
b. Infección cutánea en la zona de incisión
c. Ansiedad ante la intervención
d. Tratamiento con anticoagulantes

1883. Manuel es un paciente diagnosticado de enfermedad de Parkinson desde hace unos años. En la actualidad se encuentra en fase III de la enfermedad. En dicha fase, ¿qué nivel de discapacidad presenta Manuel?

a. Grave, confinado en cama
b. Afectación bilateral sin deterioro del equilibrio
c. Con signos de deterioro del equilibrio, pero físicamente capaz de tener una vida independiente
d. Manuel puede caminar y permanecer de pie sin ayuda pero presenta una discapacidad notable

1884. Qué se evalúa en la puntuación de Apgar

a. Frecuencia cardiaca, tono muscular, tensión arterial, temperatura corporal
b. Color, respuesta a estímulos, saturación de oxígeno, tensión arterial, frecuencia cardiaca
c. Frecuencia cardiaca, esfuerzo respiratorio, tono muscular, respuesta a estímulos, color
d. Esfuerzo respiratorio, tono muscular, frecuencia cardiaca, tensión arterial, color

1885. ¿Cuál de los siguientes fármacos es el más eficaz en el tratamiento de la enfermedad de Parkinson?

a. Activadores dopaminérgicos
b. Inhibidores de la MAO
c. Agonistas dopaminérgicos
d. Levodopa

1886. Definición de Hematopoyesis:

a. Proceso de producción de médula roja
b. Proceso de transformación de médula roja en médula amarilla
c. Procesos de producción y desarrollo de las células sanguíneas
d. Proceso de transformación de médula amarilla en médula roja

1887. Tenemos a nuestro cuidado un paciente terminal. La vía de elección para la administración de los fármacos, siempre que sea posible, será:

a. Subcutánea   b. Oral
c. Inhalatoria   d. Intravenosa

1888. Situación de parada cardiorrespiratoria en un adulto. Se realizarán:

a. 5 compresiones y 2 insuflaciones
b. 10 compresiones y 2 insuflaciones
c. 15 compresiones y 2 insuflaciones
d. 30 compresiones y 2 insuflaciones

1889. La ortopnea es:

a. Aumento de la profundidad de las respiraciones
b. Dificultad respiratoria por déficit de oxígeno
c. Aumento de la frecuencia respiratoria
d. La incapacidad para respirar en posición horizontal

1890. Señale la INCORRECTA:

a. Durkheim estaba en contra de utilizar el método científico en el estudio de los fenómenos sociales
b. Comte acuñó el término de Sociología
c. Para Weber las Ciencias Sociales deben explicar los significados de la acción social
d. Marx analizó la influencia del capitalismo y el conflicto de clases

1891. Para el cálculo de la tasa de natalidad se define como nacido vivo:

a. El que permanece vivos pasadas 24 h
b. El que permanece vivos pasadas 12 h
c. Aquél que una vez fuera del cuerpo de la madre muestra señales de vida, tanto se se le ha cortado el cordón umbilical o no y esté o no desprendida la placenta
d. Aquél que una vez fuera del cuerpo de la madre muestra señales de vida, solo después de haberse separado del cordón umbilical

1892. El ejercicio físico en el paciente diabético:

a. Mejora la función cardiovascular
b. Disminuye las necesidades de insulina
c. Mejora el control metabólico
d. Todas son correctas

1893. Las instituciones dedicadas al cuidado de los enfermos en la iglesia primitiva de Occidente se llamaban:

a. Xenodochium   b. Nosocomio
c. Valetudinario   d. Hospicio

1894. En un paciente asmático ¿cuál es la vía más adecuada en la administración de Sulfato de Salbutamol?

a. Oral   b. Inhalatoria
c. Intramuscular   d. Subcutánea

1895. Ingresa en la planta de neurología un paciente varón de 25 años, intervenido de un meningioma. Entre los cuidados de enfermería pautados tenemos que valorar el nivel de conciencia. Qué parámetros valoraremos:

a. Respuesta verbal, apertura ocular y respuesta motora
b. Respuesta sensitiva, apertura ocular y respuesta motora
c. Apertura ocular, respuesta ante órdenes sencillas y respuesta motora
d. Respuesta motora, respuesta verbal y movimientos coordinados

1896. En la utilización de la historia clínica:

a. Cada centro sanitario establecerá el mecanismo que haga posible que, mientras se presta atención sanitaria a un paciente, los profesionales que le atiendan puedan, en todo momento, tener acceso a efectos del desempeño de sus funciones
b. El personal de administración podrá tener acceso a toda la información contenida en la misma
c. Deberá utilizarse en la medida de lo posible símbolos y abreviaturas, aunque no estén normalizadas, para economizar espacio en la misma
d. No debe contener los datos sociales

1897. Periodo que transcurre de 2 a 6 años antes de la menopausia y de 2 a 6 años después de ésta:

a. Perimenopausia   b. Climaterio
c. Postmenopausia   d. Premenopausia

1898. Un paciente con sondaje vesical debe llevar la bolsa de recogida de orina y el tubo de drenaje:

a. Más altos que la vejiga
b. Más bajos que la vejiga
c. Al mismo nivel que la vejiga
d. Pinzado en todo momento

1899. Con qué evaluaría el dolor de un paciente crítico bajo sedación y conectado a ventilación mecánica:

a. Escala de Ramsay
b. Escala visual analógica
c. Escala Richmond Agitation Sedation Scale (RASS)
d. Escala Campbell

1900. Aparición de ansiedad y comportamientos de evitación en lugares públicos donde resulta difícil escapar,:

a. Fobia específica   b. Fobia social
c. Agorafobia   d. Ninguna es correcta

1901. La carencia de folato durante las primeras semanas de vida del bebé se asocia a:

a. Anemia
b. Defectos del tubo neural
c. Bajo peso al nacer
d. Parto prematuro
e. Hemorragia del recién nacido

1902. Tras una resección intestinal donde es necesario colocar una bolsa de drenaje sobre el estoma recíen creado, ¿qué señal nos indica la recuperación del peristaltismo?

a. La humedad del estoma
b. El color rojo-rosado del estoma
c. Aire en la bolsa
d. Todas son correctas

1903. Cuál de las siguientes asociaciones entre fármacos y Reacción Adversa a Medicamentos NO es correcta

a. Digoxina-arritmia-Reacción Adversa de tipo A
b. Atenolol-Bradicardia-Reacción Adversa de tipo A
c. Furosemida-Hiponatremia-Reacción Adversa de tipo A
d. Metamizol-Agranulocitosis-Reacción Adversa de tipo A

1904. Tendrán la consideración de accidente de trabajo:

a. Los que sufra el trabajador al ir o al volver del lugar de trabajo
b. Los que sufra el trabajador con ocasión o como consecuencia del desempeño de cargos electivos de carácter sindical, así como los ocurridos al ir o al volver del lugar en que se ejerciten las funciones propias de dichos cargos
c. Los ocurridos con ocasión o por consecuencia de las tareas que, aun siendo distintas a las de su categoría profesional, ejecute el trabajador en cumplimiento de las órdenes del empresario o espontáneamente en interés del buen funcionamiento de la empresa
d. Todas las respuestas son correctas

1905. Cuando el humor de una persona recorre toda la gama de la línea continua (depresión-manía) durante un período de tiempo estamos hablando de un trastorno:

a. Hebefrénico
b. Bipolar
c. Depresivo mayor
d. Distimia

1906. ¿Qué agente etiológico suele producir la meningitis bacteriana en los adolescentes (menores de 20 años)?

a. S. Agalactie
b. Neumococo
c. Meningococo
d. Listeria monocytogenes

1907. Una de las siguientes medidas organizativas, NO es prioritaria para la mejora del abordaje de la cronicidad en el sistema sanitario

a. Fortalecimiento de los equipos de Atención Primaria
b. Implicación de los pacientes en su autocuidado
c. Reorganización de la atención
d. Copago por la utilización de servicios de Urgencias y consultas de Atención Primaria

1908. En un estudio de cohorte se quiere estudiar la asociación entre la aparición de infecciones por hepatitis B en profesionales de enfermería y el uso de guantes. Se muestran los resultado del Riesgo Relativo (RR) y su Intervalo de Confianza (IC) al 95% RR uso de guantes: 0.5 (IC 95%:0.1 – 0.9). Interprete los resultados:

a. Las personas que usan guantes tienen un 50% mayor riesgo de infección por hepatitis B, mostrando diferencias estadísticamente significativas
b. Las personas que usan guantes tienen 50% menos de riesgo de infección por hepatitis B, mostrando diferencias estadísticamente significativas
c. Las personas que usan guantes tienen 50% menos de riesgo de infección por hepatitis B, sin mostrar diferencias estadísticamente significativas
d. Las personas que usan guantes tienen 50% mayor riesgo de infección por hepatitis B, sin mostrar diferencias estadísticamente significativas

1909. Para la valoración focalizada del abdomen de un paciente empleamos una técnica que implica golpear ligeramente la superficie corporal con las yemas de los dedos para hacer vibrar los tejidos y órganos subyacentes (lo que se puede sentir con el tacto) y lo que emite sonidos distintos (que pueden oírse) en función de la densidad sobre la que se golpea. Esa técnica de exploración física descrita se llama:

a. Auscultación
b. Palpación
c. Inspección
d. Percusión

1910. Expresión abierta y directa de los pensamientos sin lesionar a otros:

a. Escucha
b. Asertividad
c. Empatía
d. Candidez

1911. Prueba diagnóstica que usa un procedimiento fotográfico de infrarrojos, en el diagnóstico de cáncer de mama

a. Mamografía
b. Termografía
c. Diafanometría
d. Ecografía

1912. Todo dato, cualquiera que sea su forma, clase o tipo, que permite adquirir conocimientos sobre el estado físico y la salud de una persona:

a. Certificado médico
b. Consentimiento informado
c. Documentación clínica
d. Información clínica

1913. El síndrome de abstinencia por alcohol se caracteriza por:

a. Ansiedad intensa, agitación psicomotriz, temblores intensos
b. Rinorrea, pieloerección, diarrea
c. Delirios místicos, delirios erotomaniacos
d. No es frecuente la aparición de delirios

1914. Si clasificamos los fármacos antihipertensores por su mecanismo de acción, ¿en qué grupo incluiría el nifedipino, el verapamilo y el diltiazem?

a. Agonistas dopaminérgicos
b. Antagonistas del calcio
c. Inhibidores de la ECA
d. Diuréticos

1915. En la teoría de Orem:

a. Agencia de autocuidado es la capacidad de cuidar a otro
b. Agencia de enfermería son las capacidades profesionales para actuar ante un déficit de autocuidado
c. Déficit de autocuidado es cuando las capacidades superan a los requisitos
d. Agencia de autocuidado NO cambia a lo largo del ciclo vital

1916. El procedimiento a seguir en la elaboración de un Diagnóstico de Enfermería es, según recomienda la NANDA, el denominado 'formato'...

a. NIC   b. PES   c. NOC   d. TAS

1917. Cribaje de la visión en niño sano:

a. No tiene relevancia para la salud infantil
b. Solo tendremos en cuenta la opinión de los padres
c. Hemos de derivar siempre al especialista
d. Es importante que la visión binocular sea paralela

1918. Los anticonceptivos orales combinados (AOC):

a. Están compuestos de dosis altas de estrógenos y bajas de progesterona
b. Están recomendados para prevenir embarazos no deseados y prevenir las ITS (Infecciones de Transmisión Sexual)
c. Están compuestos de dosis muy bajas de estrógenos y progestina (progesterona sintética)
d. Su uso interfiere en las relaciones sexuales dificultándolas

1919. Dentro de los tumores gastroenteropancreáticos, el que representa casi el 70% de los tumores pancreáticos endocrinos, que se origina en las células beta de los islotes, es benigno en la inmensa mayoría y son pequeños y distribuidos por todo el páncreas es:

a. Glucagonoma   b. Gatrinoma
c. Insulinoma   d. Vipoma

1920. En personas con un Trastorno Esquizofrénico la necesidad de trabajar y realizarse, presenta manifestaciones de dependencia principalmente por

a. Abulia y anhedonia
b. Glosolalia y lenguaje bizarro
c. Delirios místicos
d. Somatización

1921. En el soporte vital avanzado, en un ritmo potencialmente desfibrilable, antes del tercer choque, administrar:

a. 1 mg. de adrenalina
b. 1 mg. de atropina
c. 3mg. de atropina
d. 300mgs. de amiodarona

1922. Respecto a los signos y síntomas clínicos de la sobrecarga sensorial en el ser humano:

a. Somnolencia   b. Alucinaciones
c. Apatía   d. Irritabilidad

1923. Cuando se consigue el máximo beneficio con un coste bajo se dice que se ha realizado una gestión:

a. Eficaz   b. Efectiva
c. Eficiente   d. Útil

1924. Según Pearson, ¿cuáles son los intereses para la práctica clínica de una intervención de enfermería basada en la evidencia?

a. Ser efectiva, idónea, significativa y viable
b. Ser eficaz, idónea, experimental y viable
c. Ser eficiente, significativa, viable y precisa
d. Ser significativa, pertinente y excelente

1925. Clasificación utilizable en Atención Primaria:

a. NANDA   b. CIE 9
c. IC-Procces-PC   d. Las tres

1926. El funcionamiento de las bombas de infusión se basa en:

a. La gravedad
b. El volumen suministrado
c. La formación del equipo de enfermería
d. Su capacidad de calcular la dosis a infundir

1927. La disuria se define como:

a. Aumento de la cantidad de orina relacionado con un aumento de la ingesta de líquidos
b. Disminución de la cantidad de orina emitida
c. Necesidad de realizar micciones nocturnas
d. Dolor o escozor durante la micción debido generalmente a una infección del tracto urinario

1928. Por su alto contenido de mercurio, la Agencia Española de Seguridad Alimentaria y Nutrición recomienda a las mujeres embarazadas no consumir:

a. Quesos blandos maduros, tipo Brie o Camembert
b. Paté o foiegras
c. Peces grasos de gran tamaño
d. Embutidos crudos
e. Verduras de hoja verde

1929. La consecución de los objetivos de salud que conlleva el desarrollo de protocolos de actuación y programas de salud se enmarca en Planificación...

a. Estratégica   b. Táctica
c. Operativa   d. De gestión

1930. Con respecto a la atención del paciente diabético es INCORRECTO:

a. Debemos utilizar el diapasón para la exploración de la sensibilidad a la presión y táctil en el pie del paciente diabético
b. Un objetivo de control es mantener la HbA1c por debajo de 7%
c. Es criterio diagnóstico: dos glucemias superiores o igual a 126 mgr./dl., en ayunas en plasma venoso
d. Se debe estimar el índice pantorrilla-brazo mediante la utilización del doppler vascular

1931. En una valoración estructurada por Necesidades Básicas de Virginia Henderson, el dato 'vacunado correctamente' se registra en 'Necesidad'...

a. 1. Respiración   b. 14. Aprender
c. 10. Seguridad   d. 11. Religión-Creencias

1932. En las lesiones de la piel, ¿ Qué datos importantes valoramos?

a. Distribución
b. Alimentación de la persona
c. Realizar cultivos de la lesión
d. Hábitos insanos

1933. Después de una violación es frecuente que como consecuencia se den una serie de reacciones. La fase aguda o de desorganización se caracteriza por:

a. Uso de tóxicos y conductas descontroladas
b. Sentimientos de miedo, enojo, ansiedad o incredulidad
c. Síntomas fóbicos persistentes
d. Evitación del contacto con miembros del otro sexo

1934. ¿Cuál de los factores determinantes de la Salud debe ser abordado desde la Educación para la Salud?

a. Biología humana
b. Medio ambiente
c. Los estilos de vida
d. La Atención Primaria de Salud

1935. ¿Qué producto final del metabolismo de energía muscular mide la efectividad de la función renal?

a. La glucosa   b. La urea
c. La creatinina   d. La serotonina

1936. Tipo de alteración que se caracteriza por un trastorno grave de la conciencia, orientación, y atención, emociones, memoria, percepción (entre ellas, las alucinaciones), psicomotricidad y alteraciones del sueño):

a. Psicosis   b. Neuropatías
c. Delirios   d. Neurosis

1937. Insuficiencia renal aguda. Es FALSO

a. Se clasifica en prerenal, intrínseca y postrenal
b. La insuficiencia renal aguda intrínseca es una patología vascular potencialmente reversible
c. La insuficiencia renal aguda postrenal es una patología obstructiva, potencialmente reversible
d. La insuficiencia renal aguda prerenal puede dar lugar a una necrosis tubular aguda

1938. En Atención Primaria un paciente cree tener tapones de cera en ambos oídos. ¿Qué haría?

a. Extraerle los tapones en el mismo día
b. Realizar otoscopía
c. Remitirlo al especialista de ORL
d. Recetarle gotas de anticerumen

1939. Necesidades que se precisa satisfacer para mantener la estabilidad fisiológica y psicológica:

a. de autoestima   b. de seguridad
c. básicas   d. internas

1940. En la sangre:

a. A la parte sólida se le denomina plasma
b. Los glóbulos blancos se denominan también hematíes
c. Los hematíes intervienen en la coagulación sanguínea
d. Los glóbulos rojos transportan el oxígeno en la hemoglobina

1941. Dentro de la estructura presupuestaria de un hospital público en qué Capítulo presupuestario se recogen los recursos financieros para pagar los sueldos del personal:

a. Capítulo VI   b. Capítulo IX
c. Capítulo III   d. Capítulo I

1942. Son considerados grupos de alto riesgo para la gripe:

a. Adultos y niños con trastornos crónicos de los sistemas pulmonar o cardiovascular, incluyendo niños con asma
b. Personas dedicadas al cuidado de niños
c. Niños y adolescentes en régimen de internado en un colegio
d. Funcionarios públicos del Ministerio de Sanidad

1943. Sandra, de 16 años, lleva un tiempo siendo atendida por presentar bajo nivel de confianza en sí misma. Muestra habitualmente risa hostil en consulta, hipersensibilidad a las críticas y racionalización de los fracasos. Además reconoce su dificultad en establecer relaciones y la tendencia a ridiculizar a sus compañeros. Según NANDA Internacional, presenta:

a. Afrontamiento ineficaz
b. Afrontamiento defensivo
c. Baja autoestima situacional
d. Negación ineficaz

1944. En relación con el catéter de Swan Ganz, señale la INCORRECTA:

a. El catéter de Swan Ganz permite obtener datos hemodinámicos de la presión de aurícula izquierda
b. Permite medir también el gasto cardiaco
c. Medir la temperatura central
d. Extraer muestras de sangre para analítica y gases venosos mixtos y medir la temperatura central

1945. Una pauta para la selección de la vena en una administración de fluidoterapia es usar prioritariamente:

a. Venas proximales del brazo
b. Las venas que son más visibles
c. Venas distales del brazo
d. Las venas que están permanentemente dilatadas

1946. La vacuna de la Hepatitis B:

a. Se puede obtener por medio de ingeniería genética
b. No existe
c. Se recomienda a personas menores de 20
d. Se recomienda a personas mayores de 45

1947. NO es necesario el consentimiento escrito del usuario para la realización de una intervención si...

a. Si la intervención no supone riesgo añadido para la salud
b. Si el usuario no esté capacitado para tomar decisiones, en cuyo caso, el derecho corresponde a la familia o personas allegadas
c. Si la decisión se puede tomar siempre por el personal sanitario
d. Si no existe riesgo para la vida del paciente

1948. El estandar Ohsas 18001:

a. Es una norma internacional ISO desde el año 2007
b. Es compatible con la norma ISO 14001:2004 (Gestión ambiental),pero NO con la norma ISO 9000:2000 (Gestión calidad)
c. Es compatible con las Normas sobre sistemas de gestión ISO 9001:2000 (Gestión calidad) e ISO 14001: 2004 (gestión ambiental)
d. Confiere inmunidad frente a las obligaciones legales

1949. Al confeccionar una dieta se debe aumentar la ingesta de proteínas en el caso de:

a. La hepatitis crónica
b. El síndrome nefrótico
c. La hiperuricemia
d. La insuficiencia renal

1950. Cáncer relacionado con exposición al polvo de amianto o asbesto:

a. de piel   b. de pleura
c. de próstata   d. de hígado

1951. NO responde al perfil de un buen entrevistador frente a un usuario:

a. Asertividad   b. Concreción
c. Preciso   d. Calidez

1952. Interacciones farmacológicas de importancia clínica:

a. Los anticoagulantes orales se ven interferidos por el Omeprazol potenciándose el efecto anticoagulante
b. El fenobarbital se ve interferido por los AINE disminuyendo los niveles en sangre
c. Los anticonceptivos orales se ven interferidos por la paroxetina produciéndose ineficacia anticonceptiva
d. La digoxina se ve interferida por la codeína aumentándose los niveles séricos

1953. En cuanto a la vacuna de la Hepatitis A, NO es cierto:

a. La vacuna de la Hepatitis A se indicará solo a las personas mayores de 65 años
b. La vacuna de la Hepatitis A es una vacuna de virus inactivados
c. La vacuna de la Hepatitis A se administra en 2 dosis, separando la 2ª dosis entre 6 a 12 meses de la primera
d. La vacunación completa y correcta de la Hepatitis A confiere una protección de un 95,99%

1954. Las medidas de control de las enfermedades no contagiosas son:

a. El descubrimiento de las vías de transmisión
b. El establecimiento de jerarquía entre los distintos factores que intervienen
c. El estudio de las costumbres sanitarias de la población
d. La declaración de zonas de alto riesgo

1955. Número de nacidos vivos de una comunidad en un año en relación con la población media femenina susceptible de procrear de ese año (de 15 a 49 años):

a. Tasa de natalidad anual
b. Índice de SWAROOP
c. Índice comparativo de natalidad
d. Tasa global de fecundidad general

1956. Se vacunará de la gripe:

a. Alcohólicos crónicos
b. Fumadores habituales de más de 20 cigarrillos/día
c. Toda persona igual o mayor de 65 años
d. Pacientes hipertensos

1957. Los valores predictivos de un test:

a. Son siempre los mismos
b. Dependen de la prevalencia de la enfermedad
c. Se ven afectados por la especificidad
d. Se ven afectados por la sensibilidad

1958. En algunas dietas terapéuticas se modifica la consistencia de los alimentos para facilitar la masticación:

a. la dieta líquida se compone únicamente de líquidos y suele utilizarse como dieta de inicio hasta que el paciente tolera otra más consistente
b. la dieta semiblanda o de transición se compone de alimentos líquidos y alimentos semisólidos, que permiten la transición a otras dietas más consistentes
c. la dieta blanda contiene alimentos fáciles de masticar y digerir
d. Las tres son correctas

1959. Cuál NO es hidrosoluble:

a. Vitamina B6 o piridoxina
b. Vitamina B2 o riboflavina
c. Vitamina E o tocoferol
d. Vitamina C o ácido ascórbico

1960. Músculo que participa en la elevación de la caja torácica durante la inspiración:

a. Intercostales externos
b. Intercostales internos
c. Diafragma
d. Rectos del abdomen

1961. ¿Cómo se denomina el endometrio durante el embarazo?

a. Corion   b. Decidua
c. Trofoblasto.   d. Aminios

1962. Una persona explica a la enfermera que su cuerpo es de madera y pesa mucho. Lo interpretaremos como:

a. Compulsión   b. Alucinación
c. Despersonalización   d. Obsesión

1963. A la consulta de atención primaria acude una madre con su hijo adolescente de 13 años que refiere sueño discontinuo, con despertares nocturnos y no sentirse descansado. Tras la valoración, la enfermera identifica un trastorno del patrón del sueño y lleva a cabo una serie de recomendaciones generales para la familia y el propio adolescente. Señale la INCORRECTA:

a. Hay que practicar regularmente ejercicio físico, especialmente en el último tercio de la tarde. El cansancio y las endorfinas secretadas durante el mismo, mejoran la conciliación del sueño
b. Es importante para la familia tener información acerca de los cambios en la adolescencia, especialmente sobre el retraso normal del inicio del sueño y las alteraciones que producen en el sueño el uso de

móviles, Internet... inmediatamente antes de acostarse

c. Se debe tratar de evitar que el joven pueda compensar el déficit de sueño acumulado durante la semana con un aumento de horas de sueño los fines de semana, más allá de lo razonable (un par de horas)

d. Si se duerme siesta, ésta deberá ser corta, y a primera hora de la tarde

1964. Primera sonrisa social en el bebé:

a. 1 mes b. 2 meses c. 3 meses d. 4 meses

1965. ¿Qué profilaxis antitetánica se aplicará a un paciente sin inmunización que presente una herida profunda con tejidos desvitalizados?

a. Una dosis de Td y completar vacunación

b. Una dosis de Td si la última se aplicó hace 6 años

c. Una dosis de Td más 250-500 UI IGT

d. Una dosis de Td más 200-500 UI IGT y completar vacunación

1966. En un paciente con infarto agudo de miocardio, ¿cuál es la primera alteración del perfil enzimático sanguíneo que debe esperarse?

a. Una elevación de la creatinkinasa total (CK)

b. Una reducción de los valores de la creatinkinasa total

c. Una elevación de los valores de la lactato deshidrogenasa (LDH)

d. Una elevación de los valores de la glutámico-pirúvico transferasa (GPT)

1967. Antes de salir de la habitación, lo primero que debe retirar del EPP:

a. Gafas   b. Bata
c. Guantes   d. Mascarilla

1968. La capacidad vital de aire es el:

a. Volumen de reserva inspiratoria más volumen corriente

b. Volumen corriente más volumen de reserva inspiratoria más volumen residual

c. Volumen corriente más volumen de reserva espiratoria más volumen de reserva inspiratoria

d. Ninguna de las tres

1969. Medida más eficaz para la prevención de la enfermedad hemorrágica neonatal:

a. Realizar el test de Coombs con la sangre del cordón umbilical al nacimiento

b. Vacunación de la madre con anticuerpos antes del parto

c. Administración de 1 mg de vitamina K por vía intramuscular al recién nacido

d. Administración de 1 mg de vitamina K por vía oral y repetir la dosis al cabo de 1 semana

1970. La dopamina es una droga simpaticomimética con efecto:

a. Diurético, inotrópico, cronotrópico y aumento de la resistencia vascular sistémica

b. Diurético, antihipertensivo y antiarrítmico

c. Inotrópico, cronotrópico, antiarrítmico y antihipertensivo

d. Aumento de la resistencia vascular sistémica, diurético, antiarrítmico y cronotrópico

1971. La especificidad de una prueba diagnóstica corresponde a:

a. La probabilidad de que un individuo enfermo tenga un resultado positivo de la prueba

b. La probabilidad de que un individuo con un resultado de la prueba positivo tenga la enfermedad

c. La probabilidad de que un individuo con un resultado de la prueba negativo no tenga la enfermedad

d. La probabilidad de que un individuo no enfermo tenga un resultado negativo de la prueba

1972. En la valoración de pacientes con problemas gastrointestinales debemos estudiar las heces. ¿Qué sugieren unas heces pálidas?

a. Sospecha de sangrado del tracto superior gastrointestinal

b. Dieta pobre en carnes

c. Sospecha de infección intestinal

d. Sospecha de deshidratación o falta de fibra en la dieta

1973. NO indica que un paciente tenga una hemorragia interna en el muslo:

a. Palidez en el muslo

b. Eritema en la pierna afectada

c. Muslo doloroso

d. Edema

1974. El síndrome de apnea obstructiva del sueño (SAOS):

a. Se caracteriza por la presencia de ronquidos, por lo que todos los roncadores tienen SAOS

b. El síntoma más importante es la somnolencia diurna

c. La pulsioximentría nocturna es suficiente para diagnosticar el SAOS

d. El único tratamiento es la administración de presión positiva continua a través de una máscara nasal

1975. Medida que NO correspondería a la prevención de la úlcera gástrica:

a. Establecer hábitos regulares de comidas

b. Evitar comidas difíciles de digerir o irritantes

c. Si se tienen que tomar fármacos irritantes hacerlo sin presencia de alimentos

d. Todas son medidas preventivas válidas

1976. En el tratamiento de las fracturas, ¿cuál de los siguientes dispositivos NO es de inmovilización externa?

a. Férulas   b. Enyesados
c. Vástagos   d. Ortosis

1977. Una de las complicaciones postoperatorias de la cirugía es la trombosis venosa profunda. ¿cuál de estas situaciones sería de riesgo?

a. Pacientes sometidos a cirugía ortopédica de cadera, rodilla u otras intervenciones en la extremidad inferior

b. Mujeres sometidas a cirugía ginecológica y obstétrica mayores de 40 años con otros factores de riesgo

c. Las dos

d. Ninguna

1978. Es un drenaje simple:

a. Drenaje de Kher   b. Drenaje Penrose
c. Drenaje de tubo en T d. de triple luz

1979. Vía empleada por el organismo para eliminar los fármacos:

a. Sudoración

b. Urinaria

c. Biliar entérica

d. Las tres son correctas

1980. Cuál de las siguientes lesiones orgánicas o signos de lesión vascular se encuentran en la fase I según su severidad:

a. Hipertrofia ventricular izquierda

b. Ligero aumento de la creatinina en plasma

c. Hemorragias y/o exudados en el fondo del ojo, con o sin edema de pupila

d. En la fase I no hay signos de enfermedad vascular o daño orgánico objetivo

1981. Herramienta de cribado ideada por Stratton y Col (2004) para evaluar la malnutrición en pacientes ingresados en hospitales:

a. Screening Tool (MUST)

b. CONUT

c. IMC

d. Valoración de la ingesta

e. INFORNUT

1982. Para mantener la presión sanguínea existen dos determinantes

a. El gasto cardiaco (GC) y las resistencias vasculares sistémicas (RVS)

b. La frecuencia cardiaca (FC) y la temperatura corporal (Tª)

c. La tensión arterial (TA) y la frecuencia cardiaca (FC)

d. La precarga y la postcarga

1983. La vacuna antitetánica es de proteína purificada de tipo:

a. Proteínas naturales

b. Recombinante de subunidades

c. Toxoide

d. Polisacáridos

1984. Entre los drenajes aspirativos y de succión se encuentra:

a. Penrose   b. Kher

c. Jackson-Pratt   d. Dedo de guante

1985. La esterilización del material quirúrgico se puede conseguir por:

a. Oxido de etileno

b. Ebullición

c. Antisépticos locales

d. Todas son incorrectas

1986. Sobre la Legionella, es FALSO:

a. Su hábitat natural es el agua

b. El diagnóstico de legionelosis puede establecerse mediante la detección de antígeno de Legionela de la orina

c. Para erradicarla del agua se recomienda medidas de híper calentamiento e híper cloración

d. Es una enfermedad cuarentenable

1987. Principios fundamentales de la bioética:

a. Autonomía, No maleficencia, Beneficencia, Justicia

b. Autonomía, Beneficencia, Justicia

c. Autonomía, No maleficencia, Justicia

d. Autonomía, No maleficencia, Beneficencia

1988. En términos de calidad, método más utilizado para evaluar la estructura:

a. case-mix   b. indicadores

c. audit   d. evaluación de profesionales

1989. Un paciente que presente temblor, rigidez, lentitud de movimientos y trastornos de los refejos posturales probablemente sufra:

a. La Enfermedad de Alzheimer

b. Corea de Hughtiton

c. Síndrome cerebeloso

d. Enfermedad de Parkinson

1990. Proceso de valoración geriátrica:

a. La escala de Reisberg se utiliza para la valoración mental de tipo afectivo

b. La escala de Lawton y Brody se utiliza para la valoración social

c. El test de Pfeiffer es una escala para la valoración cognitiva

d. El índice de Katz es una escala para valorar la demencia

1991. Según el grado y la probabilidad de contaminación, una herida es de tipo contaminada limpia cuando:

a. Tiene tejido muerto

b. Son heridas quirúrgicas que han afectado a vías respiratorias, alimentarias, genitales o urinarias y no presentan signos de infección

c. Son heridas quirúrgicas en las que se ha violado de manera importante el campo estéril

d. Muestran signos de inflamación

1992. La escala de Braden mide:

a. Quemaduras en la piel

b. Heridas por productos corrosivos

c. Riesgo de úlceras

d. Riesgo de aborto

1993. Las intervenciones de la NIC se agrupan en 30 clases y:

a. 8 campos   b. 12 campos

c. 14 Necesidades Básicas   d. 7 campos

1994. Infección puerperal en la que aparece dolor localizado en el hipogastrio, el útero está blando, la puérpera refiere dolor a la presión y a la movilización, hay fiebre y los loquios tienen un olor fétido y color achocolatado:

a. Vulvitis   b. Endometritis

c. Vaginitis   d. Salpingooforitis

1995. Un trastorno del grupo B de la personalidad se caracteriza por presentar conductas...

a. extrañas y excéntricas

b. de ansiedad y temor

c. emocional, errática o dramática

d. inflexibles, paranoides y desconfiadas

1996. Un paciente acude a urgencias con quemaduras en periné y miembro inferior derecho anterior y posterior. ¿Qué porcentaje de superficie corporal tiene quemada según el método Wallace?

a. 17%   b. 18%   c. 19%   d. 20%

1997. Una persona padece Diabetes tipo 2 desde hace 10 años. Actualmente se le está tratando con medicación oral, pero su enfermedad se está agravando. Se le plantea la administración de insulina subcutánea. Refiere que no va a ser capaz de pincharse, comenta que su madre también era diabética, lo intentó y no pudo. Indique qué determinante conductual aparece en este caso según el modelo de Creencias de Salud:

a. Actitud negativa   b. Influencia social

c. Presión social   d. Autocontrol o autoeficacia

1998. ¿Qué energía monofásica debe utilizarse para el primer choque, en adultos, en un ritmo desfibrilable?

a. 100 J   b. 200 J   c. 300 J   d. 360 J

1999. El plan de evacuación establecerá:

a. Vías prioritarias y alternativas de evacuación en cada unidad

b. Utilización de los ascensores

c. Indicadores de servicios

d. Rótulo luminoso de identificación del Centro

2000. El cumplimiento de un tratamiento por parte de un paciente:

a. Tiende a aumentar cuando se cuenta con una red social de apoyo

b. Es bastante similar tanto cuando se realizan prescripciones simples como complejas

c. Suele disminuir si este presenta características de personalidad como la extroversión y la obesidad

d. Tiende a aumentar cuanto mayor es la gravedad de la enfermedad y menor la severidad de los efectos secundarios

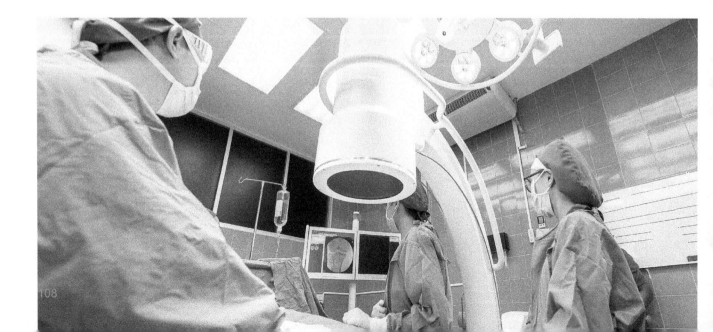

2001. Objetivo del aislamiento de protección 'aislamiento inverso' o 'técnica de la barrera':

a. evitar la transmisión de patógenos tanto por contacto como por aire
b. proteger a un paciente que no está infectado y que tiene las defensas disminuidas de cualquier patógeno del ambiente
c. evitar la infección de transmisión aérea y los artículos contaminados de las gotitas respiratorias que proceden de la tos, los estornudos o que se exhala
d. evitar las transmisión de patógenos propagados por contacto directo con las heridas o con los artículos contaminados por éstas

2002. Tiene la consideración de 'equipo de protección individual':

a. El material de deporte
b. Los aparatos portátiles para la detección y señalización de los riesgos y de los factores de molestia
c. Los equipos de protección individual de los medios de transporte por carretera
d. Equipos de protección contra las caídas de altura

2003. 'Muestreo aleatorio simple' es:

a. La técnica que decide el nº de individuos que tienen que participar en el estudio
b. La técnica de selección de sujetos donde no interviene el azar
c. La técnica aleatoria de selección de variables de estudio
d. La técnica en la que cada unidad del marco muestral tiene la misma probabilidad de ser escogida

2004. Con respecto al tratamiento del accidente cerebro vascular (ACV), es FALSO que:

a. En la actualidad se considera una emergencia sanitaria
b. Los enfermos tratados en unidades de ictus tienen mayores probabilidades de sobrevivir y permanecer independientes al año del ictus
c. Las hemorragias cerebrales no se benefician del tratamiento en una unidad de ictus
d. La fibrinolisis aplicada en las tres primeras horas consigue una disminución significativa de muerte o dependencia

2005. Las Áreas de Salud, según la Ley General de Sanidad, serán dirigidas por un órgano propio, donde deberán participar las Corporaciones Locales en ellas situadas, con una representación no inferior al:

a. 30%   b. 40%   c. 20%   d. 10%

2006. A los pacientes que reciben tratamiento de radioterapia externa se les debe realizar una serie de cuidados encaminados a prevenir alteraciones cutáneas. ¿Cuál NO?

a. Uso de pomadas de zinc en la piel de la zona a exponer a la radiación
b. Puede prescribirse grasa o aceite vegetal para proteger la piel afectada
c. Tener cuidado de no borrar las marcas de la piel que sirven de guía al radiólogo
d. Evitar excesos de calor y frío sobre la piel afectada

2007. ¿Qué caracteriza a una investigación descriptiva?

a. Evalúa las intervenciones realizadas para mejorar la salud
b. Ausencia de hipótesis de trabajo previa
c. Puede tener una orientación explicativa
d. Busca comprender el por qué de los fenómenos

2008. Al realizar un electrocardiograma podemos observar que el paciente se encuentra en ritmo sinusal cuando observamos ondas

a. P positivas en II, III y aVF
b. P negativas en II, III y aVF
c. P positivas en II, III y aVR
d. No existen ondas P delante de los complejos QRS

2009. El padre, madre o cuidador somete al niño a continuos ingresos y exámenes físicos alegando síntomas patológicos ficticios o generados de manera activa por el propio adulto

a. Síndrome de Munchausen
b. Síndrome de Down
c. Maltrato emocional
d. Trastorno bipolar

2010. La cardioversión está indicada en

a. Tratamiento del Infarto Agudo de Miocardio
b. Tratamiento del Bloqueo AurículoVentricular completo
c. Tratamiento profiláctico de algunas arritmias que pueden desencadenar en Parada Cardiorrespiratoria (PCR) o que aparecen tras ella
d. Tratamiento de la Fibrilación Ventricular

2011. Las Áreas de Salud son

a. El conjunto de establecimientos y profesionales sanitarios encargados de prestar atención sanitaria a los individuos
b. El Órgano permanente de comunicación e información de los profesionales sanitarios en su ámbito de actuación
c. Las estructuras fundamentales del sistema sanitario, responsabilizadas de la gestión unitaria de los centros y establecimientos del Servicio de Salud de la Comunidad Autónoma en su demarcación territorial y de las prestaciones sanitarias y programas sanitarios a desarrollar por ellos
d. Las delimitaciones geográficas establecidas legalmente donde se ubican los recursos sanitarios para prestar atención especializada

2012. La espirometría:

a. Permite detectar la disfunción ventilatoria en fases iniciales y controlar la respuesta del tratamiento
b. Proporciona información puntual sobre la función circulatoria
c. Ambas son correctas.

2013. En proceso de atención de enfermería, fase cuyo propósito es '*crear una base de datos sobre la respuesta del paciente a problemas de saludo a enfermedades y la posibilidad de controlar las necesidades de salud*':

a. de Diagnóstico   b. de Planificación
c. de Valoración   d. de Ejecución

2014. En cuántos estadios se clasifica la insuficiencia cardíaca, atendiendo a las recomendaciones del American College of Cardiology y de la American Heart Association (clasificación ACC/AHA, 2002):

a. 2   b. 3   c. 4   d. 5

2015. La dosis de adrenalina a administrar vía endotraqueal a un niño de 2 años y 20 kg de peso que se encuentra en asistolia es de:

a. 0.01mg/kg
b. 0.1ml/kg de una dilución al 1/10.000
c. 2ml de una dilución al 1/1.000
d. 3ml de una dilución al 1/10.000

2016. La prestación económica por riesgo durante la lactancia natural se extinguirá:

a. Al cumplir el hijo los seis meses de edad
b. Al cumplir el hijo los nueve meses de edad
c. Cuando la mujer termine la lactancia natural con un máximo de un año
d. Cuando pase a incapacidad temporal

2017. Síntomas más comunes que se producen en el asma:

a. Fiebre, escalofríos, expectoración purulenta y dolor torácico
b. Tos, disnea y sibilancias
c. Edemas, distensión de las venas del cuello y soplo cardiaco
d. Dolor pleurítico, disnea y estertores crepitantes en las bases pulmonares

2018. Para que los indicadores químicos determinen que un paquete con material quirúrgico ha alcanzado las condiciones adecuadas de esterilización deberán colocarse:

a. En un lugar visible del paquete
b. En el exterior y dentro del paquete en una zona interior de difícil acceso
c. En los cuatros costados del paquete
d. En una esquina y en cada objeto o instrumental incluido en el paquete

2019. En la valoración muscular del recién nacido de bajo peso y prematuro:

a. El tono flexor predomina generalmente frente al tono extensor
b. La postura que asume generalmente es la posición supina
c. La postura que asume generalmente es decúbito prono
d. Todas son incorrectas

2020. Estructura nerviosa que participa en la inervación visceral simpática:

a. Nervios esplácnicos pélvicos
b. Nervios esplácnicos lumbares
c. El nervio vago
d. Plexo lumbar

2021. Qué recomendación sobre el cuidado de los pies es adecuada para una señora de 75 años con diabetes mellitus tipo 2:

a. Mantener los pies calientes para mejorar la circulación, aunque para ello se tengan que acercar a una fuente de calor
b. Secar completamente los pies, incluidas las zonas interdigitales
c. No utilizar cremas suavizantes, es preferible que estén muy secos
d. Mantener los pies sumergidos en agua diariamente durante al menos 15 minutos

2022. Glándulas sudoríparas que están restringidas a las axilas, la región anogenital, la aureola mamaria, el conducto auditivo externo y párpados:

a. ecrinas
b. sebáceas
c. apocrinas
d. endrinas

2023. Aislamiento usado para prevenir las infecciones que se transmiten por contagio directo o indirecto por las heces o por objetos contaminados:

a. Aislamiento respiratorio
b. Aislamiento entérico
c. Aislamiento estricto
d. Aislamiento protector

2024. Para conocer las principales causas de morbi-mortalídad y analizar los factores que están influyendo o condicionando dicha morbi-mortalidad se realizará un:

a. Programa de salud
b. Diagnóstico de salud
c. Educación para la salud
d. Consulta de enfermería

2025. Tratamiento local de una herida producida por quemadura:

a. Introducir al paciente en un baño por inmersión
b. Ducha de arrastre con agua templada y solución jabonosa de digluconato de clorhexidina
c. No retirar tejidos esfacelados, ni semidesprendidos, ni flictenas rotas
d. No rasurar el cuero cabelludo tanto si se encuentra parcial o totalmente afectado

2026. Un ejemplo de filtro o limitador en las estrategias de búsquedas bibliográficas sería:

a. Usar cualquier operador boleano
b. Usar tesauros
c. Acotar la búsqueda por idioma
d. Usar truncamiento

2027. La definición de operador booleano que 'localiza registros que contengan alguno (al menos uno) de los términos de búsqueda y que es el operador que más amplía el resultado', se corresponde con:

a. AND   b. OR   c. NEAR   d. NOT

2028. En la fase II de la dieta por una gastroenteritis aguda hay que evitar:

a. Patata
b. Pan tostado
c. Uva
d. Membrillo
e. Sémola

2029. Factor predominante que hace a las personas diabéticas ser susceptibles de padecer graves lesiones en los pies:

a. Spaiders
b. Albuminuria
c. Enfermedad vascular periférica y neuropáticas
d. Hiperlipidemia

2030. A partir de qué semana de gestación efectúa el feto movimientos de succión:

a. 8ª   b. 12ª   c. 20ª   d. 28ª

2031. Los cuidados sanitarios de larga duración están encuadrados dentro de la prestación:

a. ...de atención primaria
b. ...ortoprotésica
c. ...de atención especializada
d. ...de atención sociosanitaria

2032. Si la madre presenta infección por varicela durante la gestación existe un riesgo mayor de que el niño desarrolle una varicela fulminantesi la infección se presenta...

a. ...entre el primer y segundo trimestre de gestación
b. ...entre el segundo trimestre y los 21 días anteriores al parto
c. ...entre los 20 y los 6 días anteriores al parto
d. ...entre los 5 días anteriores al parto y los 2 días posteriores al mismo

2033. La maniobra denominada Frente-Mentón se realiza colocando una mano en la frente para echar la cabeza hacia atrás, hiperextendiendo el cuello y con la punta de los dedos de la otra elevando el mentón, para...

a. comprobar lesiones en la columna cervical
b. desobstruir la vía aérea de cuerpos extraños
c. abrir la vía aérea
d. evitar lesiones en la columna cervical

2034. ¿Cuál NO es uno modelo de enfermería desarrollado a lo largo de la historia de la disciplina enfermera?

a. Modelo de enfermería de Orem centrado en el autocuidado
b. Teoría jerárquica de las necesidades de Maslow
c. Modelo de Virginia Henderson
d. Modelo de sistemas de Callista Roy

2035. Se le atribuye el origen del término 'Proceso de Enfermería'

a. M. Gordon
b. E. Fry
c. E. Wiedenbach
d. L. Hall

2036. Condiciones óptimas de conservación de un vial de Glucagón:

a. Temperatura ambiente y protección de la luz
b. Refrigeración y protección de la luz
c. Temperatura ambiente aunque no es necesario protección de la luz
d. No necesita ninguna condición de conservación especial

2037. Tratamiento de elección ante una infestación por pediculus humanus capitis o piojo de la cabeza:

a. Crema o loción de permetrina al 1% y nueva aplicación en 7-10 días
b. Crema o loción de líndano al 1% y nueva aplicación en 5 días
c. Loción de ácido acético al 2% diario durante 7 días
d. Crema de mebendazol 100 mg en una sola aplicación

2038. Entre las tareas de la enfermera instrumentista en el intraoperatorio se encuentra:

a. Colabora con el anestesista en todo el proceso de la anestesia
b. Comprueba que el paciente se encuentra cómodo y seguro
c. Mantendrá la asepsia del campo quirúrgico, limpiando el instrumental de sangre u otros residuos
d. Colabora en la recuperación anestésica del paciente

2039. Uno de los aspectos a valorar en un paciente que recibe alimentación por sonda nasogástrica es:

a. Los edemas
b. Las pupilas
c. La distensión abdominal
d. La ingurgitación yugular

2040. Entre los efectos colaterales de los opioides, está la 'tolerancia', que se define como:

a. La compulsión a ingerir opioides para experimentar sus efectos psíquicos
b. La necesidad de reducir la dosis de opioides con objeto de lograr los mismos efectos
c. La necesidad de incrementar la dosis de opioides con objeto de lograr los mismos efectos
d. El aumento de opioides en sangre

2041. La NOC es la clasificación...

a. de los resultados de enfermería
b. de las intervenciones de enfermería
c. de los diagnósticos de enfermería
d. de las interrelaciones diagnósticos-intervenciones-resultado

2042. NO es un efecto secundario de los antidepresivos:

a. Estreñimiento
b. Sequedad de boca
c. Somnolencia
d. Hipertensión arterial

2043. Instrumento que se puede usar en el proceso de toma de decisiones:

a. Case-Mix
b. Gráfica de Gantt
c. Peer Review
d. Informe Flexner

2044. La falta de asertividad puede ser debida a:

a. Una actitud negativa por parte de los demás
b. Una actitud pasiva por parte de los demás
c. Un déficit de cogniciones erróneas
d. Un déficit de habilidades sociales

2045. Con 'estilos de vida' nos referimos a:

a. Actividades de salud
b. Acciones de salud
c. Autocuidados de salud
d. Comportamientos en salud

2046. Respecto a la sífilis:

a. Es una enfermedad que evoluciona por etapas
b. De uno a seis meses después del contacto aparecen erupciones en el pecho, espalda, brazos y piernas
c. El tratamiento suele ser con antibiótico
d. Todas son correctas

2047. Las anorexias nerviosas suelen ir acompañadas de una amenorrea por desnutrición que puede ser primaria o secundaria y que tiene un origen:

a. Ovárico
b. Uterino
c. Hipofisario
d. Hipotalámico

2048. Colocación exacta del electro V4:

a. Cuarto espacio intercostal paraesternal derecho
b. Quinto espacio intercostal, línea media clavicular izquierda
c. Cuarto espacio paraesternal izquierdo
d. Posición intermedia entre V3 y V5

2049. Las cánulas faríngeas

a. Permiten el aislamiento de la vía aérea
b. En presencia de traumatismo craneofacial puede utilizarse indistintamente tanto la nasal como la oral
c. Existe un único tamaño universal
d. Las cánulas orofaríngeas no deben emplearse en pacientes conscientes

2050. Según Lalonde el nivel de salud de una comunidad estaría influido, entre otros, por:

a. Medio ambiente
b. Estilos de vida y conductas de salud
c. Sistema de asistencia sanitaria
d. Todas las respuestas son correctas

2051. "Una experiencia sensorial y emocional desagradable asociada con una lesión presente o potencial o descrita en términos de la misma"

a. Alodinia
b. Dolor
c. Parestesia
d. Neuralgia

2052. El antídoto de la heparina es:

a. Nalorfina
b. Sulfato de protamina
c. Vitamina K
d. Ticlopidina

2053. Alteraciones del lenguaje: Repetición de palabras o frases oídas en lugar de dar la respuesta:

a. Logoclonía
b. Verbigeración
c. Ecolalia
d. Logorrea

2054. Una paciente refiere xerostomía tras recibir quimioterapia: Qué fármaco favorece la secreción de saliva:

a. Pilocarpina
b. Megrestol
c. Metoclopramida
d. Mirtazapina

2055. Los islotes de Langerhans se encuentran en:

a. El hígado
b. El cerebro
c. El intestino
d. El páncreas

2056. Con respecto a los criterios de causalidad en investigación formulados por Hill, la 'asociación observada repetidamente por varias personas, en sitios, circunstancias y épocas diferentes' corresponde al criterio de:

a. Fuerza de asociación
b. Consistencia
c. Especificidad
d. Plausibilidad

2057. Se utiliza para valorar el funcionamiento del nervio craneal III:

a. Pida al paciente que siga su dedo con los ojos (sin mover la cabeza) mientras escribe en el aire una H
b. Compruebe la capacidad del paciente para oler (jabón o café, por ej.) con cada narina
c. Mantenga cierto número de dedos frente a los ojos del paciente y pregunte cuantos dedos es capaz de distinguir
d. Susurre unas palabras a cada oído del paciente y pídale que las repita, o frote los dedos pulgar e índice a unos 5 cm de cada pabellón auricular y pregúntele si oye el sonido

2058. El paralenguaje es un elemento del proceso global comunicativo que se incluye dentro de...

a. La relación asistencial
b. La comunicación no verbal
c. La comunicación verbal
d. La interacción propia de la entrevista clínica

2059. La sangre de los pulmones desemboca por las cuatro Venas Pulmonares en:

a. La aurícula derecha
b. La aurícula izquierda
c. El ventrículo derecho
d. El ventrículo izquierdo

2060. En el diagnóstico de situación de una organización, una técnica utilizada a menudo es el análisis 'DAFO':

a. Diagnóstico, Análisis, Factores de riesgo, Objetivos
b. Duración, Alternativas, Frecuencia, Objetivo
c. Derivación, Actualización, Funcionalidad, Orientación
d. Debilidades, Amenazas, Fortalezas, Oportunidades

2061. De las diferentes lesiones en la piel, la pústula se caracteriza por:

a. Masa sólida, prominente, palpable con un borde circunscrito
b. Masa semisólida en el tejido subcutáneo o la dermis
c. Grieta lineal en la piel que abarca más allá de la epidermis
d. Vesícula o ampolla llena de líquido purulento

2062. Una zona de elección de punción para la administración de medicamentos por vía intramuscular es el ventroglúteo, que está situado en el músculo medio, sobre el:

a. ...glúteo menor   b. ... glúteo mayor
c. ... glúteo lateral   d. ...glúteo oblicuo

2063. En el tratamiento hormonal del carcinoma de próstata se utiliza:

a. Progestágenos   b. Testosterona
c. Aldosterona   d. Antiestrógenos

2064. Los temores principales de los paciente adultos ante la enfermedad son

a. La pérdida de la integridad corporal y el volverse dependientes
b. La desesperanza en la recuperación y la pérdida de integridad corporal
c. La repercusión sobre el entorno familiar y la desesperanza en la recuperación
d. Volverse dependientes y perder el control sobre el proceso de la enfermedad

2065. Desde el punto de vista educativo, la consulta de cita previa es el ámbito idóneo para:

a. Mejorar el nivel de conocimientos del paciente
b. Detectar a las personas con hábitos tóxicos o poco saludables
c. Iniciar la educación sanitaria de pacientes crónicos
d. Explicar la dieta equilibrada

2066. Hildergarde Peplau escribió:

a. Relaciones interpersonales en enfermería
b. Los sistemas de enfermería
c. Teoría sobre el déficit de autocuidados
d. Principles and Practice of Nursing

2067. Recibe un aviso para atender un accidente de tráfico. Es el único personal sanitario hasta la llegada del soporte vital avanzado. Al llegar se encuentra a un paciente al que han extraído del coche y que presenta amputación a nivel de fémur distal con intensa hemorragia arterial. El paciente se encuentra inconsciente. ¿Cuál sería el orden de actuación?

a. Insertar vía venosa para administrar fluidos, realizar evaluación de la vía aérea, respiración y circulación y maniobras de reanimación si es necesario
b. Colocar torniquete por encima de la herida, realizar evaluación de la vía aérea, respiración, circulación y realizar maniobras de reanimación cardiopulmonar si procede
c. Evaluar la vía aérea, respiración, circulación, realizar maniobras de reanimación si procede y elevar la extremidad para disminuir hemorragia
d. Comprobar la vía aérea, respiración, circulación, realizar maniobras de reanimación si procede y después, aplicar un torniquete por encima de la herida

2068. Un paciente con antecedentes de litiasis renal ingresa con sospecha de cólico renal. Además de los analgésicos pautado ¿qué medida suplementaria puede servir para aliviar el dolor?

a. Movilización frecuente
b. Líquidos abundantes
c. Baños calientes
d. Reposo absoluto

2069. La esterilización con óxido de etileno se utiliza para:

a. El material que es preciso esterilizar en un corto período de tiempo
b. Objetos que no pueden ser tratados con calor
c. Objetos que deben esterilizarse a temperas superiores a 100ºC
d. Material que hay que esterilizar sumergido en vapor de agua

2070. Sonda que debe utilizar para la realización de un sondaje vesical

a. Foley   b. Levin   c. Dobhoff

2071. La vacunación es prevención:

a. primaria
b. secundaria
c. terciaria
d. Ninguna de las tres

2072. Durante el parto, las contracciones uterinas son responsables de:

a. Del borramiento y dilatación del cuello uterino
b. Expulsión de loquios
c. Descenso y rotación del feto y desplazamiento de la placenta
d. Son correctas a. y c)

2073. Un resultado del INR de 1 significa que la coagulación es:

a. como la de cualquier persona normal
b. inferior a la persona normal
c. superior a la persona normal
d. elevado al 1% de la persona normal

2074. Acude al servicio de urgencias rural un niño de 12 años, diagnosticado de diabetes. Presenta sudoración y temblor y una glucemia capilar de 43 mg/dl. ¿A qué mecanismo fisiológico se deben estos signos provocados por la hipoglucemia?

a. Estimulación del sistema nervioso simpático
b. Estimulación del sistema nervioso parasimpático
c. Inhibición del sistema nervioso autónomo
d. Alteración del sistema nervioso central

2075. Usted acude al Centro Cultural de su zona básica de salud para realizar una sesión de Educación para la Salud sobre el climaterio. En relación con el metabolismo del calcio y la prevención de osteoporosis:

a. El consumo de cafeína disminuye la fijación del calcio al hueso
b. Los requisitos de calcio disminuyen durante la menopausia
c. La masa ósea máxima del adulto se alcanza en torno a los 45 años, coincidiendo con el comienzo de la menopausia en mujeres
d. La sobrecarga física continua estimula el depósito de calcio por los osteoclastos

2076. Cuando se realiza una ileostomía, el estoma estará colocado en la parte abdominal del lado:

a. Izquierdo   b. Derecho
c. Es indiferente   d. Ninguna es correcta

2077. Complemento correspondiente al nivel de puesto que se desempeña:

a. De destino   b. De productividad
c. Específico   d. De atención continuada

2078. En las primeras horas tras una paracentesis mediante punción de la pared abdominal, se ha de vigilar especialmente:

a. La temperatura   b. La glucemia
c. La tensión arterial   d. Ninguna es correcta

2079. Año de la Conferencia Internacional sobre Atención Primaria de Salud, reunida en Alma-Ata:

a. 1986   b. 1978   c. 1976   d. 1967

2080. En su presencia se desploma una persona ¿Cuál es la secuencia de pasos a seguir en la actuación, según las recomendaciones del European Resuscitation Council?

a. Reconocimiento precoz y pedir ayuda, Reanimación Cardio Pulmonar (RCP) precoz por sanitarios, Desfibrilación Externa Automática (DEA), Soporte vital avanzado precoz
b. Reconocimiento precoz y pedir ayuda, RCP precoz por testigos, Soporte vital básico
c. Reconocimiento precoz y esperar ayuda, RCP precoz por sanitarios, DEA, Soporte vital avanzado precoz y cuidados postresucitación estandarizados
d. Reconocimiento precoz y pedir ayuda, RCP precoz por testigo, Desfibrilación precoz, Soporte vital avanzado precoz y cuidados postresucitación estandarizados

2081. El derecho a la salud, recogido en el artículo 43 de la Constitución, se desarrollará por:

a. Ley Orgánica   b. Ley Ordinaria
c. Real Decreto   d. Instrucciones y Circulares

2082. Factor de riesgo de caries postnatal:

a. Chupetes o tetinas
b. Consumo de calcio, fosfatos y flúor
c. Hábitos alimenticios adecuados
d. Consumo de bebidas con azúcares ocultos

2083. Una ronquera progresiva y persistente suele indicar neoplasia de:

a. Laringe
b. Faringe
c. Boca
d. Senos

2084. La estrategia para el Abordaje de la Cronicidad en el Sistema Nacional de Salud establece las medidas para la reorientación de la atención sanitaria a la cronicidad. De las siguientes medidas, cuál NO:

a. Potenciar la gestión de casos
b. Garantizar la valoración integral y multidisciplinar de los pacientes
c. Garantizar a la población información de calidad, veraz y no sesgada, sobre la salud en general
d. Implantar planes individualizados de atención

2085. Respecto a las fases del Proceso de Atención de Enfermería, última fase que se incluyó con entidad propia en el modelo de 5 etapas:

a. de evaluación
b. diagnóstica
c. de planificación
d. de ejecución

2086. Trastorno del comportamiento que presentan los enfermos de Alzheimer:

a. Perseveraciones verbales
b. Negativismo
c. Labilidad emocional
d. Todas son correctas

2087. La ejecución de las intervenciones de enfermería lleva implícita dos elementos de importancia:

a. Validación y análisis
b. Valoración y análisis
c. Evaluación y validación
d. Evaluación y análisis

2088. Bacterias que en mayor número de casos son responsables de la otitis media :

a. Stretococcus pneumoniae, Haemophilus influenzae y klebsiella pneumoniae
b. Streptococcus pneumoniae, pseudomonas fluerescens y moraxella catarrhalis
c. Haemophilus influenzae, Klebsiella pneumoniae y Moraxella catarrhalis
d. Streptococcus pneumoniae, Haemophilus influenzae y Moraxella catarrhalis

2089. Si extrae una muestra aleatoria de individuos de una población y estima cuántos presentan una determinada enfermedad en un momento concreto del tiempo, conocerá:

a. La incidencia de la enfermedad
b. La prevalencia de la enfermedad
c. La densidad de la incidencia de la enfermedad
d. La incidencia acumulada de la enfermedad

2090. Nivel óptimo de aplicación de un criterio:

a. Norma
b. Indice
c. Indicador
d. Estándar

2091. Está relacionado con el adelanto de la menopausia:

a. La edad de la menarquia
b. El patrón menstrual
c. La obesidad
d. El tabaquismo

2092. La necesidad de movilización en un paciente con un Trastorno Esquizofrénico puede presentar manifestaciones de dependencia debido a trastornos del movimiento tales como:

a. Parálisis de los miembros inferiores
b. Letargia, inhibición
c. Estereotipias o manierismos
d. Logoclonía, parestesias

2093. En un estudio se calcula la media de glucemia capilar en una muestra de 200 pacientes de una consulta. La media es de 130 mg/dl, desviación estándar de 20 y un Intervalo de Confianza (IC) al 95% (125-136). ¿Cómo se interpretaría el IC?

a. Con una seguridad del 95% la media de glucemia capilar en la muestra de la población, se encuentra entre 125 y 136 mg/dl
b. Con una seguridad del 95% existen diferencias estadísticamente significativas en la media de glucemia capilar de la muestra
c. Con una seguridad del 95% no existen diferencias estadísticamente significativas en la media de glucemia capilar de la muestra
d. Con una seguridad del 95% la media de glucemia capilar en la población en la que se extrajo la muestra, se encuentra entre 125 y 136 mg/dl

2094. Trastorno que representa una alteración del ritmo cardiaco y que no se trata mediante desfibrilación:

a. Taquicardia ventricular sin pulso
b. Asistolia
c. Fibrilación ventricular
d. Todos se tratan mediante desfibrilación

2095. Al instruir a un enfermo afectado de reflujo gastroesofágico sobre las conductas que pueden agravar los síntomas, incluiría todas las siguientes EXCEPTO

a. Ingerir alcohol
b. Comer chocolate
c. Tomar café
d. Comer alimentos proteicos

2096. Instrumento para el cribado de pacientes con trastornos cognitivos:

a. Índice de Katz
b. Cuestionario de Pfeiffer
c. Índice de Karnofsky
d. Escala de Lawton y Brody

2097. ¿Cuál de los siguientes comentarios realizados por una persona con Insuficiencia Renal en programa de Hemodiálisis denota una mayor necesidad de formación?

a. 'Debo comer más fruta y verdura, ¡aunque no me gusta nada!'
b. '¡El chocolate ni lo huelo!'
c. 'No me puedo permitir el queso curado porque tengo el fosforo muy alto'
d. 'Debo limitar la cantidad de líquidos que tomo'

2098. Según el marco conceptual de los determinantes de las desigualdades sociales en salud, basado en Solar e Irwin y Navarro:

a. Al disminuir la clase social mejora la salud, tanto expresada en salud percibida como en un exceso de mortalidad o morbilidad
b. Las desigualdades solo afectan a un pequeño segmento de la población más pobre
c. Las desigualdades se van reproduciendo a lo largo del ciclo vital, la clase social de la familia donde se nace, el nivel de estudios adquirido o la ocupación, generando recursos y oportunidades desiguales a lo largo de la vida
d. Las diferencias en salud entre hombres y mujeres responden esencialmente a diferencias biológicas

2099. Las cuatro funciones que integran el rol de la enfermera en el modelo de Hildegarde Peplau son:

a. Función de desconocida, función de conocida, función de persona-recurso, función de sustituta
b. Función de desconocida, función de conocida, función de sustituta, función de consejera-orientadora
c. Función de desconocida, función de persona-recurso, función de sustituta, función de consejera-orientadora
d. Función de desconocida, función de persona-recurso, función de conocida, función de consejera

2100. Según la Ley 44/2003, de 21 de noviembre, de ordenación de las profesiones sanitarias, son profesiones sanitarias, tituladas y reguladas:

a. Aquellas que están organizadas en colegios profesionales oficialmente reconocidos por los poderes públicos
b. Aquellas que están organizadas en asociaciones de carácter privado
c. Aquellas que están organizadas indistintamente en colegios profesionales oficialmente reconocidos por los poderes públicos o en asociaciones de carácter privado
d. Aquellas declaradas como tales por Acuerdo del Consejo de Ministros

2101. Periodo de 1 a 2 años posteriores a la pubertad en el que se completa el crecimiento del esqueleto y quedan establecidas las funciones reproductivas:

a. Postpubescencia   b. Prepubescencia
c. Menarquía   d. Premenarquía

2102. Una de las complicaciones que aparece durante los procesos de exacerbación de la Epoc es la insuficiencia respiratoria aguda (IRA), caracterizada por:

a. Valores de gases arteriales iguales a PO2 55 mmHg o inferior y PCO2 50mmHg o más
b. Valores de gases arteriales iguales a PO2 70 mmHg o superior y PCO2 25mmHg o inferior
c. Valores de gases arteriales iguales a PO2 80 mmHg o superior y PCO2 35 mmHg o inferior
d. Valores de gases arteriales iguales a PO2 80 mmHg o inferior y PCO2 40 mmHg o más

2103. El modelo de V. Henderson:

a. ...se muestra suficiente y justificado tanto para la enfermera generalista como para la enfermería especialista en salud mental
b. ...se muestra suficiente y justificado para la enfermera generalista pero no es así para la enfermera especialista en salud mental
c. ...se muestra insuficiente tanto para la enfermera generalista como para la enfermera especialista en salud mental
d. ...no puede aplicarse en el ámbito de la enfermería de salud mental

2104. NO es un factor de riesgo de cáncer de mama:

a. Edad
b. Primer embarazo después de los 30 años
c. Menarquia después de los 12 años
d. Menopausia tardía

2105. Qué Modelo de modificación de comportamientos en salud es un modelo de planificación de promoción de salud basado en la premisa de que el diagnóstico educacional debe de preceder al plan de intervención:

a. Modelo del proceso de precaución adopción
b. Modelo del aprendizaje social
c. Modelo Precede-Procede
d. Modelo de acción razonada

2106. Una persona adulta con un Shock Anafiláctico tendrá las siguientes manifestaciones cardiovasculares

a. Bradicardia, hipotensión arterial y arritmias
b. Taquicardia, hipotensión arterial y signos de hipoperfusión periférica
c. Taquicardia, hipotensión arterial y poliuria
d. Taquicardia, hipertensión arterial y signos de hipoperfusión periférica

2107. Ley básica reguladora de la autonomía del paciente y de derechos y obligaciones en materia de información y documentación clínica. Derecho a la información asistencial. *"Las personas vinculadas al paciente por razones familiares serán informadas..."*

a. ... en todo caso
b. ...en la medida en que el paciente lo permita de manera expresa o tácita
c. ...en todo caso los parientes en primer grado así como cónyuge pareja de hecho
d. No tienen derecho a ser informados

2108. Para recoger la información necesaria para la coordinación de la planificación de los cuidados entre enfermeras del Hospital y Primaria, acorde con el estado de salud y las necesidades del paciente, cuidador y familia utilizamos...

a. Hoja de derivación
b. Listado de problemas
c. Hoja de incidencias
d. Informe de continuidad de cuidados de enfermería al alta

2109. Forma farmacéutica en la que un sólido finamente dividido se dispersa en otro sólido, líquido o gas:

a. Suspensión   b. Solución
c. Emulsión   d. Comprimido

2110. En relación con la vía intraósea:

a. Las dosis utilizadas por vía intraósea deben ser dobles que las utilizadas por vía intravenosa
b. Permite una rapidez de acción similar a la de las vías venosas periféricas
c. No se debe utilizar en pacientes pediátricos
d. A través de la vía intraósea no se pueden administrar líquidos, solo se pueden administrar fármacos

2111. Las Actividades de Vida Diaria (AV) según el Modelo de Roper-Logan y Tierney pueden verse influidas por factores:

a. Físicos, psicológicos, sociales y espirituales
b. Físicos, psicológicos, socioculturales, ambientales y político-económicos
c. Biológicos y psicosociales
d. Biológicos, emocionales, intelectuales, sociales, culturales y espirituales

2112. A través de la válvula mitral la sangre pasa en condiciones normales:

a. De aurícula izquierda a aurícula derecha
b. De aurícula izquierda a ventrículo izquierdo
c. De aurícula derecha a ventrículo derecho
d. De ventrículo derecho a aurícula derecha

2113. La tensión arterial es una variable:

a. Cualitativa
b. Cuantitativa discreta
c. Cuantitativa continua
d. Ninguna de las anteriores

2114. La prueba de audiometría de la impedancia es de aplicación:

a. Para el cribaje de personas que requieran otras pruebas
b. Para valorar la presencia o ausencia de anomalías en el mecanismo de conducción del oído medio
c. Para determinar la calidad auditiva y de comprensión del habla.

2115. La situación de dependencia según la ley de Promoción de la Autonomía Personal y Atención a las personas en situación de dependencia se clasifica:

a. Grado I: dependencia moderada; Grado II: dependencia severa; Grado III: gran dependencia; Grado IV: dependencia total
b. Grado I :dependiente; Grado II: independiente
c. Grado I: independiente; Grado II: parcialmente dependiente: Grado III: totalmente dependiente
d. Grado I: dependencia moderada; Grado II: dependencia severa; Grado III: gran dependencia

2116. Abertura de la línea de sutura antes de que la incisión haya cicatrizado:

a. Evisceración   b. Epitelización
c. Dehiscencia   d. Queloide

2117. En la realización de un ECG el electrodo rojo corresponde al:

a. Brazo derecho   b. Brazo izquierdo
c. Pie derecho   d. Pie izquierdo

2118. En un anciano con inmovilismo, ¿Cuándo debemos aplicar una escala de valoración del riesgo para el desarrollo de úlceras por presión?

a. En periodos regulares de tiempo
b. En los cambios del estado de salud del paciente
c. Si es hospitalizado o institucionalizado
d. Todas son ciertas

2119. *"El Censo debe cumplir una serie de condiciones para considerarlo como tal"*, **por tanto es:**

a. Colectivo (La familia es una hoja censal)
b. Incluye los habitantes de una zona
c. Simultáneo
d. Es de interés administrativo

2120. 'Criterios de resultados objetivos'

a. Son los objetivos a alcanzar por el cliente
b. Es el resultado final del estado de un cliente
c. Es el conjunto de actividades a realizar por el cliente.

2121. La evolución y la planificación de los cuidados de enfermería formará parte de:

a. La historia clínica
b. El consentimiento informado
c. Tarjeta Sanitaria Individual
d. No es necesario que quede reflejado

2122. Adulto joven diagnosticado de depresión desde hace dos años. Trabaja como comercial pero está teniendo problemas con uno de sus compañeros de trabajo. El rol de la enfermera se centra en ser una presencia comprensiva para él. De acuerdo con el modelo conceptual de Dorothea Orem, indique qué método de ayuda utiliza la enfermera para compensar la limitación de acción del paciente:

a. Actuar por otra persona
b. Guiar y dirigir
c. Proporcionar soporte psicológico
d. Proporcionar y mantener un entorno que fomente el desarrollo personal

2123. Respecto a las fuerzas que influyen en la filtración a través de los capilares de los glomérulos renales (Filtración Glomerular) que se lleva a cabo en el corpúsculo renal:

a. La presión hidrostática de la sangre que circula por los capilares glomerulares favorece la filtración hacia la cápsula de Bowman
b. La presión coloidosmótica debida a las proteínas plasmáticas dentro de los capilares glomerulares favorece la filtración hacia la cápsula de Bowman
c. La presión hidrostática del líquido dentro de la cápsula de Bowman favorece la filtración hacia la cápsula de Bowman
d. El gradiente neto de la suma de estas tres presiones es de 100 mm Hg a favor de la filtración
e. Todas las anteriores son correctas

2124. El polvo es uno de los factores de riesgo con efecto sobre la piel en el protocolo de vigilancia de las dermatosis profesionales de tipo:

a. Mecánico   b. Físico
c. Químico   d. Biológico

2125. Durante el puerperio aparecen episodios de diaforesis, consistentes en:

a. Aumento de la transpiración
b. Entuertos
c. Disminución de la diuresis

2126. En la maternidad, sí en el supuesto de parto el descanso de la maternidad tendrá una duración de 16 semanas, en el supuesto de fallecimiento del hijo, ese periodo:

a. Se verá reducido
b. Su duración se establece en seis semanas inmediatamente posteriores al parto
c. Se mantiene
d. No procede la situación de descanso maternal. Procede una I.T

2127. Posible causa de error en formulación de diagnósticos de Enfermería

a. Detectar los factores causales o de riesgo
b. Identificar manifestaciones, signos y síntomas
c. Asegurarse que la respuesta del paciente precede al factor causal
d. Considerar las necesidades como problemas

2128. Proceso de transporte de agua a través de las membranas que depende de la concentración de solutos

a. Filtración   b. Transporte activo
c. Difusión facilitada d. Ósmosis

2129. Forma de administrar medicamento NO incluida en la vía tópica:

a. Pomadas oculares   b. Gotas óticas
c. Supositorios   d. Gotas nasales

2130. Es falso que:

a. La percepción de pensión de jubilación parcial sea incompatible con las retribuciones derivadas de una actividad a tiempo parcial
b. La percepción de pensión de jubilación por un régimen público de Seguridad Social será compatible con la situación del personal emérito especificado en la normativa
c. Los servicios de salud establezcan las disposiciones oportunas para posibilitar la renuncia al complemento específico por parte del personal licenciado sanitario
d. Al personal estatutario le resulte de aplicación el régimen de incompatibilidades establecido con carácter general para los funcionarios públicos

2131. NO es una de las relaciones proposicionales propuestas por la Dra. Hernández Conesa para el estudio de la disciplina enfermera

a. Persona-Salud
b. Persona-Entorno
c. Salud-Cuidados
d. Persona-Enfermería

2132. En Atención Primaria: prueba recomendada de forma preferente para el cribado inicial para determinar la situación de fragilidad/ limitación funcional, en personas mayores:

a. Short Physical Performance Battery (SPPB)
b. Audit C
c. Índice de Lawton-Brody
d. Test de Morisky-Green

2133. En la prevención de infecciones nosocomiales del torrente sanguíneo (bacteriemia y fungemia) se ponen en marcha las siguientes medidas

a. Desinfección de la piel con ungüento con tres antibióticos en el lugar de la inserción de catéteres
b. Utilizar sistemáticamente guías metálicas cuando se colocan de nuevo catéteres venosos centrales, para asegurar una correcta y rápida colocación
c. Los equipos de administración de soluciones intravenosas y las llaves de tres vías deben cambiarse con una frecuencia no mayor a 4 días
d. Las transfusiones de sangre deben administrarse a flujo lento de forma que su duración debe ser al menos de 6 horas

2134. Definimos TAQUIPNEA como:

a. Aceleración del pulso
b. Aceleración del ritmo cardiaco
c. Aceleración de la respiración
d. Deceleración de la PVC

2135. Modelo de historia clínica más adecuado para Atención Primaria:

a. programada   b. por problemas
c. de cronología   d. tradicional

2136. Hildegard Peplau define 6 funciones distintas que la enfermera desarrolla a lo largo de la relación terapéutica, coincidiendo con las distintas etapas de la relación. La función de desconocida se dará en la fase de:

a. resolución   b. orientación
c. aprovechamiento   d. identificación

2137. Para la detección precoz del cáncer de mama disponemos, entre otros métodos diagnósticos, de:

a. Test de Shiller, colpocitología y colposcopia
b. Toma por técnica de Mi-Mark, de litosomad de Abradul o Endopap
c. Examen clínico, estudios citológicos e histológicos, ecografía y radiología
d. Técnica Papanicolau, test de Collins

2138. La hemorragia de las encías se conoce como:

a. Melenas   b. Gingivorragias
c. Hematemesis   d. Epistaxis

2139. Secciones en que se clasifican las enfermedades en la CIE-9-MC:

a. 17   b. 39   c. 12   d. 145

2140. Método usado para valorar la independencia en las actividades básicas de la vida diaria

a. Miniexamen cognoscitivo (MEC) de Lobo
b. Índice de Katz
c. Escala Norton modificada
d. Escala de Downton

2141. Tipos de entrevistas clínicas según su finalidad:

a. Estructurada y dirigida   b. Libre
c. De valoración   d. Grupal

2142. NO es una contraindicación de las vacunas:

a. Enfermedad aguda con fiebre
b. Tratamiento con antibiótico
c. Enfermedad cardiaca descompensada
d. Reacción alérgica grave anterior a la misma vacuna

2143. Los modelos de enfermería:

a. Proporcionan marcos en los cuales los clientes asumen una mayor responsabilidad en la resolución de sus propios problemas
b. Ayudan a fomentar la dependencia del cliente con los profesionales prestadores de cuidados
c. Son poco útiles para el abordaje de los cuidados en el ámbito de la enfermería de salud mental
d. Proporcionan un recurso legal de protección para cubrir la responsabilidad de la enfermera

2144. En las neuronas una vez que un potencial de acción ha comenzado, un segundo potencial de acción no puede ser disparado durante un breve espacio de tiempo, independientemente de la intensidad del estímulo aplicado. Este periodo de tiempo se conoce como:

a. Retraso sináptico
b. Periodo despolarizante umbral
c. Periodo refractario absoluto
d. Periodo refractario relativo
e. Sumación espacial

2145. Micción dolorosa o dificultad para orinar:

a. Anuria
b. Oliguria
c. Disuria
d. Polaquiuria

2146. Según la Constitución Española, quiénes mantendrán un régimen Público de Seguridad Social para todos los ciudadanos que garantice la asistencia y prestaciones sociales suficientes ante situaciones de necesidad

a. Los médicos
b. Los poderes públicos
c. Los partidos políticos
d. Las organizaciones sindicales

2147. ¿Qué registros característicos podremos observar en el ECG de un paciente con hipertrofia ventricular?

a. Inversión de la onda T
b. QRS estrecho
c. Desviación del eje a la derecha
d. Todas son ciertas

2148. En 1983 hubo 3,2 muertes infantiles antes de cumplir 1 año por cada 1.000 nacidos vivos. Se trata de:

a. Tasa de mortalidad neonatal
b. Esperanza de vida al nacer
c. Tasa de mortalidad perinatal
d. Tasa de mortalidad infantil

2149. Sería urgencia en una gestante:

a. Aparición de varices
b. Leucorrea
c. Polaquiuria
d. Cefalea intensa

2150. Los lípidos ingeridos con la dieta aportan, por cada gramo:

a. 4 Calorías
b. 7 Calorías
c. 9 Calorías
d. Igual que las proteínas

2151. A.P. de 69 años está ingresada por un infarto agudo de miocardio. Manifiesta que tiene dificultad para conciliar y mantener el sueño por el dolor, el miedo a la evolución de la enfermedad, los ruidos y la luz ambiental. Diagnóstico de esta situación:

a. Deprivación de sueño
b. Insomnio
c. Trastorno del patrón del sueño
d. Disposición para mejorar el sueño

2152. Una de las siguientes intervenciones está relacionada con el diagnóstico de enfermería 'Riesgo de traumatismo relacionado con la mala visión':

a. Valoraremos cuáles son los conocimientos del paciente y su familia sobre cómo prevenir lesiones y traumatismos
b. Establecer líneas eficaces de comunicación, según las posibilidades de cada usuario
c. Llamar al paciente por su nombre. Hablarle sin gritar
d. Ayudar a la persona a identificar las manifestaciones de la ansiedad y sus posibles orígenes

2153. Respecto a la conservación y almacenamiento de las vacunas:

a. Pueden exponerse directamente a la luz
b. Todas las vacunas deben conservarse a temperatura ambiente
c. Las vacunas deben estar protegidas en su envase. Los frascos solo deben abrirse para ser administrados
d. La triple vírica debe administrarse caliente

2154. Tiene que repetir las pruebas metabólicas a un recién nacido de 20 días de vida. Para la punción del talón emplearía como analgésico:

a. Ibuprofeno oral
b. Sacarosa oral
c. Paracetamol intravenoso
d. Fentanilo intravenoso

2155. ¿Qué anomalía congénita se produce en la 'transposición de grandes vasos'?

a. La aorta emerge de la aurícula derecha y la arteria pulmonar de la aurícula izquierda
b. La aorta emerge de la aurícula izquierda y la arteria pulmonar de la aurícula derecha
c. La aorta emerge del ventrículo izquierdo y la arteria pulmonar del ventrículo derecho
d. La aorta emerge del ventrículo derecho y la arteria pulmonar del ventrículo izquierdo

2156. Según la sociedad española de cuidados paliativos (SECPAL), respecto al uso de la morfina?

a. La morfina por vía oral siempre provoca una depresión respiratoria
b. La dosis por vía parenteral debe ser del doble al triple de la cantidad
c. No provoca acostumbramiento
d. La morfina provoca euforia

2157. ¿Qué beneficios para la salud se obtienen con la utilización de anticonceptivos esteroideos?

a. Disminución de peso en un 10%
b. Disminución del volumen menstrual en un 40-50%
c. Disminución de las cifras de tensión arterial
d. Disminución de mastalgias

2158. Respecto al ajuste de tasas de mortalidad:

a. El método indirecto se usa preferiblemente para poblaciones pequeñas
b. El método indirecto se usa preferiblemente para poblaciones grandes
c. La razón de tasas estandarizadas indica la diferencia de tasas de mortalidad en dos poblaciones distintas
d. El método indirecto tiene como inconveniente que necesita más información para su elaboración

2159. Lara es una niña de 5 años que acude al servicio de urgencias de pediatría con convulsiones. A esa edad, las causas más frecuentes de convulsión son:

a. Infección sistémica y del sistema nervioso central
b. Errores congénitos del metabolismo
c. Epilepsia
d. Las repuestas a y c son correctas

2160. De las siguientes características del triage o clasificación en situaciones de catástrofes o múltiples víctimas, señale la INCORRECTA:

a. Rápido
b. Completo
c. Sentido retrógrado
d. Seguro

2161. Registro clave en la investigación etnográfica y en el que se registra el proceso de investigación y las impresiones y sensaciones de los investigadores:

a. La observación-participante
b. Diario de campo
c. Informe condensado
d. Informe ampliado

2162. El test de Rorschard o de manchas de tinta es un test:

a. Subjetivo
b. Objetivo
c. Proyectivo
d. Ninguna es correcta

2163. No contiene gluten:

a. Trigo
b. Cebada
c. Maíz
d. Centeno

2164. La nutrición enteral en duodeno será de:

a. 300 ml en 6 a 7 tomas
b. 500 ml en 3 tomas
c. 300 ml cada dos horas
d. Hasta 600 ml en 3 tomas

2165. En el proceso de investigación cualitativa, *"cuando sucesivas indagaciones tanto en sujetos como en el análisis no aportan nueva información relevante acerca del fenómeno estudiado"*

a. Idoneidad
b. Saturación teórica
c. Evaluación
d. Codificación

2166. Objetivos del paciente que van asociados con cambios en las actitudes:

a. Psicomotores
b. Cognoscitivos
c. Afectivos
d. Específicos

2167. Respecto a las características de personalidad:

a. El estilo de personalidad conocido como Tipo A aumenta la probabilidad de enfermedades digestivas
b. El estilo de personalidad conocido como Tipo A aumenta la probabilidad de enfermedades cardiovasculares
c. El estilo de personalidad conocido como Tipo B aumenta la probabilidad de enfermedades digestivas
d. El estilo de personalidad conocido como Tipo B aumenta la probabilidad de enfermedades cardiovasculares

2168. ¿Qué enfoque metodológico pretende explicar cómo los individuos dan significado a fenómenos sociales a través de su experiencia vivida?

a. Etnografía
b. Teoría Fundamentada
c. Fenomenología
d. Etnometodología

2169. En relación a la prueba de la tuberculina (Test de Mantoux) o Derivado Proteico Purificado (por sus siglas en inglés: PPD):

a. La lectura (a las 48-72 h.) consiste en la medición del diámetro del eritema
b. Consiste en una inyección subcutáneo en la cara ventral del antebrazo de PPD (derivado proteico purificado)
c. En adultos, una reacción positiva (≥ 5 mm) habitualmente indica contacto previo con el bacilo tuberculoso
d. En niños, una reacción positiva (≥ 1 mm) habitualmente indica enfermedad tuberculosa

2170. Prueba específica a realizar como paso previo a la inserción de un catéter en la arteria radial o cubital, con el fin de evaluar la presencia de una adecuada circulación colateral de la mano:

a. Test de Spencer modificado
b. Test de tolerancia al cateterismo arterial
c. Test de Student
d. Test de Allen
e. Tilt Test (TTT)

2171. De ser positivo, sugiere el diagnóstico de colecistitis:

a. Signo de Blumberg
b. Signo de Murphy
c. Signo de Rovsing
d. Signo de Psoas

2172. Es un objetivo de la Estrategia 8 del Plan de Calidad del Sistema Nacional de Salud (mejorar la seguridad de los pacientes atendidos en los centros sanitarios del SNS):

a. Promover y desarrollar el conocimiento y la cultura de seguridad de los pacientes entre los profesionales y los pacientes en cualquier nivel de atención sanitaria
b. Diseñar y establecer sistemas de formación relacionados con la seguridad de los pacientes
c. Quitar prácticas seguras del SNS
d. Informar de la investigación en seguridad de los pacientes

2173. De las siguientes contraindicaciones a la vacunación, identifique la INCORRECTA:

a. Niño con reacción anafiláctica previa al huevo, contraindica la vacuna a la gripe trivalente intramuscular
b. Niño con reacción anafiláctica previa a la neomicina, contraindica la vacuna frente a la triple vírica
c. Niño con reacción anafiláctica previa al huevo, contraindica la vacuna frente a la varicela
d. Adulto con reacción anafiláctica previa al huevo, contraindica la vacuna frente a la fiebre amarilla

2174. Trastorno del lenguaje que NO se produce en personas con demencia

a. Logoclonía
b. Ecolalia
c. Glosolalia
d. Perseveración

2175. En la escala de Norton modificada para la valoración del riesgo de úlceras por presión no se considera;

a. Temperatura corporal
b. Control de esfínteres,
c. Frecuencia de ingesta alimentaria
d. Medicación habitual

2176. El glucagón es una hormona producida por:

a. Tiroides
b. Páncreas
c. Adenohipófisis
d. Cápsulas suprarrenales

2177. Vómito con sangre procedente del aparato digestivo:

a. Hemoptisis
b. Hematemesis
c. Vómito en posos de café
d. Melenas

2178. Cuando se realiza cirugía menor en los EAP, uno de los siguientes criterios de calidad es INCORRECTO:

a. Se solicitará siempre que sea posible el consentimiento informado
b. No es necesario enviar todos los tejidos extirpados a anatomía patológica
c. Utilización de anestésicos locales posibles para disminuir el dolor
d. Anamnesis preoperatoria referida a alergias anestésicos

2179. En relación al consumo de alcohol:

a. El consumo de riesgo en mujeres a partir 136 gramos/semana
b. Para calcular los gramos de alcohol puro se utiliza la siguiente fórmula: volumen en ml x graduación (%) x factor de conversión 0,2
c. El consumo de riesgo en hombres es ≥ 40 gramos al día
d. Un valor del test de CAGE de 4 indica sospecha de alcoholismo

2180. El SIDA se clasifica en estadios de gravedad de forma creciente, según las cifras de linfocitos CD4. ¿En cuántos estadios, según la OMS.?

a. 5
b. 4
c. 3
d. 2

2181. ¿A partir de qué semana de gestación puede la madre identificar los movimientos del feto?

a. 8ª
b. 16ª
c. 24ª
d. 28ª

2182. Es un componente de la evaluación de la calidad asistencial:

a. Proponer
b. Valorar
c. Evaluar
d. Definir

2183. Entre las acciones y procedimientos para prevenir las infecciones nosocomiales, cuál es de eficacia probada:

a. Quimioprofilaxis en cirugía limpia
b. Drenaje urinario cerrado
c. Desinfección de suelo paredes
d. Fumigación ambiental

2184. Tratamiento basado en el conocimiento y juicio clínico que realiza un profesional de enfermería para favorecer el resultado esperado del paciente:

a. Diagnóstico Enfermero
b. Resultado Enfermero
c. Intervención Enfermera
d. Evaluación Enfermera

2185. A la consulta a demanda de enfermería en atención primaria acude un varón de 47 años con sobrepeso, vida sedentaria y fumador de 10 cigarros/día. Entre las recomendaciones para la prevención de enfermedad cardiovascular se incluye:

a. Aconsejar y apoyar el abandono del tabaco, realizar cambios dietéticos que incluyen dieta hipocalórica para alcanzar el normopeso y 30 minutos de actividad física moderada al día

b. Es suficiente con aconsejar abandono del tabaco y ofrecer apoyo en el proceso ya que no existe enfermedad cardiovascular y no presenta obesidad

c. Recomendar al menos 30 minutos de actividad física intensa al día

d. La ingesta de grasas debe reducirse al 5% de la ingesta calórica total

2186. Qué técnica realizaremos para comprobar si el flujo de sangre a través de la arteria cubital es suficiente para irrigar la mano en caso de oclusión de la arteria radial:

a. Toma de pulso radial

b. Toma de pulso cubical

c. Prueba de Allen

d. Toma de Tensión Arterial

2187. María, de 81 años de edad, es cuidadora principal de su marido desde hace 3 años. Hace unos meses al acudir a su domicilio, identificamos un diagnóstico de 'Baja autoestima situacional'. De entre todas las actividades que podemos realizar, ¿Cuáles serían más adecuadas para ayudar a María a superar esta situación?

a. Potenciar el aprendizaje de las técnicas necesarias para el cuidado de la persona dependiente

b. Valorar tanto los síntomas físicos como psicológicos y derivar a consulta médica para prescripción de tratamiento farmacológico

c. Insistir en la importancia de procurarse un tiempo para su propio cuidado y ayudar a encontrar alternativas para compartir tiempo con amistades y realizar actividades de ocio

d. Facilitar conocimientos y habilidades sobre acciones de autocuidado básicas para las actividades de la vida diaria

2188. Dentro de las funciones administrativas de una institución sanitaria, qué principio de la organización es *'que la delegación surta el efecto planeado, cada nivel de autoridad debe tomar las decisiones que sean de su competencia, sin permitir que se trasfieran a otros niveles de autoridad'*

a. Tramo de control

b. De la jerarquía

c. De la división del trabajo

d. Del nivel de autoridad

2189. Respecto al método START de triage:

a. Se realiza en cuarta noria de evacuación

b. Si la víctima deambula y no respira se etiquetará como verde

c. Es un triage rápido que se realiza en el área base

d. En este sistema de triage también se valora el estado mental

2190. Entre las complicaciones que definen la cirrosis descompensada, NO se encuentra:

a. Ascitis
b. Encefalopatía hepática
c. Diarrea
d. Ictericia

2191. Bloqueante neuromuscular usado para la intubación endotraqueal por su rapidez de inicio de acción y por ser el más rápido en revertir su acción:

a. Suxametonio
b. Cisatracurio
c. Rocuronio
d. Atracurio

2192. El peak flow meter mide:

a. Flujo espiratorio máximo en el primer segundo (FEV 1)

b. Flujo espiratorio máximo en la zona media de la capacidad vital (FEF 25–75 %)

c. Capacidad vital forzada (FVc)

d. Flujo espiratorio máximo (FEM)

2193. Evalúa las ABVD (actividades básicas de la vida diaria de ámbito físico) en un anciano:

a. Escala de Lawton

b. Índice de Katz

c. Escala de Barthel

d. B y C son correctas

2194. Una de las siguientes posiciones hace más susceptible al paciente de desarrollar úlceras por presión debido a las fuerzas de cizalla:

a. Decúbito supino

b. Decúbito prono

c. Sims

d. Fowler

2195. Acerca de la artrosis de rodilla:

a. Cuando la artrosis sintomáticas es leve, el tratamiento debería limitarse a la educación del paciente, a la terapia física y educacional, así como a tratamiento farmacológico que incluyese analgésicos orales simples

b. Siempre será de elección el tratamiento quirúrgico con implantación de prótesis

c. El control del peso del paciente no influye en la evolución del cuadro artrósico

d. Entre los hallazgos radiológicos típicos de la artrosis no se encuentran los osteofitos

2196. En relación a las indicaciones de la Nutrición Enteral, según la capacidad gastrointestinal, seleccione la respuesta INCORRECTA:

a. Si la capacidad gastrointestinal está intacta la nutrición enteral no está indicada en pacientes comatosos o semiconscientes

b. La nutrición enteral puede indicarse en pacientes con vaciado gástrico retrasado

c. Cuando existen vómitos incoercibles la nutrición enteral no debe instaurarse

d. La hemorragia digestiva crónica es una contraindicación relativa

2197. Una persona cuyo grupo sanguíneo es A negativo...

a. Puede recibir una transfusión de sangre del tipo AB

b. Tiene el antígeno B en sus células

c. Tiene el antígeno A en sus células

d. Tiene anticuerpos (aglutininas) anti-A en el plasma

2198. En la valoración física preoperatoria del paciente que lleva a cabo la enfermera NO se encuentra:

a. Capacidad motora

b. Miedo a la destrucción de su imagen corporal

c. Signos vitales

d. Estado de los dientes y membranas mucosas

2199. ¿Qué diagnóstico enfermero se debería excluir en una disfunción socio-familiar dentro del Patrón rol-relación descrito por M. Gordon?

a. Interrupción de los procesos familiares

b. Procesos familiares disfuncionales

c. Afrontamiento familiar efectivo

d. Conflictos del Rol paternal

2200. Un paciente puede revocar libremente por escrito su consentimiento para una intervención...

a. Antes de las 24 horas para la intervención quirúrgica en cuestión

b. En cualquier momento

c. En cualquier momento, salvo que se trate de intervención programada

d. Antes de las 12 horas para la intervención

2201. Dos parámetros imprescindibles para valorar la espirometría forzada:

a. La capacidad vital forzada (FCV) y el volumen espiratorio máximo en el primer segundo (VEMS o FEV 1)

b. El volumen espiratorio máximo en el primer segundo (VEMS o FEV 1) y el FEV 25–75%

c. El FVC y el índice de Tiffeneau

d. El volumen espiratorio máximo en el primer segundo (VEMS o FEV 1) y el flujo espiratorio máximo (FEM)

2202. Las actividades de promoción de la salud son esencialmente de:

a. Prevención primaria

b. Prevención secundaria

c. Prevención terciaria

d. Carácter individual

2203. La punción pleural se realiza para extraer líquido de la cavidad pleural. También se la conoce como:

a. Toracocentesis   b. Amniocentesis

c. Incisión de Bardenbeuer   d. Toracotomía

2204. Cuando hablamos de promoción de la salud, ¿a quién nos dirigimos?

a. A toda la población

b. A la población marginal

c. Población en riesgo

d. Población sana

2205. Tras una intervención de cirugía de mama deben realizarse una serie de cuidados de enfermería, como:

a. Utilizar prendas de vestir que compriman, sobre todo las articulaciones del brazo afectado, ya que favorecen el retorno venoso

b. El brazo afectado estará inmovilizado, al menos una semana

c. En el postoperatorio inmediato a la cirugía, potenciaremos la realización de grandes movimientos del brazo afectado

d. Inmediatamente después de la intervención quirúrgica, colocaremos el brazo afectado en abducción de 45° y con elevación de 45°

2206. Instrumento de valoración y control del dolor en el enfermo terminal:

a. Utilizaremos la escala simple descriptiva de la intensidad del dolor

b. La escala numérica 0-10 del dolor

c. La escala análoga visual

d. Podemos utilizar cualquiera de las tres

2207. NO es un principio para dar una asistencia integral al paciente terminal:

a. Atención precoz, programada y regular

b. Las acciones deben ir dirigidas a la mejora del bienestar y el confort del paciente

c. La familia es el mayor aliado del equipo terapéutico

d. Debemos centrarnos en el diagnóstico y la curación

2208. Un antígeno es una sustancia que:

a. Induce un estado de sensibilidad o respuesta inmunitaria

b. Reduce la respuesta inmunitaria

c. Favorece la formación del tejido de granulación

d. Se transmite de forma natural por una madre inmunizada

2209. El dengue es una enfermedad infecciosa endémica en determinadas comunidades. Cuando el 38% de la población de una comunidad presenta dicha enfermedad, se habla de :

a. Holoendemia

b. Hiperendemia

c. Mesoendemia

d. Hipoendemia

e. Pandemia

2210. Mecanismo de defensa por el que un enfermo no reconoce su padecimiento:

a. Supresión   b. Negación

c. Regresión   d. Ansiedad

2211. Un criterio para establecer el grado de dependencia de Grado 2 o Dependencia Severa es:

a. Presencia indispensable y continua de otra persona

b. Pérdida total de autonomía mental o física

c. La persona necesita ayuda para realizar varias ABVD dos o tres veces al día, pero no requiere la presencia permanente de un cuidador

d. La persona necesita ayuda para realizar una o varias ABVD al menos una vez al día

2212. Protección estimada por la vacuna de la gripe:

a. Del 50 al 70%   b. Del 70 al 90%

c. Del 65 al 75%.   d. Del 100%

2213. En la valoración del riesgo de suicidio habría que tener en cuenta algunos factores de mayor riesgo:

a. Disponibilidad de recursos, recursos sociales disponibles

b. Letalidad del plan, Disponibilidad de recursos, Probabilidad de ser rescatado

c. Bajo nivel de tolerancia a la frustración

d. Situación de no resolución de sentimientos hacia experiencias que dificultan la adaptación

2214. Tomando como referencia las directrices de la Sociedad Española de Medicina de Familia y Comunitaria, el cribaje de las metabolopatías de recién nacidos se hace antes de:

a. 15 días   b. 20 días

c. 1 mes   d. 6 meses

2215. En la planificación de cuidados de un enfermo autónomo con diagnóstico médico de diabetes mellitus, es una actividad de enfermería:

a. Estimular a la familia y personas allegadas que abracen al enfermo

b. Enseñarle al enfermo las técnicas de inyección de la insulina y observarle mientras las realiza

c. Enseñarle a la familia las técnicas de nutrición

d. Enseñarle a la familia la técnica de recogida de muestras

2216. Tiroiditis subaguda de Quervain:

a. Suele afectar a hombres

b. Suele aparecer en verano y otoño

c. Es de etiología autoinmune

d. No es dolorosa en ninguna etapa

2217. Paciente de 80 años, insulinodependiente, que tiene además problemas de movilidad debidos a su artrosis. Cuando le visitamos en su domicilio valoramos su habilidad y le recordamos que:

a. La insulina se absorbe con mayor rapidez cuando se inyecta en el abdomen

b. La velocidad de absorción disminuye de manera progresiva en brazos, muslos y cadera

c. La inyección de insulina se realizará en el tejido subcutáneo

d. Todas son correctas

2218. Al administrar medicamentos en personas de edad avanzada debemos tener en cuenta:

a. Una disminución del gasto cardiaco puede aumentar la velocidad de suministro de medicación a los órganos afectados

b. Los sistemas circulatorio y nervioso central tienen menor capacidad para asimilar el efecto de algunos medicamentos

c. Como resultado de un metabolismo más rápido, las concentraciones farmacológicas aumentan en los tejidos y en el plasma

d. La mayoría de los ancianos no tienen problemas médicos múltiples que justifiquen un régimen terapéutico con uno o más fármacos

2219. Respecto al estudio del intercambio de gases:

a. La pulsioximetría puede sustituir siempre a la gasometría arterial en la valoración del intercambio de gases

b. La gasometría arterial no es imprescindible para estudiar el intercambio de gases

c. La pulsioximetría puede evitar gasometrías arteriales de seguimiento pero no puede sustituir a éstas en el estudio del intercambio de gases

d. La gasometría arterial siempre debe realizarse respirando aire ambiente

2220. Una señora está siendo tratada en el hospital por un problema respiratorio. El diagnóstico que identifica su enfermera es el de "*Limpieza ineficaz de la vía respiratoria relacionada con secreciones acumuladas que obstruyen las vías respiratorias*". Tras 4 días de tratamiento con ejercicios respiratorios, ingestión de líquidos, etc., la enfermera detecta que no ha recuperado la eficacia de su función respiratoria. Acuerdan modificar el plan y aumentar los ejercicios con tos asistida y respiraciones profundas más frecuentes. Estas acciones corresponden a qué fase del proceso de enfermería:

a. Valoración
b. Diagnóstico
c. Planificación
d. Evaluación
e. Revaluación

2221. Entre los tipos de precauciones para el control de la infección nosocomial, están las precauciones por transmisión de contacto para los pacientes que se sabe o sospecha tiene una enfermedad transmisible por contacto directo o indirecto. tales enfermedades incluyen:

a. Enfermedad invasiva por Haemofilus influenzae tipo B incluyendo la meningitis
b. Tuberculosis
c. Infecciones respiratorias víricas como la gripe
d. Infección con Escherichia Coli para pacientes con pañal o incontinentes

2222. Señale la respuesta INCORRECTA, respecto a la técnica Delphi

a. Se elige a un grupo de expertos para trabajar con ellos
b. Es necesaria la cumplimentación de tres cuestionarios diferentes
c. Es un proceso que se alarga en el tiempo
d. Está basada en la reflexión individual

2223. En una emergencia colectiva:

a. Los puestos médicos avanzados se colocarán siempre dentro de la zona de rescate
b. El objetivo no es asegurar la supervivencia de la población siniestrada, sino su evacuación
c. La prioridad asistencial será la posibilidad de supervivencia, no la gravedad
d. La existencia de víctimas no es la principal justificación de su intervención

2224. En relación a los objetivos del cuaderno de continuidad de cuidados. Señale la INCORRECTA:

a. Mejorar la continuidad de cuidados del paciente y su cuidadora
b. Facilitar la comunicación y coordinación entre los profesionales
c. Proporcionar a los profesionales información básica sobre las necesidades de salud del paciente y cuidadora
d. Sustituir al Informe de Continuidad de Cuidados al alta hospitalaria

2225. La Amercian Psychiatric Association (1994) definió la enfermedad mental como:

a. Un síndrome que tiene manifestaciones psicológicas o conductuales asociadas a una alteración del funcionamiento secundaria a una anomalía social, psicológica, genética, fisicoquímica o biológica
b. La aceptación por parte del enfermo de sus actos
c. La posibilidad de la persona para afrontar el estrés
d. Una enfermedad que confina a las personas a los asilos y manicomios

2226. Fractura más frecuente en pacientes con osteoporosis:

a. Cuerpos vertebrales   b. Radio
c. Cuello de fémur   d. Costillas

2227. El nuevo concepto de Salud plantea un enfoque :

a. Estático-Ecológico   b. Dinámico-ecológico
c. Estático-biológico   d. A y B son correctas

2228. No es causa de la insuficiencia renal aguda parenquimatosa o renal:

a. Glomerulonefritis
b. Obstrucción de la vía urinaria ya sea uretral, vesicular, ureteral o pélvica
c. Por oclusión de las grandes arterias o venas de la arteria o vena renal
d. Por toxicidad celular debida a algunos antibióticos (aminoglucósidos)

2229. En los cuidados necesarios en la fase aguda del paciente esquizofrénico NO será necesario:

a. Insistir en la alimentación e hidratación adecuada
b. Encomendarles tareas socio-culturales
c. Ser rigurosos en la higiene corporal
d. Estar pendiente de los efectos secundarios del tratamiento con fármacos neurolépticos

2230. Durante el postparto, hay una serie de cambios hemodinámicos, entre ellos una elevación de leucocitos de 15.000 a 20.000, debido primordialmente al aumento del número de:

a. Eosinófilos   b. Eritrocitos
c. Granulocitos   d. Linfocitos

2231. Provisión de un nivel determinado de calidad al menor coste posible:

a. Eficiencia   b. Efectividad
c. Aceptabilidad   d. Eficacia

2232. Con respecto a la historia natural de la enfermedad, la prevención primaria se lleva a cabo en el periodo:

a. Prepatogénico   b. Patogénico
c. De resultados   d. De tratamiento

2233. Las actividades de enfermería relacionadas con malos tratos en el niño:

a. Deberán determinar si la historia es incompatible con la lesión
b. Cursar el parte de lesiones al juzgado y fiscalía, tanto si existe certeza como si solo existe sospecha
c. Examinar en busca de lesiones ocultas
d. Todas son verdaderas

2234. Un paciente con un infarto de miocardio lateral, presentará una obstrucción a nivel de la arteria:

a. Coronaria derecha
b. Descendente anterior
c. Descendente posterior
d. Diafragmática
e. Circunfleja

2235. En relación con la inclusión de los pacientes oncológicos terminales en un programa de cuidados paliativos, NO es un criterio:

a. Limitación funcional grave no reversible y cuyo pronóstico de vida se prevé limitado con los conocimientos actuales
b. Presencia de enfermedad oncológica documentada, progresiva y avanzada
c. Escasa o nula posibilidad de respuesta al tratamiento específico
d. Pronóstico de vida limitado (más del 90% es previsible que fallezca antes de los seis meses)

2236. Para prevenir los accidentes infantiles dentro del automóvil, según la OMS, se recomienda el uso de sistemas de retención infantil. Cuál es INCORRECTO:

a. Grupo 0 Para niños con peso menor de 10 kg (Hasta 9 meses)
b. Grupo 0+ Para niños con peso menor de 13 kg (Hasta 18 meses)
c. Grupo 1 Para niños con peso de 8 kg a 18 kg (De 8 meses a 4 años)
d. Grupo 2 Para niños con peso de 15 kg a 25 kg (De 3 a 6 años)

2237. Acude a la consulta por primera vez una joven de 20 años de origen nórdico que lleva viviendo en España seis meses. Durante la entrevista refiere que 'a pesar de que al comienzo fue difícil, ahora he comenzado a sentirme parte del pueblo'. Ella reside en una pequeña localidad gallega con sus padres y desde hace un par de meses ha comenzado la universidad, donde se ha integrado formando un pequeño grupo de amigos con los que participa en la organización de las fiestas locales. Esta situación encaja con el concepto de:

a. Subcultura   b. Asimilación
c. Aculturación   d. Estereotipo

2238. Las 'Cataratas' son:

a. Infecciones del iris
b. Alteraciones de córnea
c. Alteración del cristalino
d. Alteración de la retina

2239. En un paciente inmovilizado con riesgo de deterioro de la integridad cutánea, en el plan de enfermería elaborado consta: cambio de posición, manejo de presiones y vigilancia de la piel. Estamos hablando de:

a. Objetivos (NOC)
b. Intervenciones (NIC)
c. Diagnósticos de enfermería
d. Problemas relacionados

2240. Sonda que se introduce por un procedimiento quirúrgico a través de la pared abdominal hasta el estómago

a. Sonda de gastrostomía
b. Sonda de yeyunostomía
c. Sonda nasoentérica
d. Ninguna de las anteriores

2241. En las transfusiones se pueden producir complicaciones no infecciosas. Una reacción transfusional aguda de mecanismo inmune es:

a. Sobrecarga circulatoria. Sobrecarga de volumen
b. Hemolítica. Incompatibilidad de grupo
c. Hipocalcemia. Parestesia, tetania, arritmia
d. Hipotermia. Infusión rápida de hemoderivados fríos

2242. Durante la valoración focalizada del patrón respiratorio del Sr. Juan de 68 años encuentra las siguientes características: frecuencia y profundidad de las respiraciones irregular, con períodos de apnea combinados con períodos de respiraciones que aumentan en profundidad y frecuencia para luego ir disminuyendo paulatinamente hasta de nuevo hacer una pausa de apnea. Cómo registraría en la historia clínica este patrón:

a. Respiración de Cheyne-Stokes
b. Respiración de Biot
c. Respiración eupneica
d. Respiración de Kussmaul

2243. ¿Qué estima la medición de los pliegues cutáneos?

a. La masa corporal
b. La grasa corporal total
c. La masa magra
d. La relación entre masa grasa y masa muscular
e. La masa libre de grasa

2244. El paciente que ha sufrido un accidente cerebro-vascular (ACV) suele presentar deterioro de la comunicación verbal con afasia o disartria. La manifestación e implicaciones de enfermería que se proponen para esta situación es:

a. En la afasia expresiva dirigirse al paciente hablando con lentitud y claridad para ayudarles a formar sonidos
b. En la afasia receptiva alentar al paciente a repetir sonidos del alfabeto
c. En la afasia global establecer modos alternativos de comunicación: utilizar gestos o dibujos
d. En la apraxia utilizar un lenguaje sencillo para que pueda responder adecuadamente

2245. Según las recomendaciones de la European Resuscitation Council, ¿Cuántas compresiones torácicas por minuto han de realizarse durante las maniobras de RCP?

a. 60   b. 80   c. 100   d. 120

2246. Según la sociedad europea de cuidados paliativos, el objetivo de los cuidados paliativos es:

a. Proporcionar cuidados al paciente en caso de empeoramiento
b. Proporcionar bienestar y soporte exclusivamente al paciente
c. Realizar técnicas y métodos para alargar la vida del paciente
d. Proporcionar bienestar y soporte al paciente y su familia

2247. Acude a nuestra consulta de atención primaria un señor de 72 años que ha sido dado de alta hospitalaria tras un accidente cerebrovascular isquémico (ACVI). En el informe de continuidad de cuidados se indica que el paciente refiere disfagia moderada. ¿Qué NO sería recomendable?

a. Comer en un entorno relajado y sin prisas
b. Puede poner la televisión para que se entretenga mientras come
c. Colocar al paciente para que coma en sedestación o si se encuentra encamado en Fowler
d. Introducir en la boca pequeñas cantidades

2248. Actitud del profesional sanitario para integrar y aplicar los conocimientos, las habilidades y las actitudes asociadas a las buenas prácticas de su profesión para resolver las situaciones que se le plantean:

a. Evidencia   b. Logro profesional
c. Competencia   d. excelencia

2249. Tiempo aproximado que debe permanecer puesta una sonda rectal:

a. 24 horas   b. 30 minutos
c. 12 horas   d. Hasta que se note alivio

2250. En relación a la placa del bisturí eléctrico es INCORRECTO:

a. Ha de colocarse en una zona desprovista de vello y tejido cicatricial
b. Debe quedar bien fijada a la piel, sin dejar que exista espacio de aire entre la placa y la piel
c. La piel donde se coloque ha de estar perfectamente seca
d. Se deberá colocar preferentemente en zonas con prominencias óseas

2251. Etapa de la visita domiciliaria en que se realizan actividades de fomento del autocuidado:

a. Planificación de la visita
b. Desarrollo de la visita
c. Registro de la visita
d. Evaluación de la visita

2252. Paso de un fármaco desde el lugar de administración hasta su llegada a plasma:

a. Absorción   b. Distribución
c. Metabolismo   d. Eliminación

2253. NO es una manifestación clínica de un niño moribundo:

a. Cambios en el color de la piel
b. Disminución del volumen de los ruidos de Korotkoff
c. Respiración Kussmaul
d. Agitación

2254. Fase de la adaptación a la situación del cuidado en que la cuidadora puede tener dificultad para verbalizar los sentimientos provocados por los acontecimientos dolorosos del cuidado:

a. Fase de negación o falta de Conciencia del Problema
b. Fase de Búsqueda de información y aparición de sentimientos negativos
c. Fase de Reorganización
d. Fase de Resolución

2255. Requisito necesario para poder participar en los procesos de selección de personal estatutario fijo:

a. Nombramiento por órgano competente
b. No hallarse inhabilitado con carácter firme para el ejercicio de funciones públicas ni, en su caso, para la correspondiente profesión
c. Haber sido separado del servicio, mediante expediente disciplinario, en los seis años anteriores a la convocatoria
d. Estar incorporado/a a una plaza del Servicio de Salud correspondiente

2256. La hemofiltración arteriovenosa está indicada en pacientes:

a. Con hipertensión portal
b. Con deshidratación secundaria a una hiperplasia renal
c. Con sobrecarga hídrica secundaria a insuficiencia renal oligúrica
d. Ninguna es cierta

2257. El período neonatal comprende:

a. Los primeros 7 días de vida
b. El período de hospitalización tras el parto
c. Los primeros 28 días de vida
d. Las primeras 24 horas de vida

2258. Infecciones nosocomiales son

a. Las asociadas a promiscuidades
b. Las asociadas a las relaciones sexuales
c. Las asociadas a la transmisión por heces
d. Las asociadas con la prestación de asistencia en un centro sanitario

2259. Energía que debe aportar la dieta diaria de un niño de 1 a 3 años?

a. 100 Kcal por cada kg de peso
b. 200 Kcal por cada Kg de peso
c. 300 Kcal por cada Kg de peso
d. 150 Kcal por cada Kg de peso

2260. La insulina NPH tiene un inicio de:

a. 2 h   b. 5 h   c. 8 h   d. 12 h

2261. Son clasificaciones de las quemaduras en función del agente productor las siguientes, EXCEPTO:

a. Térmicas
b. Eléctricas
c. Químicas
d. Según el porcentaje de superficie quemada

2262. Para la autorrealización de medición de glucemia capilar:

a. Apretar la zona de punción hasta que salga una gota de sangre
b. El uso de antisépticos (alcohol, clorhexidina)
c. Lavarse las manos, si es posible con agua caliente, y secar
d. Pinchar, preferentemente, en los dedos: índice, corazón y anular

2263. Antes de realizar una intervención comunitaria sobre hábitos de actividad física y sedentarismo en la población infantil y adolescente se han de conocer los últimos informes sobre el tema que se indica, EXCEPTO

a. En la edad de entre 9 y 12 años las niñas no cumplen las recomendaciones de actividad física en mayor proporción (alrededor de un 20-25%) que los niños
b. En la adolescencia (13-17 años) aumenta el no cumplimiento de las recomendaciones de actividad física en ambos sexos
c. La mayoría de los niños y niñas entre 6 a 9 años camina para ir o volver de la escuela respectivamente, pero solo si la distancia a la escuela es menor de un kilómetro
d. Los porcentajes de las adolescentes son similares al de los adolescentes en cuanto a la actividad física durante el recreo

2264. Con respecto a los estudios epidemiológicos, grado en que una prueba diagnóstica (un observador, un procedimiento o un instrumento) mide aquello que se quiere medir:

a. Especificidad   b. Validez
c. Fiabilidad   d. Valor predictivo

2265. La tosferina es una infección causada por la bacteria:

a. Bordetella pertussis
b. Haemophilus influenzae
c. Pneumocystis jiroveci
d. Influenza

2266. Si el anestesista realiza una anestesia intradural, el anestésico local lo inyecta en:

a. Espacio subaracnoideo
b. Espacio peridural
c. Ligamento amarillo
d. Espacio epidural

2267. En el ámbito de los servicios de salud la calidad funcional hace referencia a:

a. cómo se presta el servicio al paciente y depende de su juicio subjetivo
b. lo que el paciente recibe realmente
c. la imagen de la organización sanitaria dentro de la sociedad
d. la imagen de la organización sanitaria desde el punto de vista de su personal

2268. Vía más adecuada en la administración de Sulfato de Salbutamol en pacientes asmáticos:

a. Oral   b. Intramuscular
c. Subcutánea   d. Inhalada

2269. En relación con la clasificación de grados de lesiones en el pie diabético según Wagner:

a. Grado I: Úlcera profunda
b. Grado II: Úlcera superficial
c. Grado III: Úlcera profunda más absceso y/u osteomielitis
d. Grado IV: Gangrena extensa

2270. 'Descarga excesiva y desordenada del tejido nervioso cerebral sobre los músculos que ocasiona una pérdida casi instantánea del conocimiento, alteraciones de la percepción, trastorno de la función psíquica, movimientos convulsivos, alteración de las sensaciones o alguna combinación de estos fenómenos':

a. Temblor
b. Epilepsia
c. Enfermedad de Alzheimer grado 4
d. Meningitis

2271. No es indicativo de diálisis en la IRA:

a. Cifras de creatinina plasmática entre 7 y 9 mg/dl
b. Alteraciones hidroelectrolíticas y del equilibrio ácido-básico severo
c. Complicaciones hemorrágicas cuya causa es la uremia
d. Todas las anteriores son indicativas de diálisis en IRA

2272. En un plan de cuidados a pacientes obesos ¿cual de los siguientes patrones priorizarías a la hora de realizar la valoración enfermera?

a. Sexualidad-Reproducción
b. Sueño-Descanso
c. Nutricional metabólico
d. Adaptacion de la Tolerancia al Estrés

2273. El miedo a los extraños suele aparecer

a. Alrededor de los 3 meses
b. Es innato
c. En el último subestadio sensoriomotor
d. Alrededor de los 7-9 meses

2274. En la atención a un paciente en una crisis convulsiva está contraindicado:

a. Intentar colocar al individuo en el suelo en posición lateral
b. Sujetar firmemente al individuo durante la crisis para evitar que pueda golpearse
c. Aflojar la ropa constrictiva
d. Están contraindicadas la A y la B

2275. Número de casos de una enfermedad existentes en una población concreta y en un momento dado:

a. Proporción   b. Prevalencia
c. Probabilidad   d. Razón

2276. El golpe de calor es una respuesta inflamatoria sistémica caracterizada por una temperatura corporal:

a. Entre 38ºC y 40ºC   b. Mayor de 40,6ºC
c. Menor de 40,6ºC   d. 38ºC

2277. Qué datos objetivos recogería en una valoración focalizada de un niño que dice que siente que 'tiene algo' en el oído:

a. Inspección y palpación del pabellón y conducto auditivo externo: posición, tamaño y simetría; color de la piel; secreciones; tumefacción o eritema
b. Membrana timpánica: color; identificación de triángulo luminoso
c. Las enfermeras/os normalmente no realizan este tipo de exploraciones
d. a. y b. son correctas

2278. Con la edad se producen importantes cambios morfológicos y funcionales en el organismo de los individuos. Cuáles son las modificaciones morfológicas propias del sistema endocrino:

a. Variaciones del peso y disminución de la masa celular
b. Disminución del agua corporal y aumento de la grasa corporal
c. Involución pancreática e involución del tiroides
d. Disminución del metabolismo basal y disminución de la tolerancia a la glucosa

2279. Infección vírica asociada con el desarrollo de la púrpura fulminante en el neonato:

a. Citomegalovirus   b. Hepatitis B
c. Varicela-Zoster   d. Sarampión

2280. Trastorno en el que tras la muerte de un ser querido el sufrimiento que acompaña al luto no sigue las expectativas normales y se manifiesta en un deterioro funcional con síntomas que persisten mucho después de la muerte:

a. Duelo ineficaz   b. Duelo alterado
c. Duelo disfuncional   d. Duelo complicado

2281. ¿Qué es 'Fundamentar' en Ética?

a. Dar respuesta 'con fundamento' a las preguntas que nos presenta la profesión
b. Es dar razón que justifique los principios o normas morales. Abre la vía del diálogo y es una salvaguarda contra el dogmatismo
c. Encontrar respuesta a las preguntas fundamentales que nos hacen los pacientes
d. Dar la respuesta más adecuada a las preguntas de los pacientes, basadas en nuestros principios

2282. Prueba de imagen que permite valorar el estado funcional de una glándula:

a. Radiología   b. Ecografía
c. Tac   d. Gammagrafía

2283. La salud comunitaria se refiere a:

a. La salud de los habitantes de cada país
b. La salud de la Comunidad Europea
c. Las actividades de una comunidad relacionadas con su estado de salud
d. Las actividades de una comunidad organizadas para prevenir, proteger, promocionar y restaurar la salud

2284. El dolor es:

a. Un signo   b. Un síndrome
c. Un síntoma   d. Una patología

2285. Las manifestaciones típicas en un shock hipovolémico son:

a. Pulso rápido y filiforme, hipertensión, sudor frío y pegajoso y bradipnea
b. Pulso rápido y filiforme, hipotensión, sudor frío y pegajoso y taquipnea
c. Pulso lento y filiforme, debilidad, sudor frío y pegajoso y bradipnea
d. Pulso lento y filiforme, hipertensión sudor y taquipnea

2286. 'Cualquier tratamiento basado en el criterio y el conocimiento clínico, que realiza un profesional de la enfermería para mejorar los resultados del paciente'

a. Plan de cuidados de enfermería individualizado
b. Intervención NIC
c. Vía clínica
d. Plan de cuidados de enfermería estandarizado

2287. ¿Qué es un tofo?

a. Ácido úrico depositado en los tejidos
b. Cálculos de ácido úrico
c. Masa formada en los tejidos por depósitos de los cristales de urato
d. Depósitos de pirofosfato cálcico dihidratado

2288. Los indicadores de salud conseguida pueden ser:

a. Prevalencia e incidencia
b. Sensibilidad y especificidad
c. Vulnerabilidad y coste
d. Positivos y negativos

2289. Primer signo de alarma de obstrucción intravenosa:

a. Interrupción del flujo de líquido
b. Hipertermia
c. Hipotermia
d. Taquicardia

2290. ¿Cuál de las siguientes Teorías NO tiene relación con la motivación del personal en el ámbito laboral?

a. Teoría Monista de Taylor
b. Teoría de Maslow de la jerarquía de necesidades
c. Teoría de Sistemas de Von Bertalanffy
d. Teoría del factor doble de Herzberg

2291. 'Aplicar las tecnologías y sistemas de información y comunicación de los cuidados de salud' es competencia que habilita para el ejercicio de la profesión de enfermero y recogida en:

a. Real Decreto 1393/2007.
b. Ley 44/2003
c. Real Decreto 1093/2010.
d. Orden CIN 2134/2008

2292. Dentro de los patrones funcionales de Gordon cuál NO hace referencia directa al comportamiento del sujeto:

a. Patrón percepción-manejo de la salud
b. Patrón eliminación
c. Patrón cognitivo-perceptivo
d. Patrón rol-relaciones

2293. Para Lalonde, el nivel de salud de una comunidad viene determinado por la interacción de las variables:

a. Biología humana, medio ambiente, estilo de vida y sistema de asistencia sanitaria
b. Medio ambiente, estilo de vida y sistema de asistencia sanitaria
c. Biología humana, estilo de vida y sistema de asistencia sanitaria
d. Biología humana, medio ambiente y sistema de asistencia sanitaria

2294. Los pedúnculos cerebrales forman parte del:

a. Diencéfalo   b. Mesencéfalo
c. Metencéfalo   d. Mielencéfalo

2295. En la realización de una cama cerrada, tras preparar el equipo, lo primero que tendremos en cuenta será:

a. El lavado de manos
b. colocar la cama en posición horizontal
c. Traslada al paciente a un sillón hasta que hayamos terminado el procedimiento
d. Colocar el material que vamos a utilizar en orden inverso

2296. La exposición a la muerte, sufrir una lesión grave o violencia sexual, ya sea real o percibida como amenaza, es un criterio para el diagnóstico de

a. Relación social desinhibida
b. Estrés postraumático
c. Apego reactivo
d. Adaptación

2297. Proceso cognitivo por el que la enfermera intenta categorizar el estado en el que se encuentra el paciente y el nivel de cuidados que precisa:

a. Valoración   b. Planificación
c. Evaluación   d. Ejecución

2298. En las revisiones de salud del niño a partir de los 2 años, ¿qué hallazgos debemos considerar de riesgo en relación a la obesidad infantil?

a. Incremento del IMC menor o igual a 2 unidades / año
b. Rebote adiposo antes de los 5 años
c. El índice de masa corporal mayor o igual al percentil 85 es indicador de obesidad
d. El índice de masa corporal mayor o igual al percentil 90 es indicador de obesidad

2299. Respecto al triage:

a. Debe ser el personal de enfermería, con experiencia en emergencias, el que de forma general debe realizar la clasificación de pacientes en urgencias hospitalarias (salvo la existencia de un médico que asuma la tarea)
b. La clasificación de las víctimas se realizará en función de su gravedad y su posible pronóstico
c. El triage deber ser rápido, completo, preciso y seguro
d. Todas son verdaderas

2300. Si la talla de una muestra de personas sigue una distribución normal, cuya media es de 1,70 cm y su desviación estándar de 5cm, el intervalo 160 a 180 cm...

a. Incluye aproximadamente al 95% de las personas observadas
b. Incluye aproximadamente al 99 % de las personas observadas
c. Incluye la media real de la población con una probabilidad de 95%
d. Incluye la media real de la población con una probabilidad del 99%

2301. De las siguientes escalas de valoración del dolor en la infancia, ¿cuál se recomienda para los escolares de 7 a 8 años?

a. Escala NFCS
b. Escala numérica o analógica
c. Escala CHEOPS
d. Escala Oucher
e. Escala de Wong y Baker

2302. A nivel ambulatorio la evaluación y el tratamiento de menores de edad con trastornos mentales se realiza en:

a. el hospital de día infanto-juvenil
b. la Unidad de Salud Mental infanto-juvenil
c. la Unidad de hospitalización breve infantil
d. la Unidad de pediatría de los centros de atención primaria

2303. Para introducir a un enfermo un tubo endotraqueal le colocaremos:

a. Con hiperextensión de la cabeza
b. Con la cabeza hacia la izquierda
c. Con la cabeza hacia la derecha
d. Con la cabeza recta

2304. La educación para la salud consiste en:

a. Informar a los individuos sobre las medidas adecuadas para la prevención de la enfermedad
b. Hacer una campaña de información masiva sobre temas que se refieren a la evolución de la enfermedad
c. Informar y responsabilizar a los individuos de su salud y lograr que éstos modifiquen sus hábitos negativos
d. Informar sobre los factores que actúan como barrera defensiva del ser humano

2305. Cuando un paciente presenta fractura de cadera y la enfermera le coloca una almohada abductora entre las piernas, está tratando de evitar:

a. Las úlceras por presión
b. La trombosis profunda
c. La luxación de la cadera
d. La movilidad del miembro afecto

2306. Determinación de glucemia basal:

a. Tras 8 horas de ayuno
b. Tras 10 horas de ayuno
c. Tras 8 horas de ayuno y a primera hora de la mañana
d. Tras 10 horas de ayuno y a primera hora de la mañana

2307. Raile y Marriner clasifican los trabajos teóricos enfermeros en:

a. Filosofías, modelos conceptuales, teorías y teorías intermedias
b. Escuelas: De las necesidades, la interacción, los efectos deseables, la promoción de la salud, del ser humano unitario y del caring
c. Paradigmas: Categorización, integración y transformación
d. Orientaciones: Ecologista, existencialista, cósmica y sociológica

2308. Las principales características del síndrome de Ret son:

a. Perdida de los movimientos intencionales de manos, estereotipias e hiperventilación
b. Temores, fobias, rabietas, autoagresiones
c. Perdida significativa de lenguaje expresivo, control de esfínteres y rendimiento motor
d. Características similares a un trastorno esquizoide, con alteraciones sociales importantes

2309. Ante un cuerpo extraño corneal, ¿qué actuación de enfermería NO es correcta?

a. Limpiar el ojo tras anestesiar
b. Tras la anestesia teñir el ojo
c. Anestesiar el ojo cada 8 horas si el traumatismo es importante
d. Limpiar el ojo antes de anestesiarlo

2310. En la consulta de enfermería de atención primaria es FALSO que:

a. Se deberá fijar un tiempo para atender a las personas citadas (atención programada/concertada. y otro para las no citadas (atención a demanda)
b. Se valoraran las necesidades o problemas de salud del usuario
c. Se realizará control y seguimiento de los problemas o necesidades de salud del usuario
d. No se realizará educación para la salud

2311. En la elaboración de un proyecto educativo los indicadores para valorar los conocimientos antes de la intervención y después de la misma, corresponden a la fase de:

a. Determinación de objetivos
b. Determinación de actividades
c. Evaluación del proyecto
d. Determinación de los contenidos del proyecto

2312. Respecto a los tipos de Inmunidad, señale la FALSA:

a. Las vacunas, como la Triple Vírica, se encuadran en la inmunidad de tipo activa y artificial
b. La inmunidad pasiva y natural es la de más corta duración: aproximadamente entre dos y tres semanas
c. La inmunidad activa y natural es la más efectiva, forma anticuerpos por la presencia de infección activa en el cuerpo y puede protegernos incluso toda la vida
d. La inmunidad pasiva y artificial puede proteger durante un muy breve periodo de tiempo y están basados en la administración de suero inmune de un animal u otro ser humano

2313. Entre las urgencias oncológicas neurológicas se encuentran las siguientes EXCEPTO:

a. Hipertensión intracraneal
b. Hemoptisis
c. Convulsiones
d. Sindrome confusional

2314. Una de las principales medidas para prevenir la infección urinaria es:

a. desconectar la sonda vesical de la bolsa de recogida para realizar la higiene
b. utilizar sistemas de circuito cerrado, con válvula anti-retorno en la bolsa
c. sujetar la bolsa de recogida de orina a la altura de la cintura cuando deambula el paciente
d. lavado quirúrgico y guantes estériles para realizar la higiene

2315. Causa general que puede producir acidosis respiratoria:

a. Fiebre
b. Vómitos
c. Hipoventilación
d. Diabetes mellitus

2316. Una de las Actividades a realizar para que la mujer adquiera hábitos saludables en los cuidados materno-infantiles y detectar anomalías que puedan suceder en la gestación es:

a. Visita puerperal entre el 2º y 4º día después del parto
b. Captación precoz(antes de la semana 12)
c. Consultas sucesivas en torno a semanas 12, 18, 22, 28, 32, 34, 36 y 38
d. Captación precoz antes de la semana 10

2317. Los tres modelos o fases que identificó Lomas en 1993 para transferir la evidencia a la práctica diaria:

a. El de valoración recursos y costes, el de conocimiento organización y el de implementación coordinada
b. El de valoración recursos y costes, el de difusión pasiva y el de diseminación activa
c. El de valoración recursos y costes, el de conocimiento organización y el de diseminación activa
d. El de difusión pasiva, el de diseminación activa y el de implementación coordinada

2318. Entre los siguientes antidiabéticos, NO causa hipoglucemia:

a. Tolbutamida   b. Metformina
c. Nateglinida   d. Glipicida

2319. NO es una complicación asociada a la inmovilidad en el anciano:

a. Anabolismo proteico   b. Osteoporosis
c. Estasis urinaria   d. Atelectasias

2320. La insulina:

a. Disminuye la formación de glucógeno en el hígado
b. Disminuye la captación de potasio al interior celular
c. Aumenta la captación de glucosa al interior celular
d. Aumenta la concentración de aminoácidos en sangre

2321. Los primeros síntomas empiezan a aparecer en:

a. el Periodo de incubación o fase de latencia
b. el Periodo de estado
c. la Fase prodrómica
d. la Fase de resolución

2322. La broncoscopia es:

a. Un procedimiento radiológico que proporciona visualizaciones pulmonares múltiples
b. La aspiración de células de una masa pulmonar para examen microscópico
c. Un procedimiento en el que se utiliza una lente con un espejo iluminado para observar la tráquea, el bronquio principal y los tubos bronquiales importantes.

2323. Ante un paciente con riesgo de suicidio, es FALSO que:

a. La intención suicida suele ser comunicada antes de pasar al acto
b. Las depresiones son los cuadros clínicos que con mayor frecuencia realizan tentativas de suicidio
c. La contención farmacológica es el elemento fundamental en estos casos
d. Raramente es necesario la contención mecánica en este tipo de pacientes

2324. Tomando como referencia la relación enfermero/a/paciente, ¿cuál NO es un fundamento propio de la relación interpersonal?

a. Comunicarse   b. Escuchar
c. Solucionar   d. Ejecutar

2325. El paciente portador de un vendaje de yeso puede tener una serie de complicaciones. Cuál NO:

a. Úlceras varicosas
b. Compresión excesiva
c. Excesiva anchura del yeso al disminuir el edema
d. Mala inmovilización

2326. Si queremos descontaminar nuestras manos, que no están visiblemente sucias, antes de insertar un catéter vascular periférico, ¿cuál sería la primera opción?

a. Lavado higiénico con agua y jabón
b. Frotación con solución hidroalcohólica
c. Lavado con agua y jabón antiséptico
d. Lavado higiénico más lavado antiséptico

2327. ¿Qué teoría del envejecimiento ejemplifica un ebanista de 76 años jubilado que mantiene interés por seguir activo, colaborar con el colegio y la parroquia del barrio en trabajos de mantenimiento del mobiliario, puertas, piezas para los niños, etc.?

a. Teoría de la actividad
b. Teoría de las necesidades humanas
c. Teoría del individualismo
d. Teoría de la continuidad

2328. En la planta de Medicina Interna ingresa un paciente de 54 años con antecedentes de EPOc que presenta fiebre alta, mialgias, cefalea y tos. El diagnóstico de ingreso es sospecha de gripe a (H1N1) . ¿Qué tipo de aislamiento requeriría?

a. Aislamiento respiratorio estricto
b. Aislamiento estándar
c. Aislamiento respiratorio por gotas
d. Las respuestas b y c son correctas

2329. Primera deposición del bebé:

a. Meconio   b. Lanugo
c. Muget   d. Vernix

2330. La esterilización que se consigue mediante el uso de calor en forma de vapor de agua, aprovechando que el punto de ebullición del agua se eleva al aumentar la presión dentro de una cámara, se realiza con:

a. Óxido de etileno   b. Calor seco
c. Autoclave   d. Poupinel

2331. La variable colesterol sérico expresada en mg/dl es de tipo:

a. Cuantitativa continua
b. Ordinal
c. Dicotómica
d. Cuantitativa discreta

2332. ¿Qué es la neumaturia?

a. Mayor frecuencia al orinar
b. Expulsión de gas en la orina durante la micción
c. Incapacidad de la vejiga para retener orina
d. Salida intermitente de orina

2333. Sobre un eje de coordenadas representa la proporción que significa la población de 0 a 20 años en relación a la de 30 a 50 años, que se toma como base 100. Es el índice de:

a. Sundbärg   b. Sauvy
c. Burgdöfer   d. Fritz

2334. NO es una fase identificada por Kübler-Ross en el paciente terminal:

a. Negación   b. Ira
c. Depresión   d. Resentimiento

2335. Cuál de los siguientes informes de laboratorio aporta una mayor indicación de que el paciente puede estar inmunocomprometido:

a. Neutrófilos aumentados
b. Linfocitos aumentados
c. Neutrófilos disminuidos
d. Linfocitos disminuidos

2336. Desde Urgencias solicitan la trasfusión de extrema urgencia de un paciente que ingresa por una hemorragia digestiva alta activa. En el momento actual se desconoce el grupo sanguíneo del paciente, pero la transfusión tanto de concentrado de hematíes (CH) como de plasma fresco congelado (PFC) es necesaria. Para evitar una posible reacción transfusional podemos transfundirle

a. CH de grupo 0 positivo y PFC AB positivo
b. CH de grupo 0 negativo y PFC 0 negativo
c. CH de grupo 0 negativo y PFC AB negativo
d. CH de grupo 0 positivo y PFC 0 positivo

2337. 'Conjunto de conceptos y teorías de base de la disciplina que son relevantes para su comprensión y sirven para guiar en todo momento la acción profesional':

a. Paradigma   b. Tendencia
c. Marco Conceptual   d. Metaparadigma

2338. Vamos a administrar un medicamento y decidimos utilizar el sistema de las Cinco Comprobaciones:

a. Paciente, Fármaco, Vía, Dosis, y Hora y frecuencia correctas
b. Fármaco, Vía, Dosis, y Hora y frecuencia correctas
c. Paciente, Vía, Dosis, y Hora y frecuencia correctas
d. Paciente, Fármaco, Vía, Dosis, y Hora correcta

2339. En relación a los cambios sensoriales que se producen en la visión durante el envejecimiento:

a. El campo visual no se modifica
b. La pupila es más sensible a la luz, favoreciendo el deslumbramiento
c. La percepción de la profundidad se distorsiona
d. El umbral para la percepción de la luz disminuye
e. Hay una pérdida uniforme de la percepción de todos los colores

2340. La tormenta tiroidea o crisis tirotóxica es un estado de hipertiroidismo extremo caracterizado por:

a. Elevada prevalencia en pacientes con trastornos endocrinos
b. Hipertermia, taquicardia, trastornos abdominales y neurológicos, incluso crisis epilépticas, delirio y coma
c. Hipotermia, bradicardia y letargia
d. No supone una situación de compromiso vital para el paciente con trastornos del sistema endocrino
e. Hipertermia, bradicardia, trastornos abdominales y ausencia de sintomatología neurológica

2341. Respecto a la fisiopatología del infarto agudo de miocardio, la causa más frecuente es:

a. El espasmo coronario
b. Una gran placa de ateroma que obstruye la luz del vaso coronario
c. La ausencia de lesión coronaria
d. La presencia de un trombo que ocluye la luz de la arteria coronaria

2342. 'Capacidad de ser claro, honesto y comunicarse de forma directa cuando es necesario dar malas noticias':

a. Empatía   b. Asertividad
c. Autoconfianza   d. Simpatía

2343. El índice de Barthel se utiliza para:

a. Medir la autonomía para las actividades de la vida diaria
b. Medir el índice de esfuerzo del cuidador
c. Medir el estado nutricional
d. Medir el riesgo de caídas

2344. NO se utiliza para medir el grado de independencia de las actividades básicas de la vida diaria:

a. Índice de Barthel
b. Escala de valoración funcional de la Cruz Roja
c. Índice de KATZ
d. Cuestionario de Barber

2345. Orden de colocación de las prendas necesarias para la asepsia quirúrgica:

a. guantes, bata y mascarilla
b. mascarilla, bata y guantes
c. guantes, mascarilla y bata
d. mascarilla, guantes y bata

2346. Señale la INCORRECTA:

a. La prestación de salud pública comprende la promoción de la seguridad alimentaria
b. La atención especializada comprenderá los cuidados sanitarios de larga duración
c. La atención privada comprenderá la rehabilitación básica
d. La prestación de transporte sanitario deberá ser accesible a las personas con discapacidad

2347. La actitud de enfermería ante un paciente con crisis de angustia o ansiedad será:

a. ... tranquila y que transmita seguridad
b. ... de autocontrol
c. ... amenazante
d. ... de rapidez

2348. Método preferente para esterilizar material de goma como guantes, sondas, etc.:

a. Autoclave   b. Glutaraldehido
c. Formol   d. Óxido de etileno

2349. Parámetros que debemos tener en cuenta para valorar el gasto cardiaco:

a. El doble de la frecuencia cardiaca más el doble del volumen sistólico
b. El volumen sistólico multiplicado por la frecuencia cardiaca durante un minuto
c. La frecuencia cardiaca multiplicada por el doble del volumen sistólico durante un minuto
d. El volumen sistólico dividido por la frecuencia cardiaca

2350. La profilaxis antitrombótica en el paciente que sufre una fractura de cadera se realiza mediante:

a. Antiagregantes plaquetarios orales
b. Heparina de bajo peso molecular en inyeccion subcutanea
c. No es necesaria dicha profilaxis
d. Soluciones fibrinoliticas en distintas proporciones

2351. Un Organigrama es:

a. Un modelo de estructura parcial organizativo
b. Un indicador para medir la calidad de la asistencia
c. Una planificación estratégica
d. Un gráfico que muestra las relaciones existentes entre las distintas partes de una organización

2352. Primera actuación de enfermería ante una hematemesis masiva-activa:

a. Tomar constantes vitales
b. Administración de oxígeno
c. Canalización de una vena
d. Colocación de una sonda vesical

2353. La alimentación enteral por sonda puede iniciarse cuando el residuo gástrico es:

a. menor de 150ml en adultos
b. mayor de 150ml en adultos
c. igual a 0ml en adultos
d. mayor de 500ml en adultos

2354. Para medir la presión intrabdominal, cuál es un método de medición directo:

a. A través de un catéter en la vena cava inferior mediante punción femoral
b. A través de un catéter adaptado a un transductor hidráulico o eléctrico
c. Medición de la presión gástrica a través de sonda nasogástrica
d. Medición de la presión intravesical a través de la sonda vesical

2355. Sobre las úlceras por presión

a. En la escala de Norton, puntuaciones altas indican un mayor riesgo de desarrollar úlceras por presión
b. A razón de la clasificación de úlceras por presión de la European Pressure Ulcer Advisory Panel (EPUAP) y de la National Pressure Ulcer Advisory Panel (NPUAP), las úlceras por presión categoría/estadio I se caracterizan por la presencia de eritema blanqueante
c. Se ha de realizar la cura en ambiente húmedo (CAH), ya que los materiales empleados han demostrado una mejor reparación de la integridad cutánea que el tratamiento en ambiente seco, además de ser más costoefectivos y gestionar mejor el exudado
d. Como norma, y siguiendo las indicaciones de la European Pressure Ulcer Advisory Panel (EPUAP) y de la National Pressure Ulcer Advisory Panel (NPUAP) se debe limpiar la úlcera por presión con antisépticos locales

2356. La presencia de hemoglobina libre en sangre y orina recogida al inicio de una reacción transfusional constituye la prueba de que se ha producido una:

a. Reacción hemolítica aguda
b. Reacción hemolítica retardada
c. Reacción febril
d. Reacción transfusional producida por proteínas plasmáticas

2357. Administraremos medicación dentro del canal espinal por vía:

a. intracardiaca   b. intratecal
c. intradérmica   d. intraósea

2358. En la valoración de un recién nacido qué indica una fontanela hundida:

a. Hipertensión intracraneal
b. Infección
c. Deshidratación
d. Es un dato normal hasta los 18 meses

2359. Pérdida total de la audición:

a. Hipoacusia
b. Cofosis
c. Ototoxis
d. Presbiacusia

2360. Manuel es una persona con EPOc avanzada, que requiere cuidados domiciliarios. En la última visita manifiesta verbalmente fatiga, debilidad y observamos claros signos de disnea de esfuerzo. Ante el diagnóstico de 'Intolerancia a la Actividad' ¿qué intervención NIC nos plantearíamos?

a. Intolerancia de la actividad
b. Autocuidados: actividades de la vida diaria
c. Conocimiento: actividad prescrita
d. Manejo de la energía

2361. Fornes (2001) señala las siguientes consecuencias objetivas de la enfermedad mental sobre la familia:

a. Aislamiento social, alteración de la rutina diaria y deterioro de la economía
b. Aislamiento social, desempeño de nuevos roles y sentimientos de culpabilidad
c. Aislamiento social, alteración de la rutina diaria y sentimientos de culpabilidad
d. Desempeño de nuevos roles, deterioro de la economía y sentimientos de culpabilidad

2362. Cuando los problemas sociales actúan como factor limitante de los cuidados del paciente que recibe atención domiciliaria, se debe:

a. Fomentar la independencia de la familia para resolver el problema
b. Establecer contacto con la comunidad para informar de la situación
c. Activar una intervención coordinada socio-sanitaria
d. Informar sobre las residencias geriátricas de la zona

2363. En pacientes con riesgo de aparición de Ulceras por Presión al colocarles en sedestación, los puntos de apoyo deberán modificarse:

a. con la misma frecuencia que cuando se encuentran encamados
b. cada 4 horas
c. no es necesario por ser una postura terapéutica
d. según el tipo de incontinencia que presenten

2364. Respecto al cáncer de mama:

a. El carcinoma ductal infiltrativo es el tipo histológico menos frecuente (alrededor de un 5-10%)
b. Si el tumor se localiza en el pezón se le denomina enfermedad de Paget
c. La mastectomía total implica la escisión de la mama, el complejo areola-pezón y la disección ganglionar linfática axilar
d. No produce metástasis en el tejido óseo
e. Cuando existe metástasis está contraindicada la terapia hormonal

2365. La auscultación del roce pleural es característico de:

a. Derrame pleural
b. Pleuritis
c. Neumotórax espontáneo
d. Atelectasia

2366. Los monosacáridos son los hidratos de carbono más sencillos, están constituidos por una sola unidad de polihidroxialdehído. Uno de ellos es:

a. La sacarosa
b. La glucosa
c. La lactosa
d. El almidón

2367. Sangre procedente del aparato digestivo y expulsada con las heces:

a. Hematemesis
b. Petequias
c. Melenas
d. Epistaxis

2368. En el servicio de atención continuada atiende a un paciente con diagnóstico médico de Insuficiencia cardiaca y edema pulmonar al que se le ha prescrito un diurético (furosemida). En relación con la utilización de estos fármacos:

a. Obliga a un registro exacto de ingresos y salidas de líquidos
b. En los pacientes geriátricos pueden producir hipopotasémia e hiponatrémia
c. Pueden anticipar la colocación de una sonda de Foley
d. Todas son ciertas

2369. En las relaciones interpersonales, la habilidad para juzgar requiere:

a. Sensibilidad social
b. Atractivo físico
c. Proximidad
d. Inteligencia superior

2370. Con respecto a los Modelos conceptuales de Enfermería y el Proceso de Enfermería es cierto que:

a. Son términos sinónimos
b. Son términos contrapuestos
c. La integración de ambos constituye la base para la práctica profesional
d. El Proceso representa el contenido teórico y el Modelo la forma de usar ese contenido

2371. Para la prevención y control de la legionella:

a. Se deberán hiperclorar las aguas potables de la institución donde ocurre un brote
b. Se deben evitar todos los mecanismos que produzcan aerosoles a partir de un agua contaminada
c. La enfermedad se adquiere en el hombre por vía respiratoria
d. Todas son correctas

2372. ¿Cómo definiría la figura de enfermera Gestora de Casos?

a. Enfermera que facilita la participación de los miembros de la familia en el cuidado emocional y físico del paciente
b. Enfermera que dirige grupos de ayuda para proporcionar apoyo emocional e información relacionada con la salud a sus miembros
c. Enfermera que facilita la capacidad de una persona enferma para interactuar con los demás
d. Enfermera que coordina la asistencia y defensa de los individuos y poblaciones en diversos contextos para reducir costes, disminuir el uso de recursos, mejorar la calidad de la asistencia y conseguir los resultados deseados

2373. María tiene 78 años de edad, su nivel educativo es bajo, vive sola, es sedentaria y presenta sarcopenia. Tiene una cuidadora asalariada 2 horas al día. En consulta usted observa una cierta tristeza. ¿Qué diagnóstico enfermero podría identificar?

a. Riesgo de Síndrome de fragilidad del anciano
b. Negación ineficaz
c. Deterioro de la deambulación
d. Deterioro de la traslación

2374. Hueso que se articula en la muñeca con el radio:

a. Ganchoso
b. Grande
c. Trapecio
d. Escafoides

2375. 'Facilidad con la que la población puede recibir la atención sanitaria que necesita', es una dimensión de la calidad asistencial llamada:

a. Efectividad
b. Adecuación
c. Accesibilidad
d. Aceptabilidad

2376. En la mayoría de las patologías se observa

a. Una disminución de la prevalencia a partir de los 65 años
b. Una disminución de la prevalencia a partir de los 90 años
c. Un aumento de la prevalencia a partir de los 85 años
d. Un aumento de la prevalencia a partir de los 18 años de edad, especialmente en el caso de las demencias neurodegenerativas

2377. Acerca del uso de la nitroglicerina sublingual NO es correcto:

a. Tomar la pastilla en sedestación
b. Conservar la medicación en su envase original
c. Renovar el fármaco de forma periódica
d. La cefalea que origina el fármaco suele indicar toxicidad de éste

2378. Es una contraindicación absoluta para la implantación del dispositivo intrauterino (DIU):

a. Embarazo o sospecha de embarazo
b. Tratamiento anticoagulante
c. Diabetes
d. Hipertensión

2379. La gastroenteritis infecciosa aguda en el lactante cursa normalmente con:

a. Diarrea, vómitos, dolor abdominal y fiebre en grado variable
b. Dolor muscular y alteraciones neurológicas
c. Mal estado general y tos
d. Hiperactividad

2380. El ciclo de la violencia doméstica descrito por Leonore Walker explica cómo se produce y mantiene la violencia. Consta de tres fases:

a. Aislamiento, Desvalorización y Tensión
b. Conflicto, Amenazas y Denuncia
c. Conflictos, Amenazas y Concesión
d. Tensión, Agresión y Conciliación o Luna de Miel

2381. NO es una de las principales complicaciones y lesiones que se producen en la posición de litotomía:

a. Acortamiento del nervio ciático
b. Compresión del nervio safeno
c. Lesión en el nervio obturador
d. Hipotensión postural

2382. En relación con la administración de Metotrexato NO es correcto que:

a. La administración de dosis altas requiere una hidratación adecuada (desde 2 horas antes hasta 3 horas después de la infusión)
b. Se ha de hacer una monitorización de los niveles séricos del Metotrexato
c. Alcalinizar la orina por vía oral o intravenosa
d. Hacer un rescate con ácido folínico desde 24 horas antes

2383. En el infarto agudo de miocardio

a. El dolor siempre es igual, precordial y muy intenso
b. Si el paciente se tumba y permanece en reposo, el dolor cede
c. En pacientes ancianos o diabéticos, se puede dar un infarto silente, sin dolor
d. El dolor cede con la nitroglicerina sublingual

2384. La psicoeducación es:

a. Intervenciones que destacan las capacidades de afrontamiento y la información sobre la enfermedad y el tratamiento
b. Intervenciones centradas en la prevención de la hostilidad y conductas disruptivas
c. El establecimiento de la cooperación y construcción de la confianza
d. El desarrollo de recursos en los diferentes niveles de prevención

2385. El modelo de cuidados de V. Henderson reconoce para la valoración:

a. Nueve patrones funcionales de salud
b. Doce necesidades básicas de salud
c. Catorce necesidades básicas de salud
d. Doce patrones funcionales de salud

2386. En la obtención de muestra para la detección de metabolopatías, para la determinación de fenilcetonuria es necesario que pasen:

a. 24 h. desde el inicio de la alimentación
b. 48 h. desde el inicio de la alimentación
c. 72 h. desde el inicio de la alimentación
d. Un mes

2387. Tratamiento NO farmacológico sintomático de la disnea en el cáncer avanzado:

a. Corticoides
b. Asegurar que haya aire fresco con suficiente humedad
c. No aplicar técnicas de relajación para disminuir la ansiedad, ya que estas aumentarían la disnea
d. Opiáceos

2388. En la Ley General de Sanidad, la política está orientada a superar:

a. los desequilibrios geográficos y sociales
b. los desequilibrios territoriales y sociales
c. los desequilibrios personales, familiares y sociales
d. los desequilibrios económicos y sociales

2389. NO es un criterio de inclusión en el programa de atención domiciliaria a pacientes terminales:

a. Enfermedad terminal sin probabilidad de tratamiento curativo
b. Pronostico de vida inferior a 6 meses
c. Familia con información del proceso
d. Imposibilidad familiar para cuidar al paciente

2390. Elementos metaparadigmáticos del pensamiento enfermero:

a. Meta y sujeto de cuidado, problema enfermero, e intervención enfermera
b. Persona, entorno, salud y enfermería
c. Enfermedad, paciente, causa e intervención
d. Persona, enfermedad, salud, cuidados y resultados

2391. Según el código para enfermeros/as del consejo internacional de enfermería (CIE), los aspectos que revisten la responsabilidad del profesional de enfermería son:

a. Mantener y restaurar la salud
b. Evitar las enfermedades
c. Aliviar el sufrimiento
d. Todas las anteriores son correctas

2392. Respecto a las quemaduras:

a. La mayor parte de las víctimas de un incendio mueren por inhalación de CO_2
b. Los grandes quemados pueden ser tratados en cualquier centro hospitalario
c. A un gran quemado solo deberemos coger una vía de fino calibre con el fin de evitar el agravamiento de las lesiones
d. Todas son verdaderas

2393. El servicio de Atención al Usuario es el responsable de atender personalmente al paciente, parientes próximos, representantes o acompañantes facilitándoles información...

a. ...sobre la organización del hospital
b. ...de los cuidados a realizar o realizados
c. ...sobre el trabajo realizado en las Áreas de Calidad Asistencial
d. Ninguna es correcta

2394. En la prevención de Enfermedades de Transmisión Sexual (ETS), los programas de lucha incluirán como prueba de screening la detección de:

a. Ureaplasma urealyticum
b. Chlamydia trachomatis
c. Gardnerella vaginalis
d. Cándida albicans

2395. El 'Riesgo Relativo' es:

a. Un indicador administrativo en la población de expuestos
b. Sinónimo de fracción etiológica en los expuestos
c. Frecuencia con que padecen la enfermedad un grupo de expuestos en relación con los no expuestos
d. Un valor experimental obtenido con los datos de un estudio y se compara con el valor teórico en unas tablas estadísticas

2396. En salud pública, "_cantidad de personas de la comunidad que se ven afectadas por el problema objeto de prevención y el impacto que éste tiene en la cantidad y calidad de vida de la comunidad_":

a. Vulnerabilidad   b. Magnitud
c. Pertinencia   d. Distribución

2397. Entra un paciente a nuestra consulta de enfermería acompañado de un familiar cogido del brazo, parece caminar con base amplia, irregular e insegura, como si no pudiera mantener bien el equilibrio, con dificultad para coordinar los pasos, resultando una deambulación inestable. ¿Qué tipo de marcha es?

a. Marcha con 'pie caído'
b. Marcha de los 'lacunares'
c. Marcha 'espástica'
d. Marcha 'atáxica'

2398. En un examen físico, se revisará:

a. Respuesta motora al dolor
b. Ritmo respiratorio
c. Distensión vesical
d. Todas son correctas

2399. La presencia de pródromos inespecíficos en un trastorno psicótico:

a. Se refiere a una de las tres fases en las que evoluciona un episodio psicótico
b. Se refiere a la fase aguda
c. Se refiere a la fase de recuperación
d. Define el comienzo brusco del primer episodio psicótico
e. Es una fase en las que el paciente no precisa tratamiento

2400. Las fuentes de dificultad de orden físico, psicológico, sociológico y relacionadas con falta de conocimiento y que causan dependencia a las personas fueron clasificadas por

a. D. Orem   b. V. Henderson
c. H. Peplau   d. C. Roy

2400

2401. Orden adecuado de administración de colirios y lágrimas artificiales:

a. Es indistinto. Se pueden aplicar lágrimas artificiales antes que colirios y viceversa
b. Debido al nivel de viscosidad, las lágrimas artificiales se administrarán antes de los colirios
c. Debido al nivel de viscosidad, las lágrimas artificiales se administrarán después de los colirios
d. No se deben administrar lágrimas artificiales y colirios de forma cercana en el tiempo

2402. Entre las alteraciones somáticas más frecuentes en la depresión están:

a. De la conducta, de las relaciones de pareja
b. Del sueño, del apetito y estreñimiento
c. Bradipsiquia y alteraciones cognitivas
d. Falta de ilusión y abulía

2403. Reacción anormal, de base genética, no relacionada con la dosis y totalmente diferente a las acciones normales del fármaco:

a. Reacción adversa
b. Efecto secundario
c. Reacción ideosincrásica
d. Reacción alérgica o de hipersensibilidad

2404. Entre los métodos químicos de desinfección está:

a. Vapor fluente
b. Ebullición-Pasteurización
c. Ondas ultrasónicas
d. Celulosas de tejidos con hexaclorofeno

2405. Contracción irregular e involuntaria de los músculos de alrededor del tercio exterior de la vagina cuando se intenta hacer el coito:

a. Frigidez   b. Eyaculación precoz
c. Disfunción orgánica d. Vaginismo

2406. Ingresa en Medicina Interna un paciente de 78 años con movilidad reducida para estudio de hipertermia de origen desconocido, al finalizar la tarde decidimos cambiar las sábanas de la cama para mejorar la comodidad del paciente. Se encuentra en decúbito supino y elevamos con nuestra mano la cabeza para retirar la almohada, en ese momento vemos que flexiona rodillas y se queja de dolor. ¿Qué podría indicar?

a. Que tiene signo de Kerning positivo, haciéndonos sospechar irritación meníngea
b. Que tiene signo de Brudzinski negativo, haciéndonos sospechar irritación meníngea
c. Que tiene signo de Brudzinski positivo, haciéndonos sospechar irritación meníngea
d. Que tiene signo de Kerning negativo, haciéndonos sospechar irritación meníngea

2407. NO es uno de los principales factores abordados en la Estrategia de Promoción de la Salud y Prevención en el Sistema Nacional de Salud (SNS), en el marco del abordaje de la cronicidad:

a. El consumo de riesgo nocivo de alcohol
b. El consumo de tabaco
c. La salud sexual
d. El bienestar emocional

2408. Entre el esófago y el estómago se encuentra el/la:

a. Cardias   b. Píloro
c. Válvula cecal   d. Carúncula mayor

2409. Un paciente con una úlcera venosa en miembros inferiores presenta una sintomatología y manifestaciones clínicas características. Señale la INCORRECTA

a. La úlcera suele ser superficial y de aspecto rosáceo
b. Edema significativo
c. Claudicación intermitente
d. Pulsos normales

2410. Para el vendaje de una rodilla ¿qué tipo de vuelta utilizarías?

a. En ocho   b. En espiga   c. Recurrente

2411. Un paciente en tratamiento con enalaprilo de 20 mgr. acude al servicio de atención continuada porque presenta tos seca y persistente. La enfermera sospecha un problema relacionado con medicamentos (PRM), relacionado con:

a. Necesidad   b. Efectividad
c. Eficiencia   d. Seguridad

2412. Entre las reacciones adversas de los broncodilatadores adrenérgicos podemos encontrar...

a. Por vía inhalada, boca seca o amarga
b. Por vía oral, palpitaciones, taquiarritmias, intranquilidad y nerviosismo
c. Por vía subcutánea, hipoglucemia
d. Por vía parenteral, nauseas y vómitos

2413. Ante un paciente en tratamiento con levodopa, qué recomendación le daría para mejorar la absorción del medicamento:

a. Administrar suplementos de vitamina B6
b. Tomarla con el estómago lleno
c. Evitar las comidas ricas en hidratos de carbono
d. Evitar las comidas ricas en proteínas

2414. El percentil 50 de una distribución coincide con:

a. La Media
b. La Mediana
c. La Moda
d. Todas ellas

2415. Los pesos de 10 personas tomadas al azar son: 69,2; 75,8; 89,1; 97,2; 86,3; 67,3; 78,5; 99,8; 77,6; 81,5; ¿Cuál es la mediana?

a. 80,0
b. 81,5
c. 79,8
d. 78,6

2416. La señora PH tuvo una caída que le provocó fracturas con desplazamiento en dos costillas. Un mes después acude a la consulta, se queja de dolor al respirar En la valoración física, la enfermera identifica que esa señora presenta: un IMC de 30, respiración superficial con una frecuencia respiratoria de 24 rpm. La auscultación revela reducción del murmullo vesicular en el pulmón derecho. Además observa que tiene aleteo nasal y respira con los labios fruncidos. Después de analizar los datos, la enfermera concluye que la señora tiene una respiración que no le proporciona una ventilación adecuada. En base a esta información formula el diagnóstico enfermero de:

a. Patrón respiratorio ineficaz r/c deformidad ósea y dolor m/p alteraciones en la profundidad respiratoria y disminución de la ventilación
b. Manejo ineficaz de la salud r/c obesidad m/p dolor
c. Ansiedad relacionada con dificultad para respirar r/c alteraciones en la profundidad respiratoria y disminución de la ventilación m/p deformidad ósea
d. Dolor agudo (torácico) r/c tos secundaria a neumonía m/p aleteo nasal y exceso de secreciones

2417. Ante una fibrilación ventricular no presenciada, ¿cuál es el tratamiento de primera elección?

a. Administración de lidocaína
b. Desfibrilación inmediata
c. Amiodarona
d. No se necesita tratamiento de urgencia

2418. Es un método de obtención de datos:

a. Planificación
b. Observación
c. Actividades directas
d. Ninguna es correcta

2419. En los países de renta alta las tres causas de muerte más frecuentes son las enfermedades cardiovasculares, los cánceres, y las enfermedades pulmonares crónicas ¿Cuáles son los factores de riesgo más frecuentes relacionados con ellas?

a. La hipertensión, el consumo de tabaco, la hipercolesterolemia y el bajo consumo de fruta y verduras
b. El sobrepeso, la falta de ejercicio
c. El colesterol, el sobrepeso y la falta de ejercicio
d. La hipertensión, el consumo de tabaco y la hipercolesterolemia

2420. El requisito básico de un metaanálisis es extraer resultados...

a. ...distintos en estudios individuales
b. ...idénticos en estudios individuales
c. ...equivalentes en estudios individuales
d. ...dispares en estudios individuales

2421. Fármaco constituido por sustancias sin acción farmacológica:

a. Excipiente
b. Placebo
c. Inofensivo
d. Principio activo

2422. Para detectar enfermedades metabólicas congénitas en el recién nacido, la muestra (gotas de sangre) obtenida con la punción del talón será depositada en papeles de filtro tipo:

a. Sheringuer
b. Wathman
c. Walther
d. SIMS

2423. En relación con la valoración en el/la paciente politraumatizado/a: NO es uno de los signos que sugieren lesión cervical:

a. Arreflexia flácida
b. Incontinencia de esfínteres
c. Priapismo
d. Capacidad para flexión de brazos, pero no para extensión

2424. La historia clínica informatizada donde se ingresan los datos relativos a las personas a las que atiende y sus cuidados funciona como una base de datos. Usted está realizando la valoración global de Dolores a la que acaba de conocer, y le pregunta su fecha de nacimiento. Cómo se denomina el lugar donde ingresa el dato de información 'fecha de nacimiento'

a. Fila
b. Columna
c. Campo
d. Fichero

2425. Con respecto al Shock, señale la INCORRECTA

a. En el Shock anafiláctico se produce un aumento de la permeabilidad celular, produciendo edema
b. En el Shock neurógeno hay una pérdida del tono simpático, lo que produce vasoconstricción periférica e hipotensión grave
c. El Shock hipovolémico ocurre por una gran disminución del volumen de líquido circulante que ocasiona que las necesidades metabólicas del organismo no se pueden satisfacer
d. El Shock cardiogénico se produce cuando el corazón no puede producir un gasto cardiaco adecuado para mantener los requerimientos metabólicos de los tejidos corporales

2426. Un anciano se dirige a la enfermera refiriendo: 'me siento desbordado con el tratamiento que me han puesto; no sé si voy a ser capaz de seguirlo'. ¿Qué respuesta sería ejemplo de comunicación terapéutica?

a. 'Tiene razón. El tratamiento es muy pesado, pero créame, el tratamiento es bueno'
b. 'No se preocupe ni le de tanta importancia. Ya vera como todo irá bien'
c. 'Cuénteme, ¿Por qué cree que no va a poder seguirlo? ¿Cree que no le va a ayudar?'
d. 'Debe confiar en el médico que le ha puesto el tratamiento. Él sabe lo que hace'

2427. La adecuación del régimen del personal estatutario de los servicios de salud se rige por el principio de:

a. ...excelencia en los medios
b. ...libre circulación del personal estatutario
c. ...integración de servicios
d. Ninguno de las anteriores

2428. En un paciente con lesión cerebral qué indica la aparición de la respiración de Cheyne-Stokes:

a. Lesión profunda en los hemisferios cerebrales y ganglios basales
b. Lesión en la porción inferior del mesencéfalo
c. Lesión en la porción superior del bulbo
d. Lesión en el bulbo

2429. Escala de Ramsay. Cuál de estos niveles es INCORRECTO:

a. NIVEL 1: Paciente cooperador, orientado y tranquilo
b. NIVEL 3: Paciente con respuesta a estímulos verbales
c. NIVEL 5: Paciente dormido con respuesta sólo a estímulo doloroso
d. NIVEL 6: No respuesta

2430. Paciente diagnosticado de un cáncer de colon. El tratamiento que recibe le ha provocado una mucositis severa. De los siguientes alimentos, cuál no le recomendaría:

a. Gelatina   b. Huevos revueltos
c. Tostadas   d. Plátanos

2431. El tratamiento con jarabe de ipecacuana favorece:

a. La absorción del tóxico
b. La eliminación renal
c. El tratamiento neutralizante
d. La evacuación gástrica

2432. ¿De qué manera se ven afectadas la media y la varianza de una distribución si a todos los valores de la muestra se les resta 4?

a. La media disminuye 4 y la varianza no varía
b. La media disminuye 4 y la varianza 16
c. La media y varianza no varían
d. La media no varía y la varianza sí

2433. Es una característica definitoria del diagnóstico enfermero 'Gestión ineficaz de la salud familiar':

a. Rechaza el cambio en el estado de salud
b. Fracaso al emprender acciones para reducir los factores de riesgo
c. Expresa deseo de mejorar el estado de inmunización/vacunación
d. Expresa deseo de mejorar las elecciones de la vida diaria para alcanzar los objetivos

2434. En la realización de una gasometría arterial, la selección de la arteria más adecuada para la punción, por orden preferente determinada por el riesgo creciente de complicaciones, es:

a. Radial, humeral, femoral, ulnar
b. Radial, femoral, humeral, ulnar
c. Radial, femoral, ulnar, humeral
d. Humeral, femoral, ulnar, humeral

2435. Cuál de las siguientes actuaciones NO está comprendida dentro de la atención sanitaria especializada, según la Ley de cohesión y calidad del sistema nacional de salud:

a. La atención a la salud mental
b. La indicación o prescripción, y la realización, en su caso, de procedimientos diagnósticos y terapéuticos
c. La cirugía plástica
d. La asistencia especializada en consultas

2436. Durante la fase de la ovulación en el ciclo menstrual, la producción de estrógenos es:

a. Baja   b. Inexistente
c. Decreciente   d. Elevada

2437. Para el cuidado de las grietas del pezón durante la lactancia se recomienda:

a. Lavados con agua y jabón de pH neutro tras cada toma
b. Extender unas gotas de leche y dejar secar al aire tras la tetada
c. El uso de pomadas cicatrizantes
d. Alcohol de 70º aplicado mediante gasas estériles entre tomas
e. Aplicar frío entre las tomas

2438. ¿Cuál de los siguientes cuidados de enfermería al paciente con edema agudo de pulmón es INCORRECTO?

a. Administrar oxígeno a altas concentraciones
b. Colocar al paciente tumbado en decúbito lateral
c. Recoger la orina y realizar Sondaje Vesical
d. Aspirar secreciones

2439. Para la clasificación de severidad de la úlcera por presión de grado III:

a. Eritema que no cambia de color en la piel intacta. También pueden ser indicadores en individuos de piel oscura, la decoloración de la piel, el calor, el edema o la induración
b. Pérdida total del espesor de la piel que implica lesión o necrosis de los tejidos subcutáneos, que puede extenderse a las estructuras subcutáneas, pero no a través de la fascia subyacente
c. Pérdida o daño parcial de espesor de la piel que afecta a la epidermis y/o dermis. La úlcera es superficial y se presenta clínicamente como una abrasión o ampolla
d. Destrucción extensiva, necrosis del tejido o daño en el hueso, músculo o estructuras de soporte con o sin pérdida del espesor de la piel

2440. Objetivo recomendado para prevenir las complicaciones de la diabetes en adultos:

a. Mantener cifras de tensión arterial en torno a 160/90
b. Mantener cifras de hemoglobina glicada por debajo del 7%
c. Mantener cifras de colesterol LDL por encima de 100
d. Mantener cifras de colesterol HDL por debajo de 40

2441. Como el resultado de un ictus reciente, una persona ha sufrido una hemiplejía sensorofuncional. Para favorecer la máxima estimulación del lado afectado deberemos:

a. Colocarle objetos en el lado no afectado para estimular la capacidad funcional
b. Abordar al paciente desde el lado no afectado
c. Disminuir la estimulación sensorial para evitar la sensación de frustración
d. Colocar objetos en el lado afectado para estimular el uso de las extremidades paréticas

2442. Dorothea Orem define en su teoría de los sistemas de enfermería tres tipos de sistemas:

a. Orientación, guía y apoyo
b. Actuación por, enseñar y apoyar
c. Totalmente compensatorio, parcialmente compensatorio y apoyo educativo
d. Actuar por, compensador y suplencia

2443. La formulación de un diagnóstico enfermero de riesgo se corresponde con la fórmula:

a. Problema + Factor relacionado + datos objetivos y subjetivos
b. Problema + Factor de riesgo + datos objetivos y subjetivos
c. Problema + Factor de riesgo
d. Problema secundario a datos objetivos y subjetivos

2444. Microorganismo implicado con mayor frecuencia en la Enfermedad Inflamatoria Pélvica:

a. Cándida albicans
b. Treponema pallidum
c. Chlamydia trachomatis
d. Trichomona vaginalis

2445. ¿De qué problema puede ser indicativo un retraso en la emisión del meconio pasadas 24 horas del parto?

a. Gastrosquisis
b. Enfermedad de Hirschprung
c. Divertículo de Meckel
d. Síndrome de Beckwith-Wiedemann

2446. ¿Cuál de los siguientes apartados es un signo tardío de hipoxia?

a. Diaforesis
b. Incremento de la frecuencia cardíaca
c. Taquipnea
d. Agitación

2447. ¿En cuál de estos casos está indicada la vacuna meningocócica?

a. Contactos con pacientes que presentan meningitis por serogrupos A ó C
b. Inmunodeprimidos
c. Transplantados
d. Todas las anteriores son correctas

2448. Se valora quemaduras según:

a. Extensión
b. Localización
c. Profundidad
d. Todas son correctas

2449. En una mujer que presenta hiperemesis gravídica, se debe vigilar la aparición de:

a. Crisis convulsivas
b. Hiperglucemia
c. Deshidratación
d. Abruptio placentae
e. Poliuria

2450. Acude a la consulta de Atención Primaria Teresa, de 35 años para administrarse la vacuna anti-hepatitis A. Tras su administración, la paciente refiere picor generalizado y dificultad para respirar. Ante la sospecha de una reacción anafiláctica a un componente de la vacuna, ¿qué actuación inmediata sería la MENOS adecuada?

a. Valorar permeabilidad de la vía aérea
b. Administración de adrenalina intravenosa
c. Administración de oxígeno al 100%
d. Administración de salbutamol inhalado o nebulizado

2451. ¿Qué es la lectura crítica?

a. Es la lectura de un artículo realizada por un experto crítico
b. La lectura crítica es el proceso sistemático desarrollado para evaluar el diseño y la metodología del estudio, la calidad de los datos y analizar e interpretar los resultados
c. Es la lectura en grupos de discusión donde se trata un tema específico
d. Es una lectura donde lo que se valora y critica es la experiencia y capacidad de los autores del artículo

2452. Signos y síntomas más frecuentes en un paciente con tromboembolismo pulmonar y que deben valorarse de modo continuado en pacientes de riesgo:

a. Taquipnea e hipertensión arterial
b. Disnea, taquipnea y taquicardia
c. Dolor torácico, edema pulmonar e hipertensión arterial
d. Fiebre, hipertensión arterial y hemoptisis

2453. Un requisito básico para el acceso a las prestaciones en situaciones de dependencia se refiere a la determinación de dicha dependencia, que exige:

a. La regulación del reconocimiento, declaración y calificación del grado de dependencia
b. Estar empadronado
c. No tener familiares que puedan asumir el cuidado de la persona para la que se solicita la ayuda
d. Que se de, al menos, una deficiencia física, y psíquica en la misma persona

2454. La técnica en 'z' de administración de medicamentos por vía parenteral se utiliza preferentemente:

a. Con las vacunas pediátrica
b. Con medicamentos opiáceos
c. Con medicamentos irritantes
d. Todas las respuestas son correctas

2455. Cuando llegamos a una conclusión general partiendo de datos particulares estamos definiendo

a. El método científico
b. El método deductivo
c. El método inductivo
d. Un razonamiento lógico

2456. Al aporte alimentario realizado a través de una sonda directamente hasta el estómago o el intestino delgado se le llama 'Nutrición...:

a. parenteral   b. oral
c. enteral   d. normal

2457. El número aproximado de macrogotas por minuto de una solución intravenosa que se debe administrar en 24 h. se calcula multiplicando el número de sueros de 500 mililitros por:

a. 4   b. 7   c. 11   d. 15

2458. En relación a los estilos de vida saludables es FALSO:

a. Los estilos de vida son patrones colectivos de conducta
b. Están basados en elecciones realizadas sobre opciones disponibles
c. Es una actividad emprendida por un individuo con objeto de mantener la salud
d. Están determinados por su estatus, edad, género y etnia entre otros factores

2459. Durante situaciones estresantes que suponen una reacción por parte de la persona puede suceder que

a. La regresión es una reacción ante las situaciones que se dan en la edad adulta únicamente
b. La regresión es una reacción normal del envejecimiento, pero no ante situaciones estresantes
c. La regresión es un mecanismo de defensa ante este tipo de situaciones
d. La regresión cuando se da en el niño, en situaciones estresantes, indicaría problemas del crecimiento y desarrollo

2460. El/la enfermero/a que administra medicamentos a personas de edad avanzada debe considerar que:

a. Una disminución en el gasto cardíaco puede aumentar la velocidad de suministro a los órganos diana y a los tejidos de almacenamiento
b. Dado que el metabolismo es más rápido, las concentraciones farmacológicas en el plasma aumenta
c. La dieta rica en fibras y el uso de laxantes pueden disminuir la absorción del medicamento
d. Todas las respuestas son correctas

2461. ¿Qué enfermedad es de declaración obligatoria?

a. Gripe   b. EPOc
c. Diabetes   d. Hipertensión Arterial

2462. Entre las técnicas educativas, la ayuda a la toma de decisiones, la demostración con entrenamiento y las simulaciones operativas son de:

a. Desarrollo de habilidades   b. Información
c. Expresión   d. Análisis

2463. Una pareja adolescente solicita anticoncepción de emergencia en un punto de atención continuada. ¿Qué intercepción postcoital aplicaría?

a. Preparados estroprogéstagenos. Se administran los fármacos disponibles en el servicio según la pauta terapéutica de Yuzpe, antes de las 72 horas tras un coito con riesgo de embarazo
b. Preparados con gestágenos solos. Se administran los fármacos disponibles en el servicio, antes de las 72 horas de un coito con riesgo de embarazo
c. Derivaría a un COF para intercepción postcoital intrauterina
d. Cualquiera de las dos primeras, según dosis y pauta del preparado disponible en el servicio

2464. ¿A quién corresponde el establecimiento de los Títulos de Especialistas en Ciencias de la Salud?

a. Al Ministerio de Educación, Política Social y Deporte
b. Al Ministerio de Sanidad y Consumo
c. Al Gobierno
d. Al Ministerio de Salud y Bienestar Social

2465. Los bacilos de Döderlein aparecen:

a. Después de la menstruación
b. Después de la ovulación
c. Pocos días antes de la ovulación
d. B y C son correctas

2466. Una aguja de un inyectable, tras ser usada se considera residuo grupo:

a. I: residuo urbano o asimilable a urbano
b. II: residuo sanitario no específico
c. III: residuo sanitario específico o de riesgo
d. IV: residuo tipificado en normativa singular

2467. Un paciente de 52 años sufrió hace dos meses un infarto agudo de miocardio, siendo tratado con el agente fibrinolítico estreptokinasa. Reingresa actualmente por un reinfarto de miocardio de la misma localización anatómica, siendo nuevamente candidato para tratamiento trombolítico. ¿Qué agente o agentes trombolíticos serían de elección en este caso?

a. La estreptokinasa a mitad de su dosis habitual, ya que el paciente se habrá hecho sensible a su acción
b. La estreptokinasa al doble de su dosis habitual, ya que el paciente se habrá hecho resistente al fármaco
c. El APSAC
d. El activador tisular del plasminógeno recombinante (RTPA)

2468. Patologías con esta definición clínica: 'tos y expectoración durante al menos tres meses al año, durante más de dos años consecutivos':

a. Edema agudo de pulmón
b. Bronquiectasias
c. Bronquitis crónica
d. Asma bronquial

2469. Postura recomendada para un paciente al que se le acaba de practicar una punción lumbar:

a. Decúbito lateral izquierdo con piernas flexionadas
b. Decúbito lateral derecho con piernas flexionadas
c. Decúbito prono
d. Posición de Fowler

2470. Según la SECPAL, La doctrina del doble efecto o 'voluntario indirecto' establece que una acción con dos o más posibles efectos, incluyendo al menos uno bueno posible y otros que son malos, es moralmente permisible si se dan cuatro requisitos. Señale cuál NO:

a. La acción debe ser buena o neutra
b. La intención del actor debe ser correcta
c. La proporción y el equilibrio entre los dos efectos no es relevante, si partimos de la intención correcta
d. El efecto deseado y bueno no debe ser causado por un efecto indeseado o negativo

2471. Vía de elección para administrar fármacos en cuidados paliativos cuando no se puede utilizar la oral:

a. Vía endovenosa
b. Vía intradérmica
c. Vía intramuscular
d. Vía subcutánea

2472. El golpe de calor se manifiesta por una elevación de la temperatura corporal por encima de:

a. 41ºC, piel caliente, diaforesis, enrojecimiento, pupilas mióticas y no reactivas y cambio de ajuste en el nivel del hipotálamo
b. 39ºC, aumento de la frecuencia cardiaca, descenso de la tensión arterial, piel caliente, diaforesis, enrojecimiento y cambio de ajuste en el nivel del hipotálamo
c. 40ºC, descenso de la frecuencia cardiaca y de la tensión arterial, piel caliente, seca, pálida y depresión de la función del hipotálamo
d. 41ºC, aumento de la frecuencia cardiaca, descenso de la tensión arterial, piel caliente, seca, enrojecida y depresión de la función del hipotálamo

2473. Principal objetivo de la educación para la salud:

a. Proporcionar asistencia sanitaria
b. Fomentar las conductas positivas de salud y cambiar los estilos de vida insanos
c. Facilitar el acceso a las prestaciones protésicas
d. Valorar las características del medio

2474. En una visita domiciliaria a un paciente con insuficiencia cardiaca, diabetes tipo 2 y dislipemia, al realizar la revisión del botiquín del paciente, usted encuentra una serie de fármacos que el paciente consume habitualmente. ¿Cuál de ellos supone un riesgo para el empeoramiento de la insuficiencia cardiaca?

a. Metformina
b. Dexketoprofeno
c. Furosemida
d. Cardivelol

2475. Es criterio diagnóstico de la Bulimia Nerviosa:

a. Uso de laxantes y ejercicio excesivo
b. Uso de laxantes, ejercicio físico o ayuno dos veces a la semana durante un período de tres meses
c. Despreocupación por la figura
d. Presencia de tratamiento de anorexia nerviosa

2476. La taxonomía nanda se estructura de forma multiaxial sobre 7 ejes, de los cuales el concepto diagnóstico como descripción de la 'respuesta humana', corresponde al número:

a. Eje 1
b. Eje 5
c. Eje 3
d. Eje 7

2477. ¿Debe enfermería asumir la evaluación afectiva y la supervisión de los pacientes encamados?

a. No
b. Lo debe asumir el Psiquiatra
c. Sí
d. Lo debe asumir el Psicólogo

2478. De las siguientes recomendaciones al alta hospitalaria de un paciente portador de una escayola en el antebrazo de la extremidad superior derecha, sería INCORRECTA:

a. Mantener la extremidad superior derecha en cabestrillo
b. Si el paciente nota alteración de la sensibilidad en alguna zona de la extremidad afectada que no presentara al alta, debe consultar con su médico o enfermera
c. Consultar con su médico o enfermera si el dolor se hace más intenso y persistente
d. Si nota que el yeso le comprime en la zona distal o proximal, intente ahuecarlo

2479. Durante la priorización de una serie de problemas de cuidados que ha ido identificando durante el último año en sus pacientes, usted tiene los siguientes datos a cerca de uno de estos problemas:
Severidad = 6; Magnitud = 8; Factibilidad de la intervención = 1; Efectividad de la Intervención = 0,5.

Aplicación del método Hanlon:

a. 6 + 8 × 0,5 × 1
b. (8 + 6) × 0,5 × 1
c. 8 + 6 × 0,5 ×1
d. (8 + 1) × 6 × 0,5

2480. En un carro de parada debe incluirse obligatoriamente:

a. Un otoscopio, sondas, catéteres y jeringas
b. Material de intubación y reanimación, sueros y fármacos de urgencias, sondas, catéteres, jeringas, gasas y paños estériles, lubricantes y antisépticos
c. Bateas, sondas, jeringas, bolsas de colostomía y lubricantes
d. Bolsas urológicas y bolsas de colostomía

2481. "Probabilidad de que una persona enferma sea detectada como tal por el test' es la definición de uno de los parámetros por los que se juzgan las pruebas de cribado dentro de la prevención secundaria". ¿A qué parámetro se refiere esta definición?

a. Validez
b. Sensibilidad
c. Especificidad
d. Valor predictivo negativo

2482. Según el artículo 43 de la Constitución, compete a los poderes públicos organizar y tutelar la salud pública a través de:

a. Las medidas preventivas
b. Las prestaciones
c. Los servicios necesarios
d. Todas las anteriores son válidas:

2483. Con respecto a un paciente que recibe nutrición enteral intermitente, es INCORRECTO:

a. La dieta deberá ser administrada a 37º C para mejor tolerancia
b. Un volumen gástrico de 90 ml. Después de 6 horas de ser administrado nos indica que podemos administrar la dieta que corresponda
c. La dieta se administrará en 2 ó 3 tomas al día.

2484. En la diarrea crónica en los niños hay unos cuidados generales que deben prestar el personal de enfermería, entre los que NO está indicado:

a. Vigilar las constantes vitales
b. Medir la temperatura rectal
c. Administrar dieta progresiva
d. Evitar el empleo de supositorios

2485. Un anestésico local está indicado en el tratamiento de las arritmias ventriculares, como aquellas que resultan de un infarto agudo de miocardio, toxicidad por digital, cirugía cardiaca o cateterismo cardíaco. Se trata de:

a. Bupivacaína
b. Lidocaína
c. Mepivacaína
d. Procaína

2486. Respecto al Alzheimer, es FALSO:

a. Es la causa de demencia más frecuente en los países occidentales
b. Cursa con pérdida de memoria, principalmente la memoria explícita
c. Esta causada por una lesión cerebral por problemas cerebrovasculares
d. Es una demencia no reversible

2487. Fármaco de elección para la prevención de convulsiones eclámpticas

a. Oxitocina   b. Ergotrato
c. Sulfato de magnesio   d. Diazepam

2488. Mientras cuida de un paciente con enfermedad pulmonar obstructiva crónica debe prestar mucha atención a una consecuencia fisiológica relacionada con la hipoxia crónica y la vasoconstricción pulmonar:

a. Cor Pulmonale   b. Neumonía
c. Tromboembolismo venoso   d. Asma

2489. Semana de gestación en que aparece pelo en el cuero cabelludo del nuevo ser:

a. 8ª   b. 16ª   c. 28ª   d. 32ª

2490. Una fractura básicamente es:

a. Una interrupción de la continuidad de un hueso
b. Una interrupción en la continuidad de la piel
c. Una disminución en el grosor del hueso
d. Una falta de remineralización del hueso

2491. Grados de la escala de valoración de la disnea *Medical Research Council* (MRC). Cuál es INCORRECTO:

a. Grado 0: Ausencia de disnea, excepto al realizar ejercicio intenso
b. Grado 1: disnea al andar deprisa o al subir una cuesta poco pronunciada
c. Grado 3: Necesidad de pararse a descansar al andar unos 150 metros, o a los pocos minutos de andar en llano
d. Grado 4: La disnea impide al paciente salir de casa o aparece con actividades como vestirse o desvestirse

2492. Valoración del pulso periférico:

a. Se debe utilizar siempre el pulgar
b. La evaluación correcta de un pulso irregular se realiza en 30 segundos
c. La posición del paciente y del brazo no afectan a la valoración
d. Generalmente se mide el pulso radial

2493. El sondaje vesical está contraindicado en un politraumatizado:

a. Nunca
b. En presencia de globo vesica
c. Si tiene fractura de fémur
d. Si presenta hematoma perineal o escrotal

2494. Ante un esguince de tobillo de grado I recomendaremos:

a. Ejercicios isométricos y activos asistidos
b. A los 2-3 días se permite el apoyo progresivo sin carga con ayuda de bastones
c. Activos contra resistencia
d. a. y b. son cierta

2495. Centro de la saciedad más importante en el Sistema Nervioso Central:

a. Núcleo ventromedial del hipotálamo
b. Núcleo ventrolateral del hipotálamo
c. Núcleo dorsomedial del hipotálamo
d. Núcleo dorsolateral del hipotálamo

2496. En relación a la vigilancia dosimétrica de radiación externa de una trabajadora gestante:

a. Si estuviera sometida a vigilancia disimétrica individual, se le asignará durante toda la gestación un segundo dosímetro individual que se colocará a la altura del abdomen
b. Si estuviera sometida a vigilancia dosimétrica de área, no será preciso asignarle un dosímetro individual
c. En caso que la trabajadora gestante porte dosímetro corporal y de abdomen, las dosis obtenidas a partir de su lectura se computarán conjuntamente y se guardará en la historia disimétrica de la trabajadora
d. Todas son correctas

2497. NO es un factor de riesgo para el cáncer de endometrio:

a. Obesidad
b. Multiparidad
c. Menopausia tardía
d. Menarquia precoz

2498. En la atención de enfermería de un paciente con infarto agudo de miocardio, mientras presente dolor, es recomendable:

a. Que coma de forma libre si tiene hambre
b. Que la comida sea triturada para que no realice esfuerzos masticatorios
c. Que la dieta sea blanda y sin sal
d. Que permanezca en dieta absoluta

2499. Acerca del sondaje vesical:

a. El sondaje vesical puede ser intermitente o permanente
b. El sondaje vesical está indicado en la retención urinaria
c. El sondaje vesical está indicado en la obtención de muestras de orina en determinadas circunstancias
d. Todas son correctas

2500. 'Sedación paliativa' es:

a. El uso de fármacos para reducir la consciencia, cuando otras terapias han sido efectivas, con el fin de paliar los síntomas del paciente contando con su consentimiento explícito, implícito o delegado
b. El uso de fármacos para reducir la consciencia, cuando otras terapias no han sido efectivas, con el fin de paliar los síntomas del paciente contando con su consentimiento explícito, implícito o delegado
c. El uso de fármacos para reducir la consciencia, cuando otras terapias no han sido efectivas, con el fin de paliar los síntomas del paciente según el criterio médico, exclusivamente
d. El uso de fármacos para reducir la consciencia, cuando otras terapias no han sido efectivas, con el fin de paliar los síntomas del paciente sin contar con su consentimiento explícito, implícito o delegado

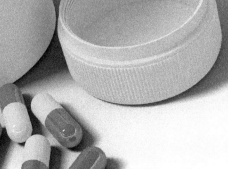

Puedes aprovechar tu código de compra al dorso de la siguiente página para repasar online en
www.cacahuetest.com

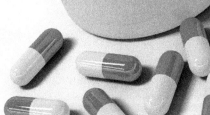

CPSIA information can be obtained
at www.ICGtesting.com
Printed in the USA
BVHW012027161121
621783BV00011B/216